生物数学丛书　31

霍乱传播动力学的数学建模与研究

徐　瑞　田晓红　杨俊元　白　宁　著

科学出版社

北　京

内 容 简 介

  本书系统介绍霍乱传播动力学的数学建模思想、典型研究方法和主要研究成果. 主要内容涉及基于环境-人和人-人两种传播途径、弧菌的不同传染力阶段、疫苗接种免疫、类年龄结构和空间扩散等因素的霍乱传播动力学的数学建模与研究, 重点介绍数学建模方法、理论分析和数值分析方法. 本书内容丰富、方法实用, 理论研究与数值分析相结合, 反映了当前霍乱传播动力学在国内外的最新研究动态和作者的最新研究成果. 通过阅读本书, 读者能够尽快地了解和掌握霍乱传播动力学的建模思想、研究方法和相关研究领域的前沿动态.

  本书可作为高等院校数学、应用数学、生物学、控制科学和非线性科学等有关专业的高年级本科生和研究生的选修教材, 同时也可供从事相关研究工作的科研人员学习与参考.

图书在版编目 (CIP) 数据

霍乱传播动力学的数学建模与研究/徐瑞等著. —北京: 科学出版社, 2023.8
(生物数学丛书; 31)
ISBN 978-7-03-076099-9

Ⅰ. ①霍⋯ Ⅱ. ①徐⋯ Ⅲ. ①霍乱-传染病防治-系统建模
Ⅳ. ①R516.5

中国国家版本馆 CIP 数据核字 (2023) 第 143558 号

责任编辑: 胡庆家   贾晓瑞／责任校对: 彭珍珍
责任印制: 赵 博／封面设计: 陈 敬

科学出版社 出版
北京东黄城根北街 16 号
邮政编码: 100717
http://www.sciencep.com
北京华宇信诺印刷有限公司印刷
科学出版社发行   各地新华书店经销
*
2023 年 8 月第 一 版   开本: 720×1000 1/16
2024 年 5 月第二次印刷   印张: 15 1/4
字数: 306 000
定价: 98.00 元
(如有印装质量问题, 我社负责调换)

《生物数学丛书》序

传统的概念：数学、物理、化学、生物学，人们都认定是独立的学科，然而在20 世纪后半叶开始，这些学科间的相互渗透、许多边缘性学科的产生，各学科之间的分界已渐渐变得模糊了，学科的交叉更有利于各学科的发展，正是在这个时候数学与计算机科学逐渐地形成生物现象建模，模式识别，特别是在分析人类基因组项目等这类拥有大量数据的研究中，数学与计算机科学成为必不可少的工具．到今天，生命科学领域中的每一项重要进展，几乎都离不开严密的数学方法和计算机的利用，数学对生命科学的渗透使生物系统的刻画越来越精细，生物系统的数学建模正在演变成生物实验中必不可少的组成部分．

生物数学是生命科学与数学之间的边缘学科，早在 1974 年就被联合国教科文组织的学科分类目录中作为与 "生物化学" "生物物理" 等并列的一级学科．"生物数学" 是应用数学理论与计算机技术研究生命科学中数量性质、空间结构形式，分析复杂的生物系统的内在特性，揭示在大量生物实验数据中所隐含的生物信息．在众多的生命科学领域，从 "系统生态学""种群生物学""分子生物学" 到 "人类基因组与蛋白质组即系统生物学" 的研究中，生物数学正在发挥巨大的作用，2004 年 Science 杂志在线出了一期特辑，刊登了题为 "科学下一个浪潮——生物数学" 的特辑，其中英国皇家学会院士 Lan Stewart 教授预测，21 世纪最令人兴奋、最有进展的科学领域之一必将是 "生物数学".

回顾 "生物数学" 我们知道已有近百年的历史：从 1798 年 Malthus 人口增长模型，1908 年遗传学的 Hardy-Weinberg "平衡原理"，1925 年 Volterra 捕食模型，1927 年 Kermack-McKendrick 传染病模型到今天令人注目的 "生物信息论"，"生物数学" 经历了百年迅速的发展，特别是 20 世纪后半叶，从那时期连续出版的杂志和书籍就足以反映出这个兴旺景象；1973 年左右，国际上许多著名的生物数学杂志相继创刊，其中包括 Math. Biosci., J. Math. Biol. 和 Bull. Math. Biol.；1974 年左右，由 Springer-Verlag 出版社开始出版两套生物数学丛书：*Lecture Notes in Biomathematics* (二十多年共出书 100 部) 和 *Biomathematics* (共出书 20 册)；新加坡世界科学出版社正在出版 *Book Series in Mathematical Biology and Medicine* 丛书.

"丛书" 的出版，既反映了当时 "生物数学" 发展的兴旺，又促进了 "生物数学" 的发展，加强了同行间的交流，加强了数学家与生物学家的交流，加强了生物数学学科内部不同分支间的交流, 方便了对年轻工作者的培养.

从 20 世纪 80 年代初开始, 国内对 "生物数学" 发生兴趣的人越来越多, 他 (她) 们有来自数学、生物学、医学、农学等多方面的科研工作者和高校教师, 并且从这时开始, 关于 "生物数学" 的硕士生、博士生不断培养出来, 从事这方面研究、学习的人数之多已居世界之首. 为了加强交流, 为了提高我国生物数学的研究水平, 我们十分需要有计划、有目的地出版一套 "生物数学丛书", 其内容应该包括专著、教材、科普以及译丛, 例如: ① 生物数学、生物统计教材; ② 数学在生物学中的应用方法; ③ 生物建模; ④ 生物数学的研究生教材; ⑤ 生态学中数学模型的研究与使用等.

中国数学会生物数学学会与科学出版社经过很长时间的商讨, 促成了 "生物数学丛书" 的问世, 同时也希望得到各界的支持, 出好这套丛书, 为发展 "生物数学" 研究, 为培养人才作出贡献.

陈兰荪

2008 年 2 月

前　　言

霍乱是由霍乱弧菌引起的急性肠道传染病, 属国际检疫传染病, 是我国两种甲类传染病之一. 霍乱通过污染的水或食物传播, 病发高峰期在夏季, 若不加以治疗, 能在数小时内造成腹泻脱水甚至死亡, 在亚洲、非洲、拉丁美洲等地区为高发的感染性腹泻主要病因之一. 霍乱的流行已有两个多世纪, 自 1817 年以来, 已引发了七次世界大流行, 近年来在许多发展中国家仍有不同程度的暴发. 据世界卫生组织估计, 目前每年世界范围内大约有 130 万至 400 万感染病例, 其中有 2.1 万至 14.3 万例死亡. 对于人口密度高、卫生和医疗设施差的一些地区和国家来说, 霍乱仍然是公共卫生安全的严重威胁.

霍乱的流行涉及人类宿主、病原体和环境之间复杂的多重相互作用, 其传播方式不仅包括人与人之间的直接传播, 还包括环境与人之间的间接传播. 霍乱传播动力学为理论性定量研究霍乱的传播机理和流行规律提供了一种有效的方法. 针对资源贫乏环境中不断出现或再次暴发的霍乱疫情, 建立合理的霍乱传播数学模型, 通过对模型的动力学性态进行定性、定量分析和数值模拟, 有助于我们深入了解疾病的感染和传播规律, 确定影响霍乱传播动态变化的关键因素, 寻求对其预防与控制的最优策略, 为卫生决策部门科学制定相应的干预和防控措施提供理论依据.

本书以作者及其研究团队多年来在传染病动力学领域的学习和研究工作为背景, 系统地介绍霍乱传播动力学的数学建模思想、研究方法和作者的最新研究成果, 包括数学模型建立的原理、模型全局动力学性态的研究方法和数值分析方法等. 具体而言, 全书共 5 章:

第 1 章系统介绍霍乱的病原学、流行病学、发病机制、临床表现和国内外流行概况等基础知识, 霍乱传播动力学建模的基本思想和主要发展方向, 以及传染病模型中比较通用的基本再生数的计算方法.

第 2 章介绍具有连续预防接种的几类常见传染病模型的构建和研究方法, 建立并研究具有疫苗接种策略的霍乱传播动力学模型. 通过构造 Lyapunov 函数和应用 LaSalle 不变性原理研究可行平衡点的全局渐近稳定性问题; 特别介绍最优控制的一些基本理论及方法, 并基于 Pontryagin 极小值原理, 设计预防和控制霍乱传播的最优策略.

第 3 章介绍具有类年龄和生理年龄结构的霍乱传播动力学建模和分析方法,

分别构建具有多种传播途径、疫苗接种策略和非线性发生率的类年龄结构霍乱传播动力学模型以及具有生理年龄结构的霍乱传播动力学模型. 着重介绍由无穷维动力系统描述的霍乱传播模型全局动力学性态的研究方法, 包括有关连续解半流的渐近光滑性证明、Lyapunov 泛函的构造和 LaSalle 不变性原理证明稳态解的全局渐近稳定性的方法. 详细介绍年龄结构最优控制问题的研究方法, 利用 Ekland 变分原理及 Pontryagin 极小值原理证明最优控制问题解的存在唯一性, 评估控制霍乱传播的组合优化方案.

第 4 章建立具有细菌高传染力阶段和疫苗免疫衰减的霍乱传播动力学模型. 利用 Lyapunov 稳定性定理讨论系统无病平衡点和地方病平衡点的全局渐近稳定性问题. 基于所建立的模型, 结合索马里霍乱疫情的累计病例数, 利用最小二乘法进行参数估计和数据拟合, 利用弹性分析和参数敏感性分析等数值方法, 探究索马里霍乱疫情的发展动态, 为更有效地预防和控制霍乱的传播提供理论依据.

第 5 章介绍具有扩散效应的霍乱传播模型的建模思想和研究方法, 构建具有类年龄结构和空间扩散的霍乱传播动力学模型. 重点介绍构造 Picard 迭代序列研究模型解适定性的方法, 以及利用更新方程计算年龄结构反应扩散模型基本再生数的方法. 详细介绍通过构造 Lyapunov 泛函证明可行稳态解全局渐近稳定性的方法. 利用参数敏感性分析方法, 探究不同参数对霍乱传播的影响.

通过阅读本书, 一般读者能尽快地了解和掌握霍乱传播动力学的建模思想和理论分析方法, 具有一定基础的读者也能更全面地了解相关研究领域的前沿. 本书可供从事理论流行病学研究、传染病防控及应用数学工作者阅读, 也可供有关方向的研究生和教师使用, 同时也可供从事相关研究工作的科研人员学习、参考, 其中部分内容也可作为有关专业的高年级本科生的选修教材. 本书正文中涉及的图均可以扫封底二维码查看原图.

本书的出版得到国家自然科学基金 (项目编号: 11871316, 11801340) 和山西大学中央提升高层次人才事业启动经费 (项目编号: 232545029) 的支持, 也得到了国内外同行的帮助和鼓励, 特别是在本书写作过程中, 山西大学靳祯教授和中北大学孙桂全教授提出了许多宝贵的意见和建议, 作者在此表示由衷的谢意! 作者的研究生宋晨玮和蔺佳哲参与了本书部分内容的撰写和整理, 在此表示最诚挚的谢意! 感谢科学出版社胡庆家编辑为本书出版给予的热心支持和付出的辛勤劳动!

限于编著者的学识和水平, 书中难免有疏漏和不妥之处, 殷切希望广大读者批评指正!

作 者

2022 年 10 月于山西大学

目　　录

第 1 章　引　论

1.1　霍乱概述

霍乱是由霍乱弧菌引起的急性肠道传染病, 其基本病变是由霍乱弧菌产生的肠毒素引起小肠的急性分泌性腹泻, 造成人体在短期内大量脱水、失盐、肌肉痉挛及周围循环衰竭和急性肾衰竭, 具有发病急、传播快、波及面广的特点 [1, 2].

1.1.1　霍乱病原学

霍乱的病原体是霍乱弧菌, 是一种革兰氏染色阴性弧菌. 1883 年第五次霍乱大流行期间, 德国细菌学家 Robert Koch 从霍乱病死者肠道组织中首次发现并分离培养出霍乱弧菌, 随后明确为霍乱的病原体.

霍乱弧菌的形态与染色 [3]. 霍乱弧菌呈弧形或逗点状, 革兰氏染色阴性, 菌体一端有单鞭毛. 运动极为活泼, 悬滴镜检呈穿梭状运动, 粪便涂片呈鱼群状排列, 如图 1.1 所示.

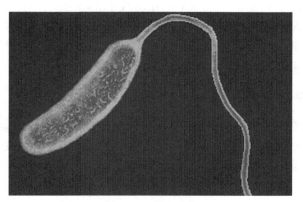

图 1.1　霍乱弧菌

霍乱弧菌可产生三种毒素, 其中 I 型毒素为内毒素, 系多糖体, 耐热, 存在于菌体内部, 是制作菌苗、引起疫苗免疫的主要成分. II 型毒素为外毒素, 即霍乱肠毒素 (CT), 是霍乱弧菌繁殖时产生的代谢产物, 是一种强活性蛋白质毒素, 有抗原性, 可产生中和抗体, 是形成霍乱腹泻症状的关键物质. III 型毒素基本不致病. 此外, 霍乱弧菌还能分泌神经氨酸酶、血凝素等, 均有致病作用.

霍乱弧菌的分类. 霍乱弧菌有两类抗原, 耐热的菌体 (O) 抗原和不耐热的鞭毛 (H) 抗原, 前者是霍乱弧菌分群、分型的基础. 世界卫生组织腹泻控制中心根据弧菌的生化性状、O 抗原的特异性和致病性等特点, 将其分为三群: O_1 群霍乱弧菌、非 O_1 群霍乱弧菌和不典型 O_1 群霍乱弧菌. 其中, O_1 群霍乱弧菌包括两个生物型: 古典生物型 (classical biotype) 和埃尔托生物型 (EL tor biotype), 均是霍乱的主要致病株, 引发了 1817 年以来霍乱的七次全球大流行. 根据三种不同 O 抗原成分又可将其分为三种血清型: 小川型 (Ogawa), 含 A、B 抗原; 稻叶型 (Inaba), 含 A、C 抗原; 彦岛型 (Hikojima), 含 A、B、C 抗原. 非 O_1 群霍乱弧菌包括 O_2–O_{138} 型和 O_{139} 型. O_2–O_{138} 型为非流行株, 广泛分布于自然界水体中, 一般不致病或仅引起散发性腹泻病例和肠道外感染. O_{139} 型同样能产生霍乱肠毒素, 起病急, 发展迅速, 发病以成人为主, 临床症状严重者居多, 病死率高. 1992 年 10 月印度和孟加拉国暴发的霍乱流行就是由 O_{139} 型这种新血清群引发的 [4]. O_{139} 型霍乱弧菌与 O_1 群和非 O_1 群其他弧菌感染无交叉免疫力, 且由于抗原的变异, 人群普遍易感, 因而有可能成为引起世界性霍乱流行的新菌株. 不典型 O_1 群霍乱弧菌在体内外均不产生肠毒素, 因此无致病性.

霍乱弧菌的存活环境. 霍乱弧菌对干燥、加热、酸性环境和消毒剂敏感, 在正常胃酸中仅能存活 4 分钟, 但在自然环境中存活时间较长. 在江、河、井或海水中埃尔托生物型霍乱弧菌较古典型有更强的抵抗力, 可存活 1–3 周, 有时在局部自然水域中也能越冬. 当黏附于水体中的藻类或甲壳类等生物时, 可分泌甲壳酶, 分解甲壳作为营养而长期存活. 在鲜鱼、鲜肉和贝壳类食品上的存活时间可达 1–2 周, 在蔬菜、水果上也可存活 1 周左右. O_{139} 型霍乱弧菌对外界的适应能力则更强, 在水中的存活时间也比 O_1 群更长 [5].

1.1.2　流行病学

传播途径. 霍乱是胃肠道传染病, 患者和带菌者是其主要传染源. 霍乱的感染常由环境中污染的水或食物通过消化道传播, 也可通过与患者或带菌者的生活接触扩散传播. 霍乱的传播流程如图 1.2 所示.

(1) 经环境–人途径间接传播.

霍乱的传播与安全饮用水和环境卫生设施密切相关. 在环境卫生条件差的地方, 如江河、池塘、湖水、井水和港湾海水等极易受到患者或带菌者排泄物的污染 [1]. 由于霍乱弧菌在水中的存活时间较长, 且在虾、蟹、鱼等海产品以及蔬菜、乳制品等食物上也可保存数小时到数天, 当摄入由霍乱弧菌污染的水源或未煮熟的食物如海产品时, 可能会引起霍乱的传播和流行. 经环境中污水或食物引起的传播是霍乱最主要的传播途径 [6]. 经水传播引发的流行, 患者多沿着被污染的水源分布, 即缺乏安全饮用水的地区, 如恒河三角洲等地. 经食物传播引发的流行,常与生活卫生习惯及食用方式不当有关, 如生食、盐腌生食、熟食冷吃等不良习惯都可能引起感染.

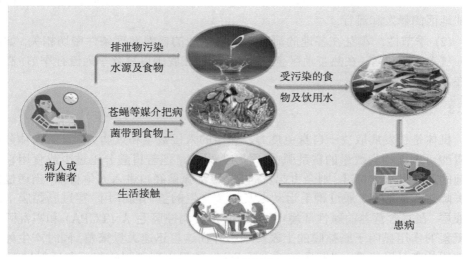

图 1.2 霍乱传播流程图

此外, 在霍乱流行期间苍蝇等媒介也可带菌. 为确定家蝇在霍乱暴发地区是否携带霍乱弧菌, 文献 [7] 从印度德里曾暴发霍乱的地区采集家蝇进行检测, 结果显示其中 60% 对霍乱弧菌呈阳性, 且一半显示为埃尔托生物型霍乱弧菌. 因此, 霍乱也可通过环境中的苍蝇等媒介传播, 尤其是夏秋季苍蝇活动频繁, 易将病菌带到食物上, 起一定的传播作用 [8].

(2) 经人–人途径直接传播.

霍乱也可通过与患者或带菌者的生活接触扩散传播, 比如与已感染的人握手、拥抱或进食都可能会感染. 接触传播大多会发生在人员比较密集、卫生条件差的地区, 且可在小范围内引起继发感染, 如出现一户多例现象 [9]. 在对孟加拉国霍乱患者的家庭接触风险研究中表明, 有超过 70% 的直肠拭子阳性接触者在 21 天观察期内出现了腹泻症状 [10]. 在对 294 名霍乱病例的家庭接触者完成了连续 9 天的直肠拭子采样后, 结果表明约有 24% 的接触者在观察期内至少有一次直肠拭子对 O_1 型霍乱弧菌呈阳性, 且在所有的接触者中, 检测到的霍乱弧菌血清型与该家庭中的病例患者血清型相同 [11].

流行特征. (1) 地区性. 霍乱的地区分布一般多以沿江沿海地区为主, 特别是江河入海口附近的江河两岸及水网地带, 但也可传入内陆、高原和山地, 甚至沙漠地区. 通常, 沿江沿海地区的发病率要高于平原和山区. 这是因为, 一方面, 沿江及盐碱地区的水源含盐量高, 水质偏碱, 且温度和湿度也利于霍乱弧菌的生存与繁殖. 另一方面, 渔船民活动频繁, 传染源扩散机会多, 且这些地区的居民大多饮用河水、沟水和塘水, 有生食或半生食水产品的习惯, 从而促使了霍乱的发生和流行. 近年来, 随着交通的发达和经济贸易的交流, 人口的大量流动也会引发霍乱在内陆地区的暴发和流行.

(2) 季节性. 霍乱在各地的流行季节与当地的自然地理条件密切相关, 如纬度、气温、雨量等. 在热带地区全年均可发病, 在我国以夏秋季为流行季节, 高峰期在 7–10 月.

1.1.3　发病机制

机体是否发病取决于自身免疫力、弧菌的入侵数量和致病力. 正常人体分泌的胃酸可杀灭相当数量的霍乱弧菌, 不引起发病. 但若胃酸分泌过少或食用霍乱弧菌的量超过一定标准, 则会引起发病[3]. 霍乱弧菌经口进入人体胃部, 当通过胃酸屏障进入肠腔后, 通过鞭毛运动以及弧菌产生的蛋白酶作用, 穿过肠黏膜上的黏液层, 在富含营养的碱性环境中, 依靠其毒素调控菌毛 A (TCPA) 和霍乱弧菌血凝素的作用黏附于肠黏膜的上表皮细胞并在这里迅速大量繁殖, 同时产生外毒素性质的霍乱肠毒素, 引起肠液的大量分泌, 结果出现剧烈腹泻和反射性呕吐, 导致脱水和电解质紊乱.

1.1.4　临床表现

霍乱的病发高峰期在夏季, 潜伏期一般持续 1–3 天, 多为突然发病, 主要临床表现为急剧腹泻和呕吐. 由古典生物型和 O_{139} 型霍乱弧菌所引起的疾病症状较重, 埃尔托生物型所致者常为轻型, 隐性感染者较多. 典型病程分为三期, 即泻吐期、脱水期、恢复期或反应期.

泻吐期. 可持续数小时至 1–2 天. 多数病例临床表现为先泻后吐, 且无腹痛发热、里急后重等症状.

脱水期. 可持续数小时至 2–3 天. 包括轻度、中度和重度脱水三个阶段. 由于频繁泻吐使患者出现脱水及电解质丢失, 可引起腓肠肌及腹直肌痛性痉挛, 严重者会出现代谢性酸中毒和循环衰竭.

反应期. 可持续 1–3 天. 腹泻停止, 脱水纠正后多数患者症状逐渐好转或消失, 体温、脉搏及血压逐渐恢复正常, 尿量增加, 体力逐步恢复. 有约 1/3 病例由于血液循环的改善, 残存在肠腔的内毒素被吸收进入血流, 可引起轻重不一的发热, 持续 1–3 天后自行消退.

霍乱自泻吐期到反应期结束的整个病程平均 3–7 天, 其中轻型病例居多, 但若不及时治疗, 严重脱水患者可出现循环衰竭并引起急性肾功能衰竭、急性肺水肿、低钾综合征及酸中毒等并发症甚至导致死亡[12,13].

1.1.5 流行概况

霍乱被列为最古老的已知疾病之一, 属国际检疫传染病, 在我国属于甲类传染病. 自 1817 年起, 曾引发过七次世界大流行, 其中前六次都是由 O_1 群霍乱弧菌的古典生物型引起的. 1961 年开始的第七次世界霍乱大流行由 O_1 群霍乱弧菌的埃尔托生物型所引起, 源于印度尼西亚的苏拉威西岛, 之后波及五大洲的 100 多个国家和地区, 报告病例数达 350 万以上, 迄今尚未完全控制[14]. 1992 年 10 月, 印度的马德拉斯暴发了由非 O_1 群霍乱弧菌 O_{139} 型引起的霍乱疫情, 至此 O_{139} 型霍乱弧菌流行的范围逐渐扩散并在亚、美、欧少数国家和地区出现了输入性病例. O_{139} 型霍乱弧菌在某些地区如孟加拉湾沿岸地区一度成为优势菌群, 但近十余年的流行菌株仍以 O_1 群霍乱弧菌的埃尔托生物型占绝对优势[15].

1820 年霍乱传入我国, 其后历次大流行都受到了波及. 自 1961 年第七次世界霍乱大流行开始后不久, 埃尔托生物型霍乱弧菌在广东省西部沿海地区出现并迅猛流行. 20 世纪 60 年代、80 年代和 90 年代, 我国已先后出现 3 次霍乱流行高峰. 1993 年, 新疆柯坪县首次出现 O_{139} 型霍乱弧菌引发的霍乱暴发, 随后地区分布涉及 12 个省, 全国累计发病 11918 例. 1994 年疫情更趋严重, 共报告病例 3.5 万例, 地区分布扩展至 24 个省, 这也是 1961 年以来地区分布最广的一年[16,17]. 2002 年以来, 霍乱在我国表现出持续且相对稳定的低水平发病及流行态势.

进入 21 世纪后, 得益于卫生条件的改善和大规模霍乱疫苗的接种, 全球霍乱病例数显著减少, 但据世界卫生组织收集的数据表明霍乱疫情仍在不同国家暴发, 如南苏丹 (2006)、津巴布韦 (2008–2009)、索马里 (2011–2012)、海地 (2010–2012)、阿富汗 (2015) 等, 且每年会夺走 2.1 万至 14.3 万人的生命[12]. 疫情暴发地区主要集中在非洲大陆, 其次在亚洲, 欧洲和美洲则多为输入性病例, 图 1.3 给

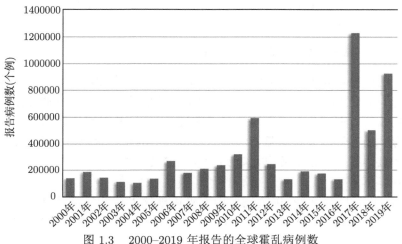

图 1.3　2000–2019 年报告的全球霍乱病例数

出了世界卫生组织报告的 2000–2019 年全球霍乱病例数 [18]. 2008–2009 年, 津巴布韦暴发了该国历史上最严重的霍乱疫情, 导致逾 9 万人患病, 4200 多人死亡 [19]. 2017 年 4 月, 霍乱席卷整个也门, 由于该国国内持续的战争导致医疗、供水和卫生系统严重损坏, 从而引发了霍乱的快速蔓延. 据世界卫生组织公布的统计资料显示, 霍乱病例总数已达 50 万例, 这也是现代历史上传播最快、最严重的霍乱疫情 [20]. 这些霍乱疫情的暴发频率、持续时间以及严重程度表明, 对于人口密度高、卫生和医疗设施差的地区, 如南亚、中美洲和非洲的一些国家来说, 霍乱仍然是公共卫生安全的严重威胁 [21]. 因此, 对霍乱的发病机理、流行规律和防治策略的研究具有重要意义.

1.2 霍乱传播动力学基础模型

霍乱传播动力学是对霍乱的流行规律进行理论性定量研究的一种重要方法. 它是根据种群的生长特性、疾病发生和在种群内传播的规律以及与之有关的社会因素, 建立反映霍乱传播动力学特性的数学模型并对模型动力学性态进行定性、定量分析和数值模拟, 来显示疾病的发展进程, 揭示其流行规律, 预测其发展趋势. 霍乱传播动力学模型的研究有助于我们评估疾病控制措施的有效性和潜在风险, 寻求对其预防与控制的最优策略, 为霍乱预防与控制的科学决策提供重要的理论基础和数量依据.

近 20 年来, 随着霍乱传播动力学研究工作的不断深入, 建立的模型也得到了逐步完善. 与霍乱流行病学特征相关的因素如传播途径、不同传染性阶段、时滞、疫苗接种、年龄结构以及扩散效应等也被引入到经典的霍乱动力学模型, 以便更精确地刻画霍乱的传播机理和流行规律. 本节将对霍乱传播动力学的几个主要发展方向作一初步介绍.

1.2.1 基于环境–人传播的霍乱动力学模型

霍乱的感染主要由霍乱弧菌污染的水源或未煮熟的食物如海产品、蔬菜经口摄入引起. 文献 [6] 中也指出水生环境可能是疾病流行地区产生霍乱弧菌的蓄积地. 霍乱弧菌可在某些水生环境中存活数月至数年, 与浮游动物和其他水生生物共同生存. 当人们从被霍乱弧菌污染的环境中摄取水或食物时, 可能会导致环境对人的间接传播. 因此, 霍乱传播动力学模型涉及人类宿主、病原体和环境之间的多重相互作用 [22].

1979 年, 针对 1973 年欧洲地中海沿岸地区发生的霍乱疫情, Capasso 和 Paveri-Fontana 假设污水系统将排泄物中的霍乱弧菌直接带入海洋, 提出了以下描述霍乱传播的基础模型 [23]:

$$\dot{B}(t) = -a_{11}B(t) + a_{12}I(t),$$
$$\dot{I}(t) = g(B(t)) - a_{22}I(t).$$

(1.2.1)

在模型 (1.2.1) 中, $B(t)$ 表示 t 时刻巴里市周围海水中霍乱细菌的浓度, $I(t)$ 表示 t 时刻社区中已感染的人数. a_{ij} 均为正常数, 其中 $a_{11} = -f + 1/l_b$, 这里 f 和 l_b 分别表示海水中细菌的繁殖率和寿命, $-a_{11}B$ 即表示海水中细菌的自然增长率, $a_{12}I$ 表示染病者由于排泄等对环境中霍乱弧菌的贡献率, $-a_{22}I$ 表示感染者的自然减少率. $g(B)$ 是一个连续的分段函数, 表示由霍乱弧菌引起的疾病的感染率.

2001 年, 为探索水库对地方性霍乱持续流行的作用, Codeço 首次明确将环境因素即供水系统中的霍乱弧菌浓度的影响纳入常规的 SIR 传染病模型中, 并假定摄入未经处理的污染水源是感染霍乱的唯一途径, 建立了一类 SIR–B 霍乱传播动力学模型 [24]:

$$\dot{S}(t) = \mu N - a\lambda(B(t))S(t) - \mu S(t),$$
$$\dot{I}(t) = a\lambda(B(t))S(t) - (\mu + \gamma)I(t),$$
$$\dot{R}(t) = \gamma I(t) - \mu R(t),$$
$$\dot{B}(t) = \xi I(t) - \delta B(t),$$

(1.2.2)

其中 $S(t), I(t)$ 和 $R(t)$ 分别表示在 t 时刻易感者、感染者和恢复者的密度, $B(t)$ 为 t 时刻污水中霍乱弧菌的浓度. 模型 (1.2.2) 假设环境中的总人口数 $N = S + I + R$ 为常数, μ 表示人群的自然出生率和死亡率, γ 是感染者的恢复率. ξ 是每个感染者对环境中霍乱弧菌的贡献率, $\delta = mb - nb$ 表示霍乱弧菌的净死亡率, 这里 mb 和 nb 分别表示水生环境中霍乱弧菌的损失率和产生率. 易感人群的感染率是关于 B 的非线性函数 $a\lambda(B(t))$, 其中 a 表示易感者与被霍乱弧菌污染的水源的接触率, $\lambda(B(t))$ 是感染霍乱的概率. 文献 [25] 中指出只有接触足够的霍乱弧菌才会导致霍乱, 感染霍乱的概率依赖于饮用水中霍乱弧菌的浓度, 而这种依赖性可用 Logistic 型剂量反应曲线表示. 为使所建模型更符合实际, Codeço 假设:

$$\lambda(B(t)) = \frac{B(t)}{K + B(t)},$$

其中 K 是半饱和率, 即 ID_{50}, 表示个体被感染的概率为 50% 时水中霍乱弧菌的浓度. Codeço 对霍乱弧菌与其宿主和环境中其他生物间的相互作用进行了详细的研究, 并针对无传播、季节性或零星传播和呈地方性流行三种情况分析了系统的动力学性态, 探讨了水库对地方性霍乱持续流行的作用, 并给出了控制霍乱传播的方法.

1.2.2　基于环境–人和人–人传播的霍乱动力学模型

霍乱弧菌除了可通过水域环境传播, 也可通过人与人之间的生活接触直接传播, 比如与已感染的人握手、拥抱或进食都可能会感染. 直接传播大多会发生在人员比较密集、卫生条件差的地区, 尤其家庭内的直接接触也是引起霍乱传播的重要因素 [26]. 文献 [27] 基于人与人的直接接触传播, 建立了一类模拟水传播疾病的随机模型. 研究表明受感染的个体通过人与人的直接接触可在家庭内部以及通过将病原体排入共同的水源而在不同家庭之间造成继发感染.

文献 [28] 中, Tien 和 Earn 假定易感者通过与感染者接触或饮用受污染的水源而被感染, 建立了具有两种传播途径的水源性疾病传播动力学基础模型:

$$
\begin{aligned}
\dot{S}(t) &= \mu N - \beta_e S(t) B(t) - \beta_h S(t) I(t) - \mu S(t), \\
\dot{I}(t) &= \beta_e S(t) B(t) + \beta_h S(t) I(t) - (\mu + \gamma) I(t), \\
\dot{R}(t) &= \gamma I(t) - \mu R(t), \\
\dot{B}(t) &= \xi I(t) - \delta B(t),
\end{aligned}
\tag{1.2.3}
$$

这里 β_e 和 β_h 分别表示从受污染的水环境和通过人与人之间的相互作用摄入弧菌的速率, 相应地, $\beta_e B(t)$ 和 $\beta_h I(t)$ 分别是环境与人和人与人的传播率. 文献 [28] 计算了模型 (1.2.3) 的基本再生数、流行增长率和最终暴发规模, 并探究了不同传播途径对疾病传播的影响.

霍乱属于典型的水源性传染病, 传播途径比较复杂. 基于环境–人传播途径建立的霍乱模型适用于刻画感染者与河口 (或河流) 环境之间有密切接触的地区 (如孟加拉国), 而津巴布韦是非洲东南部的内陆国家, 霍乱传播的环境完全不同. 易感个体既可由受污染的水中摄入环境中的弧菌而感染, 也可通过家庭、市场等场所摄入一定比例的弧菌而导致人与人之间的传播. 为准确估计 2008–2009 年津巴布韦霍乱暴发地区的基本再生数, Mukandavire 等提出了以下基于环境–人和人–人两种传播途径的霍乱传播动力学模型 [29]:

$$
\dot{S}(t) = \mu N - \beta_e S(t) \frac{B(t)}{K + B(t)} - \beta_h S(t) I(t) - \mu S(t),
$$

$$
\dot{I}(t) = \beta_e S(t) \frac{B(t)}{K + B(t)} + \beta_h S(t) I(t) - (\mu + \gamma) I(t),
$$

$$
\dot{R}(t) = \gamma I(t) - \mu R(t),
$$

$$\dot{B}(t) = \xi I(t) - \delta B(t). \tag{1.2.4}$$

研究表明环境–人和人–人的传播方式均可引发津巴布韦各省的霍乱暴发, 而后一种传播途径更利于霍乱的传播和流行, 特别是津巴布韦这样的内陆国家.

1.2.3 具有不同传染性阶段的霍乱传播动力学模型

根据细胞壁表面抗原成分, 霍乱弧菌被分成多个血清群, 其中仅有 O_1 型和 O_{139} 型可引发霍乱的流行 [3, 12, 30]. 霍乱弧菌 ID_{50} 取决于病原体在宿主体外存在的时间长短, 而 O_1 群稻叶型霍乱弧菌通过人类宿主会短暂增加霍乱弧菌的传染力. 为解释这一现象, Merrell 等将 O_1 群稻叶型霍乱弧菌和体外培养的菌株混合, 灌胃接种到幼鼠肠道. 实验观察发现经宿主胃肠道新脱落的霍乱弧菌的传染力是体外培养菌株的 700 倍. 若将新脱落的霍乱弧菌阳性粪便样本在未被弧菌污染的池水中稀释, 并在室温下培养 5 小时后与体外培养的菌株混合, 仍灌胃接种到幼鼠肠道, 观察发现新脱落弧菌的高传染性状态仍然存在. 当霍乱弧菌从粪便样本中进行菌落净化并体外培养 18 小时后, 其传染力会逐渐衰减 [31]. 文献 [32] 通过实验进一步研究了霍乱弧菌会短暂出现这种高传染性现象的基本机理.

文献 [33] 中指出, 高传染性弧菌会直接影响人与人之间的接触传播速率, 且由于高传染性状态在数小时内会逐渐衰减, 这表明通过直接途径的快速局部传播是造成霍乱快速传播和流行的原因. 因此, 新脱落弧菌的这种 “高度传染性” 在霍乱流行中具有重要作用.

为更精确地模拟传染途径, Hartley 等根据霍乱病菌的传染力, 将其分为高传染性弧菌和低传染性弧菌, 建立了以下具有高、低传染性阶段的霍乱传播动力学模型 [33]:

$$
\begin{aligned}
\dot{S}(t) &= \mu N - \beta_L S(t) \frac{B_L(t)}{K_L + B_L(t)} - \beta_H S(t) \frac{B_H(t)}{K_H + B_H(t)} - \mu S(t), \\
\dot{I}(t) &= \beta_L S(t) \frac{B_L(t)}{K_L + B_L(t)} + \beta_H S(t) \frac{B_H(t)}{K_H + B_H(t)} - (\gamma + \mu) I(t), \\
\dot{R}(t) &= \gamma I(t) - \mu R(t), \\
\dot{B}_H(t) &= \xi I(t) - \chi B_H(t), \\
\dot{B}_L(t) &= \chi B_H(t) - \delta_L B_L(t),
\end{aligned}
\tag{1.2.5}
$$

其中 $B_H(t)$ 和 $B_L(t)$ 分别表示 t 时刻高传染性弧菌和低传染性弧菌的浓度. 模型 (1.2.5) 假设霍乱传播是由饮用含高传染性弧菌或含低传染性弧菌污染的水引起的, 摄入的速率分别为 β_H 和 β_L, K_H 和 K_L 为半饱和率. 高传染状态的弧菌以

速率 ξ 由感染者脱落到水生环境中并以速率 χ 衰变为低传染状态. δ_L 为脱落到水生环境中的低传染性弧菌的死亡率.

文献 [33] 强调了霍乱弧菌的 "爆炸性" 感染阶段, 并由实验研究发现: 在流行早期, 高传染性阶段霍乱弧菌的传染强度是低传染性阶段的 5 倍之多, 且高传染性阶段霍乱弧菌的 ID_{50} 远低于低传染性阶段. 这表明即使直接传播途径与通过环境间接传播的接触率相同, 但由于高传染性霍乱弧菌引起感染所需的剂量较低且时间较短, 霍乱弧菌在高传染状态下更容易引起疾病的流行. 因此, 为最大限度地控制霍乱的流行, 应采取适当的干预措施以降低短期、高传染性霍乱弧菌的传播风险.

文献 [34] 中, Shuai 和 van den Driessche 将总人口分为 $n+1$ 个仓室, 其中包括一个易感者仓室和表示不同感染阶段的 n 个感染者仓室, 每个仓室的个体数分别用 S 和 I_i $(1 \leqslant i \leqslant n)$ 表示. 若第 i 个感染者仓室的个体没有传染力, 则把第 i 个感染阶段 I_i 理解为霍乱的潜伏期. 此外, 作者将受污染的水源按其所含霍乱弧菌浓度的大小分为 m 级, 用 B_k $(1 \leqslant k \leqslant m)$ 表示 k 级污水中霍乱弧菌的浓度. 对霍乱弧菌来说, 各级的传染力会随着 k 的增加而降低. 因此, 假定感染的个体在每个感染阶段脱落的弧菌先进入 B_1, 然后经过一段时间衰减后进入到 B_2, 依次类推. 基于上述假设, 考虑感染个体的多感染阶段和霍乱弧菌不同传染力阶段的霍乱传播动力学模型可描述为 [34]

$$\dot{S}(t) = \mu N - \sum_{j=1}^{n} f_j(S(t), I_j(t)) - \sum_{j=1}^{m} g_j(S(t), B_j(t)) - \mu S(t),$$

$$\dot{I}_1(t) = \sum_{j=1}^{n} f_j(S(t), I_j(t)) + \sum_{j=1}^{m} g_j(S(t), B_j(t)) - (d + \gamma_1 + \mu_1) I_1(t),$$

$$\dot{I}_i(t) = \gamma_{i-1} I_{i-1}(t) - (d + \gamma_i + \mu_i) I_i(t), \quad i = 2, \cdots, n,$$

$$\dot{B}_1(t) = \sum_{j=1}^{n} h_j(I_j(t)) - \delta_1 B_1(t),$$

$$\dot{B}_k(t) = \delta_{k-1} B_{k-1}(t) - \delta_k B_k(t), \quad k = 2, \cdots, m, \tag{1.2.6}$$

其中 $\sum_{j=1}^{n} f_j(S, I_j)$ 和 $\sum_{j=1}^{m} g_j(S, B_j)$ 分别表示人–人和环境–人的传播, $h_j(I_j)$ 为第 j 个感染阶段的感染个体对污水中霍乱弧菌的贡献率.

1.2.4 具有时滞的霍乱传播动力学模型

具有时间滞后 (简称时滞) 的数学模型所反映的基本事实是: t 时刻的运动变化规律不仅决定于 t 时刻本身, 还受到 t 时刻前的某些状态或因素的影响 [35]. 时滞是现实世界中普遍存在的一种客观现象, 在霍乱的传播过程中时滞也是不可避免的. 一方面, 易感个体从被感染到脱落的霍乱弧菌释放到水环境中会存在时间的延迟, 随后霍乱弧菌在不洁的水源中也会存活较长的时间 [36-39]. 另一方面, 霍乱弧菌经口进入易感个体肠腔后, 从在肠黏膜表面繁殖到产生霍乱肠毒素引起严重水样腹泻也需要一段时间 [40]. 此外, 从对霍乱的预防和控制角度来说, 及时有效地对霍乱疫区内各种水体进行消毒, 消除水环境中的霍乱病原体, 改善安全饮用水环境是预防霍乱流行的重要策略之一. 由于霍乱弧菌对酸性环境和消毒剂敏感, 如二氧化氯、碘伏或漂白粉等均不利于霍乱弧菌的生存, 为此可使用消毒剂来杀灭霍乱弧菌或抑制它们在水环境中的生长, 而这一过程同样存在着滞后现象 [41]. 因此, 建模时可用时滞来模拟霍乱传播过程中的潜伏期、患者的感染期以及疫苗接种的有效期等 [42-45].

文献 [42] 中, 作者假定 $S(t), I(t)$ 和 $R(t)$ 分别表示 t 时刻易感者、感染者和恢复者的密度, $N(t) = S(t) + I(t) + R(t)$ 为环境中的总人口数. 假设 Λ 为人群的常数增长率, μ 和 d 分别表示人群的自然死亡率和因病死亡率, 则 $N(t)$ 的变化率可表示为

$$\dot{N}(t) = \Lambda - \mu N(t) - dI(t). \tag{1.2.7}$$

假设霍乱的潜伏期和恢复者对疾病的免疫期都是统一的常数 τ, $f(t)$ 是分段连续的非负函数. 若令核函数 $f(t)$ 刻画 t 个时间单位前脱落到水环境中的霍乱弧菌的传染力, 即霍乱弧菌的传染力会随着病原体脱落后的时间而变化, 则传染率函数可表示为

$$\beta_h S(t)I(t) + \beta_e \xi S(t) \int_0^t I(\tau) e^{-\delta(t-\tau)} f(t-\tau)\mathrm{d}\tau,$$

这里 β_e, β_h, ξ 和 δ 的生物学意义如模型 (1.2.2)–(1.2.4) 中所示. 因此, 染病者的动力学方程为

$$\dot{I}(t) = \beta_h S(t)I(t) + \beta_e \xi S(t) \int_0^t I(\tau) e^{-\delta(t-\tau)} f(t-\tau)\mathrm{d}\tau - (\mu + \gamma + d)I(t), \tag{1.2.8}$$

其中 $1/\gamma$ 为平均患病期.

令非负核函数 $P(t)$ 表示康复的个体经 t 个时间单位后仍在康复者类的比例, 并假设 $P(t)$ 是分段连续的非增函数, 且满足 $P(0^+) = 1, P(\infty) = 0, \int_0^{+\infty} P(t)\mathrm{d}t$

是有限的, 则恢复者仓室的个体数为

$$R(t) = \int_0^t \gamma I(\tau) e^{-\mu(t-\tau)} P(t-\tau) \mathrm{d}\tau, \tag{1.2.9}$$

将上式两端关于时间 t 求导得

$$\dot{R}(t) = \gamma I(t) - \mu R(t) + \gamma \int_0^t I(\tau) e^{-\mu(t-\tau)} \mathrm{d}_t P(t-\tau) \mathrm{d}\tau, \tag{1.2.10}$$

其中上式右端的积分是 Riemann-Stieltjes 意义下的积分, $\mathrm{d}_t P(t-\tau) = \dfrac{\mathrm{d}}{\mathrm{d}t} P(t-\tau)$ 并假设其总存在. 易知 (1.2.9) 式中的 $R(t)$ 是 (1.2.10) 满足初始条件 $R(0) = 0$ 的唯一解. 将 (1.2.7), (1.2.8) 和 (1.2.10) 代入到 $\dot{S}(t) = \dot{N}(t) - \dot{I}(t) - \dot{R}(t)$ 中, 则可得刻画易感者变化率的动力学方程. 基于上述分析, Shuai, Tien 和 van den Driessche 建立了以下具有分布时滞的霍乱传播动力学模型:

$$\dot{S}(t) = \Lambda - \mu S(t) - \beta_h S(t) I(t) - \beta_e \xi S(t) \int_0^t I(\tau) e^{-\delta(t-\tau)} f(t-\tau) \mathrm{d}\tau$$

$$- \gamma \int_0^t I(\tau) e^{-\mu(t-\tau)} \mathrm{d}_t P(t-\tau) \mathrm{d}\tau,$$

$$\dot{I}(t) = \beta_h S(t) I(t) + \beta_e \xi S(t) \int_0^t I(\tau) e^{-\delta(t-\tau)} f(t-\tau) \mathrm{d}\tau - (\mu + \gamma + d) I(t),$$

$$\dot{R}(t) = \gamma I(t) - \mu R(t) + \gamma \int_0^t I(\tau) e^{-\mu(t-\tau)} \mathrm{d}_t P(t-\tau) \mathrm{d}\tau. \tag{1.2.11}$$

文献 [42] 计算了模型的基本再生数 $\mathscr{R}_0$, 并证明了基本再生数是确定霍乱是否消亡的重要阈值. 当 $\mathscr{R}_0 \leqslant 1$ 时, 模型 (1.2.11) 的无病平衡点是全局渐近稳定的, 此时疾病会逐渐消亡. 当 $\mathscr{R}_0 > 1$ 时, 模型 (1.2.11) 存在唯一的地方病平衡点, 其稳定性取决于暂时免疫核函数 $P(t)$ 的分布. 此外, 通过选择适当的核函数 $f(t)$, 证明了模型 (1.2.11) 也可用于研究霍乱弧菌的高传染性阶段对霍乱传播的影响. 数值模拟进一步表明时滞的变化会导致地方病平衡点失去稳定性, 系统将会出现振荡现象, 而新脱落病原体的高传染性既会引起疾病出现周期波动, 也会影响疾病波动的幅度.

1.2.5   具有疫苗接种的霍乱传播动力学模型

霍乱弧菌是自然环境尤其是河口水体中的定居菌群, 气候变化、自然灾害、人群迁移和社会经济等因素都可能会引起卫生环境的不良变化, 有利于霍乱的传播和流行. 加强饮用水消毒和食品管理、改善基础卫生设施和生活环境、对患者和带菌者的排泄物进行及时彻底的消毒是长期预防和控制霍乱的主要措施. 在霍乱呈地方性流行和霍乱暴发的高危地区, 联合使用安全、高效、经济的霍乱疫苗能够帮助易感人群建立一定的免疫屏障, 降低霍乱的发病率和死亡率, 有效减弱霍乱的流行和扩散程度 [46].

霍乱弧菌主要通过定居于人类肠道中、分泌霍乱毒素发挥致病性, 不具备侵袭性, 因此抗霍乱免疫应包括细菌定植和毒素作用这两部分的保护性抗原 [47]. Levine 等在对被古典型霍乱弧菌感染后的志愿者获得保护性免疫的研究中发现, 感染霍乱弧菌后, 机体可获得有效而稳固的免疫力, 持续时间可达 3 年 [48]. 霍乱的这种保护性免疫主要通过肠道黏膜局部产生并分泌到肠道黏膜表面的抗体介导, 通过抑制细菌定居和增殖, 并阻断毒素作用而起保护作用.

1884 年, Ferran 首次以减毒的霍乱弧菌肉汤培养物制备菌苗, 在西班牙霍乱流行区进行了灭活疫苗临床试验, 对大约 3 万人进行胃肠道外接种, 研究表明接种组发病率明显减少 [49,50]. 采用肌肉注射的非肠道免疫制剂是早期广泛使用的接种方法, 但由于接种者免疫效果不佳且不良反应率较高, 世界卫生组织已不再推荐使用 [51]. 随着对霍乱致病机制以及对人群免疫反应的研究不断深入, 研究发现虽然肠腔内有抗霍乱抗原的 IgA、IgG 和 IgM 抗体, 但肠道 IgA 抗体的作用至关重要, 而采用口服免疫、局部吸收的抗原刺激肠道分泌 IgA 的反应最佳. 因此, 霍乱疫苗的研制已转向口服疫苗方向.

目前应用的口服霍乱疫苗主要有 3 种: 含霍乱毒素 B 亚单位的灭活全菌体霍乱疫苗、不含霍乱毒素 B 亚单位的灭活全菌体疫苗和减毒活菌疫苗. 口服重组 B 亚单位/灭活全菌体疫苗 (rBS–WC), 是由灭活的霍乱弧菌 O_1 群全细胞和霍乱毒素 B 亚单位 (CTB) 制备而成, 可诱导机体产生针对 O_1 群古典和埃尔托生物型菌株的抗菌抗毒免疫, 并刺激肠道局部产生分泌性 IgA (SIgA) 抗体, 对产毒性大肠杆菌 (ETEC) 具有较好的交叉保护作用. 这类疫苗耐受性好, 安全性高, 无明显的副作用, 间隔 1 周, 免疫两剂量 6 个月后, 所有年龄组的成员保护率可达 80%–90% [46,47,52]. 目前, rBS–WC 疫苗如由瑞典生产的口服单价霍乱灭活疫苗 Dukoral, 于 1991 年首次获准使用, 现已在 60 多个国家获得应用许可.

另一类全菌体灭活双价疫苗 (WC) 如 Shanchol 和 Euvich 是基于 O_1 和 O_{139} 型血清群霍乱弧菌研制的, 不含霍乱毒素 B 亚单位, 因此不具备对 ETEC 的保护效力, 但与 rBS–WC 疫苗相比制备成本相对低廉, 且对 O_1 和 O_{139} 型霍乱弧菌均具有免疫原性. 这类疫苗最早由越南通过技术转让获取研制, 随后其配方经过不断改进并在越南和印度进行了临床试验, 在印度加尔各答的试验研究表明该类疫苗 5 年以上的保护作用可达 65% [53]. 口服双价霍乱灭活疫苗如 Shanchol 已于 2009 年在印度获批上市 [54], 为单剂西林瓶装, 主要适用地方性流行区 1 岁以上人群, 需间隔 2 周口服 2 剂, 与 Dukoral 相比口服时无需缓冲液稀释 [55].

口服减毒重组活菌疫苗是利用 DNA 重组技术对关键毒力抗原分子进行减毒改造, 使霍乱弧菌中主要毒力基因缺失, 同时保留毒素基因的启动子及编码 B 亚单位的基因, 以此构建出高效的重组减毒活疫苗候选株. 该类疫苗单剂量接种即可获得较好的免疫, 如 CVD103–HgR 口服减毒活菌疫苗, 它是 O₁ 群古典型霍乱弧菌 569B 株的衍生株, 接种 1 剂后 7 天即可产生保护作用, 研究发现对古典型和埃尔托生物型霍乱弧菌的保护效力分别可达 95% 和 65% [56]. 但由于此类疫苗涉及毒性基因转移的可能, 有一定的潜在毒副作用发生率, 因此, 可在紧急状态下使用但不推荐普遍使用.

2010 年, 世界卫生组织发布了在复杂突发事件中使用口服霍乱疫苗的正式建议, 其中我国自主研制的 rBS–WC 口服霍乱疫苗是世界卫生组织正式推荐的口服霍乱疫苗之一. 这种疫苗可产生抗菌和抗毒的协同免疫, 经口服后还可产生肠道局部与全身的免疫作用. 在孟加拉国对近 9 万人进行的现场试验证实, 保护率可达 85%. 因此, 尽管霍乱菌苗接种人体内所产生的预防效果并没有达到完全有效, 但仍可作为重点人群中控制感染霍乱的有效方法 [57], 而具有疫苗接种的数学模型则有助于确定疫苗的接种策略以及控制措施可能导致的定性行为的变化. 基于上述考虑, 文献 [58] 建立了以下具有疫苗接种策略的霍乱传播动力学模型:

$$\dot{S}(t) = (1-\rho)A - \phi S(t) - \frac{\beta S(t)B(t)}{K+B(t)} - \mu S(t) + \eta V(t),$$

$$\dot{V}(t) = \rho A + \phi S(t) - \frac{\sigma\beta V(t)B(t)}{K+B(t)} - (\mu+\eta)V(t),$$

$$\dot{I}(t) = \frac{\beta S(t)B(t)}{K+B(t)} + \frac{\sigma\beta V(t)B(t)}{K+B(t)} - (\mu+\gamma+d)I(t),$$

$$\dot{R}(t) = \gamma I(t) - \mu R(t),$$

$$\dot{B}(t) = \xi I(t) - \delta B(t), \tag{1.2.12}$$

其中 $V(t)$ 表示 t 时刻接种者类的个体数. A 是新生儿的出生率, ρ $(0<\rho<1)$ 表示新生儿被接种的比例, $1-\rho$ 则表示新生儿的未接种率. 模型 (1.2.12) 中假设疫苗是不完全有效的 (即疫苗的有效率达不到 100%), 从而接种的个体也会通过与环境中的霍乱弧菌接触而被感染. 在这种情况下, 有效接触率是 β 与一个比例因子 σ 的乘积, 其中 $0\leqslant\sigma\leqslant1$ 反映了疫苗接种的有效性, 即 $\sigma=0$ 表明疫苗接种对于预防疾病感染完全有效, $0<\sigma<1$ 说明疫苗接种不完全有效, 而 $\sigma=1$ 意味着疫苗接种完全无效. ϕ 为易感人群的接种率, $1/\eta$ 表示被接种者由疫苗产生的免

疫保护时间. 模型 (1.2.12) 中其余变量和参数的生物学意义如模型 (1.2.2)–(1.2.4) 中所示.

1.2.6 具有生理年龄和类年龄结构的霍乱传播动力学模型

在传染病动力学模型中, 年龄是研究种群增长规律和传染病流行规律的一个重要因素, 这是因为年龄既影响着生育率和死亡率等种群动力学因素, 也影响着传染率和恢复率等疾病传播因素[35]. 对霍乱感染来说, 人群虽对霍乱弧菌普遍易感, 但因个体的免疫水平和感染概率不同, 不同年龄组的传染性和发病率也会有所差异[9,59]. 2008 年, Harris 等在针对孟加拉国霍乱患者家庭接触人群对霍乱弧菌易感性的研究中表明, 感染 O_1 群霍乱弧菌风险最高的家庭接触者为幼儿, 其中 5 岁或以下的儿童感染概率是老年人的 2.7 倍[60]. 2011 年, 为研究个体的生理年龄与霍乱传播机制间的相互作用, Alexanderian 等在文献 [24,33] 工作的基础上, 假定易感者、染病者和恢复者的密度可由年龄和时间这两个变量的函数刻画, 建立了具有生理年龄结构的霍乱传播动力学模型, 证明了系统非线性解的存在唯一性, 通过数值模拟探讨了系统的鲁棒性[61].

一般来说, 传染病模型有两种不同的年龄结构: 生理年龄和感染年龄[62]. 事实上, 很多疾病的传染能力和流行程度不仅与个体的生理年龄有关, 与染病个体的感染年龄 (个体从进入染病者类开始在该类中所度过的时间) 也有密切的关系, 随着感染年龄的增加, 染病个体的传染力和康复程度也会随之变化, 如肝炎、疟疾等[63-65]. 2013 年, Brauer 等在文献 [62] 中指出, 感染霍乱疾病的风险与被感染人群的感染年龄和霍乱弧菌的生物年龄有关. 这里的感染年龄指从霍乱病原体侵入人体小肠并产生肠毒素起到当前状态所度过的时间, 霍乱弧菌的生物年龄指从霍乱病原体渗入水环境开始在其中所度过的时间, 这里也可以理解为一种感染年龄, 它反映了随时间变化的霍乱弧菌不同的感染力.

文献 [62] 中, 令 $S(t)$ 表示 t 时刻易感者的密度, a 表示染病个体的感染年龄, b 表示霍乱弧菌的生物年龄, 则 $I(t,a)$ 表示 t 时刻感染年龄为 a 的染病者的密度, $B(t,b)$ 表示 t 时刻生物年龄为 b 的污染水源中霍乱弧菌的浓度. 基于上述假设, Brauer 等建立了以下具有类年龄结构的霍乱传播动力学模型:

$$\frac{\mathrm{d}S(t)}{\mathrm{d}t} = \Lambda - \mu S(t) - \beta_h S(t) \int_0^\infty k(a)I(t,a)\mathrm{d}a - \beta_e S(t) \int_0^\infty q(b)B(t,b)\mathrm{d}b,$$

$$\frac{\partial I(t,a)}{\partial t} + \frac{\partial I(t,a)}{\partial a} = -\theta(a)I(t,a), \quad a > 0,$$

$$\frac{\partial B(t,b)}{\partial t} + \frac{\partial B(t,b)}{\partial b} = -\delta(b)B(t,b), \quad b > 0, \tag{1.2.13}$$

满足边界条件

$$I(t,0) = \beta_h S(t) \int_0^\infty k(a)I(t,a)\mathrm{d}a + \beta_e S(t) \int_0^\infty q(b)B(t,b)\mathrm{d}b, \quad t > 0,$$

$$B(t,0) = \int_0^\infty \xi(a)I(t,a)\mathrm{d}a, \quad t > 0$$

和初始条件

$$S(0) = S_0 > 0, \quad I(0,a) = I_0(a) \in L_+^1(0,+\infty), \quad B(0,b) = B_0(b) \in L_+^1(0,+\infty).$$

模型 (1.2.13) 中, Λ 是人群的常数增长率, μ 为自然死亡率, β_e 和 β_h 分别表示从受污染的环境和通过人与人之间的相互作用摄入弧菌的速率. 非负核函数 $k(a)$ 和 $q(b)$ 分别刻画了感染年龄为 a 的染病者和年龄为 b 的霍乱弧菌的传染力. $\theta(a) = \mu + \alpha(a) + \gamma(a)$, 其中 $\alpha(a)$ 和 $\gamma(a)$ 分别表示感染年龄为 a 的染病者的因病死亡率和恢复率. $\xi(a)$ 和 $\delta(b)$ 分别表示感染个体的弧菌脱落率和霍乱弧菌的清除率.

1.2.7　具有扩散效应的霍乱传播动力学模型

霍乱的感染多是因摄入自然环境中由霍乱弧菌污染的水或被感染者污染的水所引起的, 因此水环境的作用对霍乱的传播至关重要. 早期霍乱的典型病例主要集中在沿海地区的渔民或船夫中, 霍乱的暴发也常归因于从霍乱流行区抵达港口的船只中压载水的排放. 1991 年霍乱袭击秘鲁, 次日即从昌凯传播到北边 400 千米外的钦博特港, 随后沿 2000 千米的秘鲁海岸线迅速扩散直至厄瓜多尔边境. 在如此长的海岸线上霍乱几乎同时出现, 其原因可能与 1990 年底出现的厄尔尼诺现象引发了秘鲁沿海浮游生物的大量繁殖有关 [66,67]. 事实上, 霍乱弧菌与浮游生物的关系已被证实是引起霍乱全球流行的关键因素之一 [66].

霍乱弧菌是沿海水生微生物种群的自然成员, 与桡足类、贝类等甲壳类浮游动物以及水生植被一起, 可以在人类宿主之外的水生环境中共存. 已经证明, 在某些桡足动物 (浮游动物) 的表面和肠道内附着有霍乱弧菌. 浮游生物的大量繁殖有利于霍乱弧菌恢复到能够培养和感染的状态, 进而促进了病原体通过洋流的扩散传播 [68]. Munro 和 Colwell 在研究海洋微环境对 O_1 群霍乱弧菌存活率的影响中发现, 霍乱弧菌可在营养不足的海水中与浮游生物一起存活相对较长的时间, 在洋流和潮汐的影响下, 经过数月和数千千米的迁移被扩散到更远的地理位置 [69]. 此外, Bertuzzo 等在研究水道和河网作为病原体存活的生态环境对霍乱疫情传播的影响中发现, 霍乱弧菌还可通过水道和河网从本地的沿海地区传播到内陆地区, 随着疫情的暴发, 通过同样的方式又从内陆地区扩散到周边地区 [70].

Colwell 在文献 [66] 中也指出, 多数新的感染不是由真正的新病原体所引起的, 而是如病毒、细菌、真菌等传染源找到了进入易感宿主的新途径, 而人类个体的空间活动如商队贸易、宗教朝圣和军事活动等也促进了霍乱的传播. 2010 年 10 月 19 日, 在近百年之后, 霍乱再次在海地出现, 随后暴发了 20 世纪以来单个国家中最大规模的霍乱流行. 截止到 2011 年 1 月 1 日, 已造成 17 万余人感染, 3600 多人死亡 [71]. 由于其病原具有南亚菌株特性, 故被认为是尼泊尔维和救援人员携带的同型菌株远距离传播所致 [72,73]. 文献 [73] 中, Piarroux 等利用回归模型分析了海地霍乱疫情传播与传染源之间的关系. 在对出现疫情地区的调查中发现, 10 月 22 日报告霍乱病例的 14 个地区, 多数位于与阿蒂博尼特平原和太子港接壤的山区, 且这些地区出现的霍乱病例与从疫情肆虐的阿蒂博尼特三角洲返回原籍的病例患者有关. 人口的流动性使得病原体在几周内传播到海地全国所有的 10 个省份, 而洁净水源和卫生基础设施的匮乏也为霍乱的暴发提供了便利条件. 此外, 国际旅行者包括那些为弱势群体服务的人, 也是流行性疾病的潜在携带者, 如采取的预防措施不当或水、环境卫生较差, 则可能将病原体传入到当地人群中 [74]. 实际上, 近年来随着社会的发展和科技的进步, 人口流动越来越频繁, 不可能完全防止包括霍乱在内的传染病进入新的人群和地区.

对霍乱来说, 由于霍乱弧菌和作为传染源载体的个体在空间中的分布并不均匀, 且会在所处环境中随机游走, 这就导致了病原体、患者和带菌者通过局部间的相互作用而促进了霍乱在空间中的扩散传播. 此时, 用带有扩散项的反应扩散方程组能更精确地刻画空间分布对霍乱传播的影响.

反应扩散方程是指具有如下形式的半线性抛物型方程 [75]:

$$\frac{\partial u(x,t)}{\partial t} = D\Delta u(x,t) + f(u(x,t)), \quad (x,t) \in \mathbb{R}^n \times \mathbb{R}_+,$$

其中 $\Delta u(x,t)$ 称为扩散项, 由 Laplace 算子 Δ 来刻画, $D > 0$ 称为扩散系数, $f(u(x,t))$ 称为反应项. 这种形式的扩散也叫做 Fickian 扩散, 它表示种群的流量与密度 (或浓度) 的梯度成常数比例, $D > 0$ 表示扩散过程总是从密度 (或浓度) 高的地方指向密度 (或浓度) 低的地方.

文献 [76] 中, Bertuzzo 等用 Laplace 算子刻画了霍乱流行环境中病原体的空间运动, 建立了具有扩散效应的霍乱传播动力学模型. 文献 [77] 中, Misra 等同时考虑了人群和霍乱弧菌在有界区域 $\Omega \subset \mathbb{R}^2$ 上的空间扩散, 研究了以下霍乱传播反应扩散动力学模型:

$$\frac{\partial S(x,t)}{\partial t} = D_1 \Delta S(x,t) + \Lambda - \frac{\beta B(x,t)S(x,t)}{K + B(x,t)} - \mu S(x,t) + \eta R(x,t),$$

$$\frac{\partial I(x,t)}{\partial t} = D_2 \Delta I(x,t) + \frac{\beta B(x,t)S(x,t)}{K + B(x,t)} - (\mu + \gamma + \alpha)I(x,t),$$

$$\frac{\partial R(x,t)}{\partial t} = D_1 \Delta R(x,t) + \gamma I(x,t) - (\mu + \eta)R(x,t),$$

$$\frac{\partial B(x,t)}{\partial t} = D_3 \Delta V(x,t) + \xi I(x,t) - \delta B(x,t), \tag{1.2.14}$$

其中 $x \in \Omega$. 系统 (1.2.14) 满足齐次 Neumann 边界条件

$$\frac{\partial S(t,x)}{\partial \boldsymbol{n}} = \frac{\partial I(t,x)}{\partial \boldsymbol{n}} = \frac{\partial R(t,x)}{\partial \boldsymbol{n}} = \frac{\partial B(t,x)}{\partial \boldsymbol{n}} = 0, \quad x \in \partial\Omega$$

和初始条件

$$S(x,0) > 0, \quad I(x,0) > 0, \quad R(x,0) \geqslant 0, \quad B(x,0) \geqslant 0, \quad x \in \bar{\Omega}.$$

这里, $S(x,t), I(x,t)$ 和 $R(x,t)$ 分别表示易感者、感染者和恢复者在时刻 t 和空间位置 x 处的密度, $B(x,t)$ 表示污染水源中的霍乱弧菌在时刻 t 和空间位置 x 处的浓度. D_1, D_2 和 D_3 分别是易感人群、感染人群和霍乱弧菌的扩散率. $\Delta = \frac{\partial^2}{\partial x_1^2} + \frac{\partial^2}{\partial x_2^2}$ 是有界区域 Ω 上的 Laplace 算子. $\partial/\partial\boldsymbol{n}$ 表示沿外法向量的导数.

　　Laplace 算子是局部算子, 它表示空间位置 x 处的个体数量仅受其附近个体数量的影响. 因此, 经典的反应扩散方程反映的是空间个体的局部作用, 适用于描述由于局部的空间个体密度不均匀而引起的扩散, 例如种群密度稀疏的模型 [78]. 然而在实际生活中, 病原体和个体的流动会由于许多外界因素的影响而不仅仅局限在小邻域内, 也可能进行远距离、大范围的随机移动, 此时可用非局部扩散过程来刻画. 非局部扩散通常用卷积算子来描述

$$(J * u)(x,t) - u(x,t) = \int_{\mathbb{R}} J(x - y)u(y,t)\mathrm{d}y - u(x,t),$$

这里 $J(\cdot)$ 为扩散核函数, 是定义在 $\mathbb{R}$ 上的非负连续且具有单位积分的概率密度函数. $J(x - y)$ 表示种群从空间位置 y 扩散到位置 x 处的概率分布, 那么积分 $\int_{\mathbb{R}} J(x-y)u(y,t)\mathrm{d}y$ 表示从所有其他位置扩散到 x 处的概率密度, 而 $-u(x,t) = -\int_{\mathbb{R}} J(y - x)u(x,t)\mathrm{d}y$ 则表示离开位置 x 扩散到其他位置的概率密度. 因此, $(J * u)(x,t) - u(x,t)$ 表示种群在位置 x 和时刻 t 的密度变化.

　　非局部扩散算子不仅能描述空间中距离相邻位置之间的运动过程, 更能描述空间中的长距离运动. 考虑到霍乱感染者和霍乱弧菌可利用现代快速的交通方式

引起长距离的扩散, 文献 [79] 中, Liao 等基于个体和病原体在空间中的随机移动和非局部作用的影响, 提出了以下具有环境–人和人–人两种传播途径和疫苗接种策略的非局部扩散霍乱传播动力学模型:

$$
\begin{aligned}
\frac{\partial S(x,t)}{\partial t} =\ & D_1(J_1 * S(x,t) - S(x,t)) + \mu N - \beta_e S(x,t)B(x,t) \\
& - \beta_h S(x,t)I(x,t) - (\mu + \phi)S(x,t) + \eta V(x,t), \\
\frac{\partial V(x,t)}{\partial t} =\ & D_2(J_2 * V(x,t) - V(x,t)) + \phi S(x,t) - \sigma\beta_h V(x,t)I(x,t) \\
& - (\mu + \eta)V(x,t), \\
\frac{\partial I(x,t)}{\partial t} =\ & D_3(J_3 * I(x,t) - I(x,t)) + \beta_e S(x,t)B(x,t) + \beta_h S(x,t)I(x,t) \\
& + \sigma\beta_h V(x,t)I(x,t) - (\mu + \gamma)I(x,t), \\
\frac{\partial R(x,t)}{\partial t} =\ & D_4(J_4 * R(x,t) - R(x,t)) + \gamma I(x,t) - \mu R(x,t), \\
\frac{\partial B(x,t)}{\partial t} =\ & D_5(J_5 * B(x,t) - B(x,t)) + \xi I(x,t) - \delta B(x,t),
\end{aligned} \tag{1.2.15}
$$

其中 $D_i > 0$ $(i = 1, 2, 3, 4)$ 和 $D_5 > 0$ 分别表示各类个体和霍乱弧菌的扩散率,

$$
(J_i * u)(x,t) - u(x,t) = \int_{\mathbb{R}} J_i(x - y)u(y,t)\mathrm{d}y - u(x,t), \quad i = 1, \cdots, 5,
$$

这里 $(J_i * u)(x,t)$ 是关于空间变量 x 的标准卷积算子.

文献 [29] 中, Mukandavire 等在对 2008–2009 年津巴布韦霍乱暴发的研究中评估了津巴布韦 10 个省的基本再生数, 结果具有高度的异质性, 这表明津巴布韦全国各地的基本传播模式存在较大的差异. 之后, Tuite 等对 2010–2012 年海地霍乱暴发的调查研究中得出了类似的结论 [80]. 虽然上述工作是通过相对简单的数学模型来研究的, 但所得结果客观反映了空间异质性在霍乱传播中的重要作用. 实际上, 传染病的传播和扩散受到环境特征的显著影响, 且由于生态和地理环境、人口规模、社会经济条件、水资源的可利用性、卫生条件等的异质性, 各地宿主间的传播和宿主内相互作用的时间尺度也存在差异 [81,82]. 文献 [83] 中的研究结果表明, 如果空间环境可以改变, 包括低风险的地区, 那么就可能通过限制易感个体的活动来消除传染病. 对于霍乱来说, 霍乱疫源地的个人卫生状况和公共卫生状况严重影响霍乱的传播, 因此, 除宿主的迁移效应外, 环境的空间异质性也是影响霍乱传播的重要因素.

基于上述考虑, 文献 [84] 假设除扩散率外的所有参数如易感者与污染水源的接触率以及感染者对霍乱弧菌种群的贡献率等均具有空间依赖性, 建立了一类空间异质环境下的霍乱传播反应扩散动力学模型:

$$\frac{\partial S}{\partial t} = d_S \Delta S + \lambda(x) - \beta_h(x)SI - \beta_e(x)SB - \mu(x)S, \quad x \in \Omega,\ t > 0,$$

$$\frac{\partial I}{\partial t} = d_I \Delta I + \beta_h(x)SI + \beta_e(x)SB - \gamma(x)I(t), \quad x \in \Omega,\ t > 0,$$

$$\frac{\partial B}{\partial t} = \xi(x)I - \delta(x)B, \quad x \in \Omega,\ t > 0,$$

$$\frac{\partial S}{\partial \boldsymbol{n}} = \frac{\partial I}{\partial \boldsymbol{n}} = 0, \quad x \in \partial\Omega,\ t > 0,$$

$$S(x,0) = S^0(x) \geqslant 0,\ I(x,0) = I^0(x) \geqslant 0,\ B(x,0) = B^0(x) \geqslant 0, \quad x \in \Omega.$$

$$(1.2.16)$$

在模型 (1.2.16) 中, 参数 $\lambda(x), \mu(x), \beta_h(x), \beta_e(x), \gamma(x), \xi(x)$ 和 $\delta(x)$ 均依赖于空间位置 x 且是 $\bar{\Omega}$ 上的连续、严格正的一致有界函数, 这里 $\Omega \in \mathbb{R}^n$ 是具有光滑边界 $\partial\Omega$ 的有界域. $d_S > 0$ 和 $d_I > 0$ 分别是易感者和感染者的扩散率. 由于系统 (1.2.16) 是偏微分方程与常微分方程耦合的混合系统, 为保证解半流的紧性, 作者证明了系统解半流的渐近光滑性. 由下一代算子的谱半径得到了系统的基本再生数, 并在两个扩散率分别趋于零时研究了地方病稳态解的渐近性质.

1.3   基本再生数

基本再生数 (basic reproduction number) 表示在一个全部是易感人群的环境中, 一个染病者在其平均患病期内产生二次感染的病例数. 它是刻画传染病发病初期的一个重要阈值, 是判别疾病是否流行的重要指标, 通常用 $\mathscr{R}_0$ 表示. 在染病初期, 若 $\mathscr{R}_0 < 1$, 则意味着染病人数会呈指数衰减, 疾病不会流行; 若 $\mathscr{R}_0 > 1$, 则染病人数呈指数增长, 疾病将暴发或流行. 基本再生数是传染病动力学中最重要的参数, 它既能刻画传染病的传播能力, 也是卫生决策部门制定相应的干预和防控措施的重要参考指标.

一般情况下, 在疾病暴发的初始阶段, 可以用指数模型 $I(t) = e^{rt}$ 来描述累计感染病例数 $I(t)$ 随时间 t 的变化规律, 那么基本再生数 $\mathscr{R}_0$ 与指数增长率 r 和代间隔 T_g (相邻两代间传染所需的平均时间) 之间满足关系式:

$$\mathscr{R}_0 = 1 + rT_g.$$

例如, 若某地肺炎的初始增长率为 $r = 0.38$, 代间隔 $T_g = 6$ (天), 则其基本再生数可估计为

$$\mathscr{R}_0 = 1 + rT_g = 1 + 0.38 \times 6 = 3.28.$$

在传染病初期, 基于病例数据和代间隔可估计基本再生数, 但上述方法对慢性病或已经形成地方性流行的疾病并不适用, 且该方法只能给出基本再生数的估计值, 不能用于评估控制疾病流行的关键因素. 关于基本再生数的计算, 下面我们介绍三种常用的方法: 通过无病平衡点稳定性计算的方法[85]、下一代矩阵的计算方法[86,87] 和通过更新方程计算的方法[88].

1.3.1 无病平衡点稳定性方法

系统无病平衡点的局部稳定性与基本再生数 $\mathscr{R}_0$ 密切相关, $\mathscr{R}_0$ 是确定无病平衡点局部稳定的阈值, 因此计算基本再生数的通用方法是根据无病平衡点局部稳定的条件推导得出[85,89]. 其计算流程主要包括以下三步:

(1) 确定系统无病平衡点的表达式;

(2) 确定系统在无病平衡点处的 Jacobian 矩阵 J;

(3) 确定特征方程 $|\lambda I - J| = 0$ 的表达式, 判断特征方程的所有根是否均具有负实部, 以此得出无病平衡点局部稳定的判定条件, 并由此确定基本再生数 $\mathscr{R}_0$ 的表达式.

下面, 我们举例来说明具体的计算过程, 其中特征值实部的符号可由 Hurwitz 判据决定. Hurwitz 判据是讨论平衡点稳定性的重要工具, 其内容可表述为:

引理 1.3.1 [90,91] 给定一元 n 次多项式方程

$$\lambda^n + a_1 \lambda^{n-1} + a_2 \lambda^{n-2} + \cdots + a_n = 0, \tag{1.3.1}$$

则方程 (1.3.1) 的所有根具有负实部的充要条件是

$$H_k = \begin{pmatrix} a_1 & a_3 & a_5 & \cdots & a_{2k-1} \\ 1 & a_2 & a_4 & \cdots & a_{2k-2} \\ 0 & a_1 & a_3 & \cdots & a_{2k-3} \\ 0 & 1 & a_2 & \cdots & a_{2k-4} \\ \vdots & \vdots & \vdots & & \vdots \\ 0 & 0 & 0 & \cdots & a_{2k} \end{pmatrix} > 0,$$

这里 $k = 1, 2, \cdots, n$, 当 $j > n$ 时, $a_j = 0$.

例 1.3.1　　我们将总人口分成五类: 易感类 S、潜伏类 E、急性感染类 I、无症状感染类 A 和康复类 R. 考虑以下模型:

$$\dot{S}(t) = \Lambda - \beta S(I + qA) - \mu S,$$
$$\dot{E}(t) = \beta S(I + qA) - (\eta + \mu)E,$$
$$\dot{I}(t) = p\eta E - (\alpha + \mu)I, \tag{1.3.2}$$
$$\dot{A}(t) = (1 - p)\eta E - (\gamma + \mu)A,$$
$$\dot{R}(t) = \alpha I + \gamma A - \mu R,$$

其中 Λ 表示易感个体的常数输入率, μ 表示自然死亡率, α 和 γ 分别表示急性感染类和无症状感染类的康复率. 急性感染类和无症状感染类分别以 β 和 $q\beta$ 的概率感染易感类. 潜伏类个体以概率 p 转化成急性感染类, 以 $(1 - p)$ 的概率转化成无症状感染类, $1/\eta$ 表示平均潜伏期.

容易计算, 系统 (1.3.2) 总有一个无病平衡点 $E_0 = (S^0, 0, 0, 0, 0) = (\Lambda/\mu, 0, 0, 0, 0)$. 注意到染病仓室为 E, I 和 A, 则系统 (1.3.2) 中染病仓室在 E_0 处的 Jacobian 矩阵为

$$J|_{E_0} = \begin{pmatrix} -(\eta + \mu) & \beta S^0 & q\beta S^0 \\ p\eta & -(\alpha + \mu) & 0 \\ (1 - p)\eta & 0 & -(\gamma + \mu) \end{pmatrix}.$$

进一步可得相应的特征方程为

$$f(\lambda) = |\lambda I - J| = \lambda^3 + a_1\lambda^2 + a_2\lambda + a_3 = 0,$$

其中

$$a_1 = \alpha + 3\mu + \gamma + \eta,$$
$$a_2 = (\alpha + \mu)(\eta + \mu) + (\alpha + \mu)(\gamma + \mu) + (\gamma + \mu)(\eta + \mu)$$
$$\quad - (1 - p)\eta q\beta S^0 - p\eta\beta S^0,$$
$$a_3 = (\alpha + \mu)(\eta + \mu)(\gamma + \mu) - (\mu + \alpha)(1 - p)\eta q\beta S^0 - (\gamma + \mu)p\eta\beta S^0.$$

注意到

$$a_3 > 0 \Leftrightarrow \mathscr{R}_0 < 1.$$

因此, 定义系统 (1.3.2) 的基本再生数为

$$\mathscr{R}_0 = \frac{(1 - p)\eta q\beta S^0}{(\eta + \mu)(\gamma + \mu)} + \frac{p\eta\beta S^0}{(\alpha + \mu)(\eta + \mu)}.$$

显然 $a_1 > 0$. 当 $\mathscr{R}_0 < 1$ 时, 有

$$(\eta + \mu)(\gamma + \mu) > (1 - p)\eta q \beta S^0, \quad (\alpha + \mu)(\eta + \mu) > p\eta \beta S^0,$$

由此可知 $a_2 > 0$. 此外, 由于

$$(\alpha + \mu)(\eta + \mu)(\gamma + \mu) > a_3, \quad a_1 a_2 > (\eta + \mu)(\gamma + \mu)(\alpha + \mu).$$

因此有 $a_1 a_2 > a_3$, 从而由 Hurwitz 判据可知染病仓室对应子系统的所有特征根具有负实部. 此外, 易知系统 (1.3.2) 在 E_0 处的特征方程其余两个根均为 $\lambda = -\mu < 0$, 于是我们有以下结论成立.

定理 1.3.2 当 $\mathscr{R}_0 < 1$ 时, 系统 (1.3.2) 的无病平衡点 E_0 局部渐近稳定.

注 1.3.1 当 n 较大时, $|\lambda I - J| = 0$ 展开会比较复杂, 应用 Hurwitz 判据判定特征方程根的分布情况也会更加困难. 因此, 这种方法不适用于某些维数较高的模型.

1.3.2 下一代矩阵方法

1990 年, Diekmann 等在文献 [86] 中提出了通过下一代矩阵的方法计算具有一般结构性的传染病动力学模型的基本再生数. 在他们工作的基础上, 针对常微分方程系统, van den Driessche 和 Watmough 提出了更容易操作的具体算法 [87], 其主要计算流程如下:

(1) 首先, 在疾病传播的仓室模型中将仓室分为两类, 假设存在 n 个染病仓室和 m 个无病仓室, 令 $x \in \mathbb{R}^n$ 和 $y \in \mathbb{R}^m$ 分别为各仓室内的人口数量, 于是可将原始的 ODE 系统表示为

$$\begin{aligned}
x_i' &= f_i(x, y), \quad i = 1, 2, \cdots, n, \\
y_j' &= g_j(x, y), \quad j = 1, 2, \cdots, m.
\end{aligned} \tag{1.3.3}$$

(2) 令 $\mathcal{F}_i$ 表示第 i 个染病仓室中新染病者的输入率, $\mathcal{V}_i$ 表示第 i 个染病仓室中内部转移状态, 包括出生、死亡、疾病进展和恢复的转移率, 于是可将 (1.3.3) 改写为

$$\begin{aligned}
x_i' &= \mathcal{F}_i(x, y) - \mathcal{V}_i(x, y), \quad i = 1, 2, \cdots, n, \\
y_j' &= g_j(x, y), \quad j = 1, 2, \cdots, m.
\end{aligned} \tag{1.3.4}$$

注 1.3.2 将 "仓室" 指定为染病或不染病的方法可能不唯一, $\mathcal{F}$ 和 $\mathcal{V}$ 的分解也可能不唯一, 不同分解对应不同的传染病学解释, 并可能导致基本再生数的表达式也会有所不同 [92].

接下来, 我们假设 $\mathcal{F}_i$ 和 $\mathcal{V}_i$ 满足以下性质:

- 对于所有的 $y \geqslant 0$ 和 $i = 1, 2, \cdots, n$, 有 $\mathcal{F}_i(0, y) = \mathcal{V}_i(0, y) = 0$;
- 对于所有的 $x, y \geqslant 0$, 有 $\mathcal{F}_i(x, y) \geqslant 0$;
- 当 $x_i = 0, i = 1, 2, \cdots, n$ 时, 有 $\mathcal{V}_i(x, y) \leqslant 0$;
- 对于所有的 $x, y \geqslant 0$, $x_i' = -\mathcal{V}_i(x, y)(i = 1, 2, \cdots, n)$ 是一个合作系统.

注 1.3.3 第一个假设是指, 所有的新感染均来源于染病宿主产生的继发性感染, 且没有易感个体直接迁移到疾病仓室.

(3) 假设无病系统 $y' = g(0, y)$ 有且仅有唯一的无病平衡点 $E_0 = (0, y_0)$, 使得系统 $y' = g(0, y)$ 对于任意初值 $(0, y)$ 出发的解, 当 $t \to \infty$ 时都趋于点 E_0, 即 E_0 是全局渐近稳定的.

(4) 易知, 对每对 (i, j), 我们有

$$\frac{\partial \mathcal{F}_i(0, y_0)}{\partial y_j} = \frac{\partial \mathcal{V}_i(0, y_0)}{\partial y_j} = 0.$$

由此可知, 疾病仓室 x 的线性化方程为

$$x' = (F - V)x, \tag{1.3.5}$$

其中 F 和 V 是 $n \times n$ 矩阵, 分别为 $\mathcal{F}$ 和 $\mathcal{V}$ 在点 E_0 处的 Jacobian 矩阵, 即

$$F = \left[\frac{\partial \mathcal{F}_i(0, y_0)}{\partial x_j}\right], \quad V = \left[\frac{\partial \mathcal{V}_i(0, y_0)}{\partial x_j}\right].$$

因为假设无病系统 $y' = g(0, y)$ 有唯一全局渐近稳定的平衡点, 所以系统(1.3.4)的线性稳定性完全由 (1.3.5) 中矩阵 $F - V$ 的稳定性确定.

(5) 矩阵 $K = FV^{-1}$ 称为系统 (1.3.4) 在无病平衡点处的**下一代矩阵**, 则系统 (1.3.4) 的基本再生数可定义为

$$\mathscr{R}_0 = \rho(K),$$

其中 ρ 表示矩阵的谱半径.

下面, 我们举例来说明该方法的应用.

例 1.3.2 我们将总人口分为四类: 易感类、潜伏类、染病类和恢复类, 分别用 S, E, I 和 R 表示, 考虑以下 SEIR 模型:

$$\frac{\mathrm{d}S}{\mathrm{d}t} = \Lambda - \beta SI - \mu S,$$

$$\frac{\mathrm{d}E}{\mathrm{d}t} = \beta SI - (\mu + \sigma)E,$$

$$\frac{\mathrm{d}I}{\mathrm{d}t} = \sigma E - (\mu + \alpha + \gamma)I,$$

$$\frac{\mathrm{d}R}{\mathrm{d}t} = \gamma I - \mu R, \tag{1.3.6}$$

其中 Λ 表示易感个体的常数输入率, μ 表示自然死亡率, α 为因病死亡率, β 表示传染率, γ 为移出率, $1/\sigma$ 为疾病的平均潜伏期. $N = S + E + I + R$ 为总人口规模.

易知, 系统 (1.3.6) 总存在一个无病平衡点 $E_0 = (S_0, 0, 0, 0)$. 注意到模型 (1.3.6) 对应的疾病状态是 E 和 I, 因此有

$$\mathcal{F} = \left[\begin{array}{c} \beta S I \\ 0 \end{array} \right], \quad \mathcal{V} = \left[\begin{array}{c} (\mu + \sigma)E \\ -\sigma E + (\mu + \alpha + \gamma)I \end{array} \right].$$

计算可得

$$F = \left[\begin{array}{cc} 0 & \beta S_0 \\ 0 & 0 \end{array} \right], \quad V = \left[\begin{array}{cc} \mu + \sigma & 0 \\ -\sigma & \mu + \alpha + \gamma \end{array} \right].$$

于是, 可得相应的下一代矩阵为

$$K = FV^{-1} = \left[\begin{array}{cc} \dfrac{\beta \sigma S_0}{(\mu + \sigma)(\mu + \alpha + \gamma)} & \dfrac{\beta S_0}{\mu + \alpha + \gamma} \\ 0 & 0 \end{array} \right].$$

由此可得系统 (1.3.6) 的基本再生数为

$$\mathscr{R}_0 = \frac{\sigma \beta S_0}{(\mu + \sigma)(\mu + \alpha + \gamma)}.$$

例 1.3.3　我们将宿主种群分为两类: 易感者类和染病者类, 分别用 S_h 和 I_h 表示. 蚊媒种群分为易感类和感染类, 分别用 S_v 和 I_v 表示. 考虑一类蚊媒传染病动力学模型:

$$\frac{\mathrm{d}S_h}{\mathrm{d}t} = \Lambda_h - \beta_{vh} S_h I_v - \mu_h S_h,$$

$$\frac{\mathrm{d}I_h}{\mathrm{d}t} = \beta_{vh} S_h I_v - \mu_h I_h,$$

$$\frac{\mathrm{d}S_v}{\mathrm{d}t} = \Lambda_v - \beta_{hv} S_v I_h - \mu_v S_v, \tag{1.3.7}$$

$$\frac{\mathrm{d}I_v}{\mathrm{d}t} = \beta_{hv} S_v I_h - \mu_v I_v,$$

其中 Λ_h 和 Λ_v 分别表示人和蚊子的出生率, μ_h 和 μ_v 分别表示人和蚊子的自然死亡率, β_{vh} 表示蚊子传染给人的传染率, β_{hv} 表示人传染给蚊子的传染率.

易知, 系统 (1.3.7) 有唯一的无病平衡点 $E_0 = (S_h^0, 0, S_v^0, 0)$. 注意到染病仓室为 I_h 和 I_v, 于是定义

$$\mathcal{F} = \begin{bmatrix} \beta_{vh}S_hI_v \\ \beta_{hv}S_vI_h \end{bmatrix}, \quad \mathcal{V} = \begin{bmatrix} \mu_hI_h \\ \mu_vI_v \end{bmatrix}.$$

直接计算可得

$$F = \begin{bmatrix} 0 & \beta_{vh}S_h^0 \\ \beta_{hv}S_v^0 & 0 \end{bmatrix}, \quad V = \begin{bmatrix} \mu_h & 0 \\ 0 & \mu_v \end{bmatrix}.$$

因此可得相应的下一代矩阵为

$$K = FV^{-1} = \begin{bmatrix} 0 & \dfrac{\beta_{vh}S_h^0}{\mu_v} \\ \dfrac{\beta_{hv}S_v^0}{\mu_h} & 0 \end{bmatrix}.$$

于是, 系统 (1.3.7) 的基本再生数可定义为

$$\mathscr{R}_0 = \sqrt{\dfrac{\beta_{vh}S_h^0}{\mu_v}\dfrac{\beta_{hv}S_v^0}{\mu_h}}.$$

注 1.3.4　利用下一代矩阵方法计算基本再生数的优势在于数学上易于操作, 但对于某些传染病模型, 特别是某些虫媒传染病或性传播疾病等具有图结构的模型来说, 由于所得基本再生数的表达式常包括二次根式, 因此较难从流行病学上解释其意义.

1.3.3　更新方程方法

本小节, 我们将介绍利用更新方程来计算基本再生数的方法[88].

1.3.3.1　基本理论

首先, 在正半平面上定义一个经典的更新方程:

$$f(t) = q(t) + f * G, \quad t \geqslant 0, \tag{1.3.8}$$

其中 $q(t)$ 是一个可测函数且在任意有界区域上有界, $G(s)$ 是定义在 $\mathbb{R}_+$ 上的概率密度函数, $f * G = \displaystyle\int_0^t f(t-s)G(s)\mathrm{d}s.$

对方程 (1.3.8) 作 Laplace 变换得

$$\mathcal{L}[f](\lambda) = \mathcal{L}[q](\lambda) + \mathcal{L}[f](\lambda)\mathcal{L}[G](\lambda), \qquad (1.3.9)$$

其中, 对于任意有界函数 f, 其 Laplace 变换为 $\mathcal{L}[f] = \int_0^\infty e^{-\lambda t} f(t)\mathrm{d}t$. 求解上述方程, 可得

$$\mathcal{L}[f](\lambda) = \frac{\mathcal{L}[q](\lambda)}{1 - \mathcal{L}[G](\lambda)} = \mathcal{L}[q](\lambda) + H(\lambda), \qquad (1.3.10)$$

其中 $H(\lambda) = \dfrac{\mathcal{L}[q](\lambda)\mathcal{L}[G](\lambda)}{1 - \mathcal{L}[G](\lambda)}$.

定义方程

$$\mathcal{L}[G](\lambda) = 1. \qquad (1.3.11)$$

若 λ 是一个实数, 则有以下性质成立:

(1) $\mathcal{L}[G](\lambda)$ 是关于 λ 的一个减函数;

(2) $\lim\limits_{\lambda \to +\infty} \mathcal{L}[G](\lambda) = 0$, $\lim\limits_{\lambda \to -\infty} \mathcal{L}[G](\lambda) = +\infty$.

命题 1.3.3 定义 $\mathscr{R}_0 = \mathcal{L}[G](0)$, 则以下命题成立:

(i) 如果 $\mathscr{R}_0 < 1$, 则方程 (1.3.11) 存在一个负实根 λ^*;

(ii) 如果 $\mathscr{R}_0 > 1$, 则方程 (1.3.11) 存在一个正实根 λ^*;

(iii) 如果 $\mathscr{R}_0 = 1$, 则方程 (1.3.11) 存在一个零根.

注意到若方程 (1.3.11) 存在复根 $\lambda = \mathrm{Re}\lambda + \mathrm{i}\,\mathrm{Im}\lambda$ ($\mathrm{Im}\lambda > 0$), 则由 $\mathcal{L}[G]$ 的单调性可知 $\mathrm{Re}\lambda < \lambda^*$. 因此, λ^* 是方程 (1.3.9) 和函数 $H(\lambda)$ 在复空间 C 上的一类一级极点, 从而有

$$H(\lambda) = \mathrm{Re}\left[\frac{\mathcal{L}[q](\lambda^*)}{\int_0^\infty e^{-\lambda^* t} t G(t)\mathrm{d}t}\right] + \sum_{\lambda \neq \lambda^*} \frac{\mathcal{L}[q](\lambda)\mathcal{L}[G](\lambda)}{1 - \mathcal{L}[G](\lambda)}.$$

下面, 在方程 (1.3.10) 的两边取 Laplace 逆变换, 我们有

$$f(t) = b_0 e^{\lambda^* t}(1 + \Omega(t)),$$

其中

$$b_0 = \mathrm{Re}\left[\frac{\mathcal{L}[q](\lambda^*)}{\int_0^\infty e^{-\lambda^* t} t G(t)\mathrm{d}t}\right],$$

且

$$\Omega(t) = \frac{1}{b_0} \left(e^{-\lambda^* t} q(t) + \frac{e^{-\lambda^* t}}{2\pi \mathrm{i}} \int_{\sigma - \mathrm{i}\infty}^{\sigma + \mathrm{i}\infty} \frac{\mathcal{L}[q](\lambda)\mathcal{L}[G](\lambda)}{1 - \mathcal{L}[G](\lambda)} e^{\lambda t} \mathrm{d}\lambda \right), \quad \sigma \neq \lambda^*.$$

当 $\sigma \neq \lambda^*$ 时, 定义

$$m_\sigma = \inf_{y \in \mathbb{R}} |1 - \mathcal{L}[G](\sigma + \mathrm{i}y)| > 0.$$

因此有

$$\left| \int_{\sigma - \mathrm{i}\infty}^{\sigma + \mathrm{i}\infty} \frac{\mathcal{L}[q](\lambda)\mathcal{L}[G](\lambda)}{1 - \mathcal{L}[G](\lambda)} e^{\lambda t} \mathrm{d}\lambda \right| \leqslant \frac{e^{\sigma t}}{m_\sigma} \|f_\sigma^*\|_2 \|G_\sigma^*\|_2,$$

其中 $l_\sigma^*(l = f, G)$ 表示

$$l_\sigma(t) = \begin{cases} e^{-\sigma t} l(t), & t \geqslant 0, \\ 0, & t < 0 \end{cases}$$

的傅里叶变换, 从而有 $\lim\limits_{t \to +\infty} \Omega(t) = 0$.

注 1.3.5　如果 $q(t) \equiv 0$, 则由 Gronwall 不等式可得 $f(t) \leqslant 0$. 若对于任意 $t \in \mathbb{R}_+$, $q(t) \geqslant 0$, 那么 $f(t) \equiv 0$.

定义 1.3.1　如果 λ^* 是方程 (1.3.11) 的任意实数解, 则称 λ^* 为马尔萨斯参数.

定理 1.3.4　以下结论成立:

(1) 如果 $\mathscr{R}_0 < 1$, 则 $\lim\limits_{t \to +\infty} f(t) = 0$;

(2) 如果 $\mathscr{R}_0 > 1$, 则 $\lim\limits_{t \to +\infty} f(t) = +\infty$;

(3) 如果 $\mathscr{R}_0 = 1$, 则 $\lim\limits_{t \to +\infty} f(t) = b_0$.

1.3.3.2　应用举例

下面, 假设传染病模型

$$\frac{\mathrm{d}x_i}{\mathrm{d}t} = f_i[x, y](t), \quad i = 1, 2, \cdots, n,$$

$$\frac{\mathrm{d}y_j}{\mathrm{d}t} = g_j[x, y](t), \quad j = 1, 2, \cdots, m$$

有且仅有一个无病平衡点 $E_0 = (0, S^0)$, 其中 $x = (x_1, x_2, \cdots, x_n)^{\mathrm{T}} \in \mathbb{R}^n$ 为染病仓室, $y = (y_1, y_2, \cdots, y_m)^{\mathrm{T}} \in \mathbb{R}^m$ 为无感染仓室. 若记 $f = (f_1, f_2, \cdots, f_n)^{\mathrm{T}}$, 则有

$$\frac{\mathrm{d}x}{\mathrm{d}t} = f[x, y](t), \quad t \in \mathbb{R}_+. \tag{1.3.12}$$

在无病平衡点 E_0 处线性化系统 (1.3.12) 可得

$$\frac{\mathrm{d}x}{\mathrm{d}t} = G[E_0]x(t), \quad t \in \mathbb{R}_+, \tag{1.3.13}$$

其中 $G = f'(0, S^0)$ 是函数 f 在无病平衡点 E_0 处泰勒展式的线性部分, 这里初值满足 $x(0) = x_0$. 令 $G[E_0] = G_1 - G_2$, 其中 G_1 表示在所有易感人群中新感染的患者, G_2 表示疾病间状态的转化. 应用常数变易法求解 (1.3.13), 则有

$$x(t) = x_0 e^{-G_2 t} + \int_0^t e^{-G_2(t-s)} G_1 x(s) \mathrm{d}s. \tag{1.3.14}$$

记 $G(t) = e^{-G_2 t} G_1$ 及 $q(t) = x_0 e^{-G_2 t}$, 则 (1.3.14) 是一类更新方程. 由 1.3.3.1 小节的理论可知, 如果定义基本再生数 $\mathscr{R}_0 = \mathcal{L}[G](0)$, 则以下结论成立.

引理 1.3.5　当 $\mathscr{R}_0 < 1$ 时, 无病平衡点 E_0 是局部渐近稳定的.

例 1.3.4　我们将总人口分为两类: 易感类和染病类, 分别用 S 和 I 表示, 并假设模型满足 SIS 仓室结构, 则状态 S 和 I 间的转化满足以下方程组:

$$\begin{aligned}\frac{\mathrm{d}S}{\mathrm{d}t} &= \Lambda - \beta SI - \mu S + \gamma I, \\ \frac{\mathrm{d}I}{\mathrm{d}t} &= \beta SI - (\mu + \alpha + \gamma)I,\end{aligned} \tag{1.3.15}$$

其中 Λ 为出生率, μ 为自然死亡率, γ 为康复率, α 表示因病死亡率, β 表示传染率.

易知, 系统 (1.3.15) 有一个无病平衡点 $E_0 = (S^0, 0)$. 依据上述讨论, 不难发现其染病仓室为 I, 于是在 E_0 处线性化 I 仓室, 则有

$$\frac{\mathrm{d}I}{\mathrm{d}t} = \beta S^0 I - (\mu + \alpha + \gamma)I. \tag{1.3.16}$$

求解 (1.3.16) 得

$$I(t) = q(t) + \int_0^t G(t-s)I(s)\mathrm{d}s,$$

其中 $q(t) = I(0)e^{-(\mu+\alpha+\gamma)t}$ 且 $G(t) = \beta S^0 e^{-(\mu+\alpha+\gamma)t}$. 因此, 系统 (1.3.15) 的基本再生数可定义为

$$\mathscr{R}_0 = \mathcal{L}[G](0) = \beta S^0 \int_0^\infty e^{-(\mu+\alpha+\gamma)s}\mathrm{d}s = \frac{\Lambda}{\mu}\frac{\beta}{\mu+\alpha+\gamma},$$

其中 βS^0 表示在单位时间内, 一个染病者在所有易感群体中产生二次感染的平均数. 因此, $\mathscr{R}_0$ 表示在其染病期 $1/(\mu + \alpha + \gamma)$ 内, 一个染病者在所有易感群体中产生二次感染的平均数.

下面, 我们应用更新方程的方法计算例 1.3.2 中 SEIR 传染病模型 (1.3.6) 的基本再生数.

显然, 系统 (1.3.6) 的染病仓室为 E 和 I. 在无病平衡点 E_0 处线性化系统, 可得

$$
\begin{aligned}
\frac{\mathrm{d}E}{\mathrm{d}t} &= \beta S_0 I - (\mu + \sigma)E, \\
\frac{\mathrm{d}I}{\mathrm{d}t} &= \sigma E - (\mu + \alpha + \gamma)I.
\end{aligned}
\tag{1.3.17}
$$

不失一般性, 我们假设 $E(0) = 0$, 求解 (1.3.17), 则有

$$
\begin{aligned}
E(t) &= \beta S_0 \int_0^t I(s)e^{-(\mu+\sigma)(t-s)}\mathrm{d}s, \\
I(t) &= \int_0^t \sigma E(s)e^{-(\mu+\alpha+\gamma)(t-s)}\mathrm{d}s + I(0)e^{-(\mu+\alpha+\gamma)t}.
\end{aligned}
\tag{1.3.18}
$$

对方程组两边分别取 Laplace 变换得

$$
\begin{aligned}
\mathcal{L}[E](\lambda) &= \frac{\beta S_0 \mathcal{L}[I](\lambda)}{\lambda + \mu + \sigma}, \\
\mathcal{L}[I](\lambda) &= \frac{\sigma \mathcal{L}[E](\lambda)}{\lambda + \mu + \alpha + \gamma} + \mathcal{L}[q](\lambda),
\end{aligned}
\tag{1.3.19}
$$

这里 $q(t) = I(0)e^{-(\mu+\alpha+\gamma)t}$. 将 (1.3.19) 中第一个方程代入第二个方程, 可得

$$
\mathcal{L}[I](\lambda) = \mathcal{L}[G](\lambda)\mathcal{L}[I](\lambda) + \mathcal{L}[q](\lambda),
$$

其中

$$
\mathcal{L}[G](\lambda) = \frac{\sigma \beta S_0}{(\lambda + \mu + \alpha + \gamma)(\lambda + \mu + \sigma)}.
$$

因此, 系统 (1.3.6) 的基本再生数可定义为

$$
\mathscr{R}_0 = \mathcal{L}[G](0) = \frac{\sigma \beta S_0}{(\mu + \alpha + \gamma)(\mu + \sigma)},
$$

其生物学意义为一个染病者进入易感群体中, 先经过潜伏期转换成染病个体的概率为 $\sigma/(\mu + \sigma)$, 最后在其染病期 $1/(\mu + \gamma + \alpha)$ 内二次感染的平均数.

接下来, 应用该方法, 我们来计算例 1.3.3 中蚊媒传染病模型 (1.3.7) 的基本再生数.

显然, 系统 (1.3.7) 有且仅有一个无病平衡点 $E_0 = (S_h^0, 0, S_v^0, 0)$, 且染病仓室为 I_h 和 I_v. 将其在无病平衡点 E_0 处线性化, 有

$$
\begin{aligned}
\frac{\mathrm{d}I_h}{\mathrm{d}t} &= \beta_{vh} S_h^0 I_v - \mu_h I_h, \\
\frac{\mathrm{d}I_v}{\mathrm{d}t} &= \beta_{hv} S_v^0 I_h - \mu_v I_v.
\end{aligned}
\tag{1.3.20}
$$

求解方程组 (1.3.20), 并对所得解的等式两边分别取 Laplace 变换, 可得

$$
\begin{aligned}
\mathcal{L}[I_h](\lambda) &= \frac{\beta_{vh} S_h^0}{\lambda + \mu_h} \mathcal{L}[I_v](\lambda) + \mathcal{L}[q_1](\lambda), \\
\mathcal{L}[I_v](\lambda) &= \frac{\beta_{hv} S_v^0}{\lambda + \mu_v} \mathcal{L}[I_h](\lambda) + \mathcal{L}[q_2](\lambda),
\end{aligned}
\tag{1.3.21}
$$

其中 $q_1(t) = I_h(0)e^{-\mu_h t}$ 和 $q_2(t) = I_v(0)e^{-\mu_v t}$. 将 $\mathcal{L}[I_v]$ 代入到 $\mathcal{L}[I_h]$ 中, 可得

$$
\mathcal{L}[I_h](\lambda) = \frac{\beta_{vh} S_h^0}{\lambda + \mu_h} \frac{\beta_{hv} S_v^0}{\lambda + \mu_v} \mathcal{L}[I_h](\lambda) + \frac{\beta_{vh} S_h^0}{\lambda + \mu_h} \mathcal{L}[q_2](\lambda) + \mathcal{L}[q_1](\lambda).
$$

因此, 系统 (1.3.7) 的基本再生数可定义为

$$
\mathscr{R}_0 = \frac{\beta_{hv} S_v^0}{\mu_h} \frac{\beta_{vh} S_h^0}{\mu_v}.
$$

记

$$
\mathscr{R}_H = \frac{\beta_{hv} S_v^0}{\mu_h}, \quad \mathscr{R}_V = \frac{\beta_{vh} S_h^0}{\mu_v},
$$

则 $\mathscr{R}_H$ 表示一个染病者在其生命周期 $1/\mu_h$ 内产生感染蚊子的平均数, $\mathscr{R}_V$ 表示一只染病蚊子在其染病周期 $1/\mu_v$ 内感染人的平均数, 故 $\mathscr{R}_0$ 表示一个染病者进入易感群体中, 在其染病周期内产生二次感染的平均数.

例 1.3.5 考虑 Codeço 于 2001 年建立的 SIR–B 霍乱传播动力学模型:

$$
\begin{aligned}
\frac{\mathrm{d}S}{\mathrm{d}t} &= \Lambda - \frac{\beta S B}{K + B} - \mu S, \\
\frac{\mathrm{d}I}{\mathrm{d}t} &= \frac{\beta S B}{K + B} - (\mu + \gamma)I, \\
\frac{\mathrm{d}R}{\mathrm{d}t} &= \gamma I - \mu R, \\
\frac{\mathrm{d}B}{\mathrm{d}t} &= \xi I - \delta B.
\end{aligned}
\tag{1.3.22}
$$

模型 (1.3.22) 中所有变量和参数的定义如模型 (1.2.2) 中所示.

经计算可知, 系统 (1.3.22) 有且仅有一个无病平衡点 $E_0 = (S^0, 0, 0, 0)$. 其染病仓室为 I 和 B, 则在无病平衡点 E_0 处线性化染病仓室可得

$$
\begin{aligned}
\frac{\mathrm{d}I}{\mathrm{d}t} &= \frac{\beta S^0}{K} B - (\mu + \gamma)I, \\
\frac{\mathrm{d}B}{\mathrm{d}t} &= \xi I - \delta B.
\end{aligned}
\tag{1.3.23}
$$

不失一般性, 我们假设 $B(0) = 0$. 求解方程组 (1.3.23), 并对所得解的等式两边分别取 Laplace 变换, 则有

$$
\begin{aligned}
\mathcal{L}[I](\lambda) &= \frac{\beta S^0 \mathcal{L}[B](\lambda)}{K(\lambda + \mu + \gamma)} + \mathcal{L}[q](\lambda), \\
\mathcal{L}[B](\lambda) &= \frac{\xi \mathcal{L}[I](\lambda)}{\lambda + \delta},
\end{aligned}
\tag{1.3.24}
$$

其中 $\mathcal{L}[q](\lambda) = I(0) \int_0^\infty e^{-(\lambda + \mu + \gamma)t} \mathrm{d}t$. 由 (1.3.24) 可得

$$
\mathcal{L}[I](\lambda) = \mathcal{L}[G](\lambda)\mathcal{L}[I](\lambda) + \mathcal{L}[q](\lambda),
$$

其中

$$
\mathcal{L}[G](\lambda) = \frac{\beta S^0 \xi}{K(\lambda + \mu + \gamma)(\lambda + \delta)},
$$

由此可定义系统 (1.3.22) 的基本再生数为

$$
\mathscr{R}_0 = \mathcal{L}[G](0) = \frac{\beta S^0}{K} \frac{1}{\mu + \gamma} \frac{\xi}{\delta},
$$

其生物学意义表示一个染病者排放的霍乱弧菌在其染病周期 $1/(\mu + \gamma)$ 内产生二次感染的平均数, 其中 ξ/δ 表示一个染病者排放的霍乱弧菌仍然存活的数量.

上述模型均假设传染病传播过程是均匀混合的. 事实上, 许多疾病的传播和年龄、性别及位置有很大的关系, 多群组模型恰能表达这类传播的异质性.

例 1.3.6　一般多群组 SIR 传染病模型满足如下结构:

$$
\begin{aligned}
\frac{\mathrm{d}S_i}{\mathrm{d}t} &= \Lambda - S_i \sum_{j=1}^n \beta_{ij} I_j - \mu S_i, \\
\frac{\mathrm{d}I_i}{\mathrm{d}t} &= S_i \sum_{j=1}^n \beta_{ij} I_j - (\mu + \gamma)I_i, \quad i = 1, 2, \cdots, n,
\end{aligned}
$$

$$\frac{\mathrm{d}R_i}{\mathrm{d}t} = \gamma I_i - \mu R_i, \tag{1.3.25}$$

其中 S_i 表示第 i 组的易感者, I_i 表示第 i 组的染病者, R_i 表示第 i 组的康复者. β_{ij} 表示第 j 组的染病者感染第 i 组易感者的传染率, 其他参数的生物学意义同模型 (1.3.15) 中一致.

显然, 系统 (1.3.25) 有且仅有一个无病平衡点 $E_0 = (\mathbf{S}^0, \mathbf{0}, \mathbf{0})$, 其染病仓室为 I_i $(i = 1, 2, \cdots, n)$, 于是在无病平衡点 E_0 处线性化可得

$$\frac{\mathrm{d}I_i}{\mathrm{d}t} = \frac{\lambda}{\mu} \sum_{j=1}^{n} \beta_{ij} I_j - (\mu + \gamma) I_i, \quad i = 1, 2, \cdots, n. \tag{1.3.26}$$

对方程组 (1.3.26) 求解, 并对所得解的等式两边分别取 Laplace 变换, 可得

$$\mathcal{L}[I_i](\lambda) = \frac{\dfrac{\lambda}{\mu} \sum\limits_{j=1}^{n} \beta_{ij} \mathcal{L}[I_j](\lambda)}{\lambda + \mu + \gamma} + \mathcal{L}[q_i](\lambda),$$

其中

$$\mathcal{L}[q_i](\lambda) = I_i(0) \int_0^\infty e^{-(\lambda + \mu + \gamma)t} \mathrm{d}t.$$

定义

$$\mathcal{L}[I] = (\mathcal{L}[I_1], \mathcal{L}[I_2], \cdots, \mathcal{L}[I_n])^{\mathrm{T}}, \quad \mathcal{L}[q] = (\mathcal{L}[q_1], \mathcal{L}[q_2], \cdots, \mathcal{L}[q_n])^{\mathrm{T}},$$

且定义矩阵

$$A(\lambda) = \frac{\dfrac{\lambda}{\mu}}{\lambda + \mu + \gamma} (\beta_{ij})_{n \times n}.$$

将上式改写成向量形式, 则有

$$\mathcal{L}[I](\lambda) = A(\lambda)\mathcal{L}[I](\lambda) + \mathcal{L}[q](\lambda).$$

于是, 系统 (1.3.25) 的基本再生数可定义为

$$\mathscr{R}_0 = \rho(A(0)),$$

其中 ρ 表示矩阵的谱半径.

第 2 章　具有疫苗接种策略的霍乱传播动力学模型

人类是霍乱流行的唯一宿主, 而霍乱的流行与恶劣的环境卫生条件有很大的关系. 虽然改善水和食品的供应、卫生设施和生活环境是长期预防和控制霍乱的主要措施, 然而, 在大多数霍乱疫情的流行地区, 这些问题在短期内很难有大的改善. 在公共卫生系统中, 为预防和控制传染病的传播, 除对染病者进行治疗或隔离外, 对易感者实施疫苗接种也是经济有效且被广泛使用的干预措施. 接种的目的是让一部分易感者具有免疫力而进入移出者类, 即减少易感者的数量, 从而有效控制疾病的流行 [93,94]. 21 世纪以来, 霍乱菌苗的预防接种仍是有霍乱风险的地区或呈地方性流行的地区预防和控制霍乱传播的有效方法. 如孟加拉国的试验数据表明, rBS–WC 接种后第 1 年, 居住在疫苗接种覆盖率大于 51% 地区的接种者霍乱发病率为 1.47/1000, 而疫苗接种覆盖率小于 28% 地区的人群发病率为 7/1000 [95]. 因此, 通过早期诊断和及时接种可帮助易感人群建立免疫屏障, 降低霍乱的发病率和死亡率, 而具有疫苗接种策略的霍乱传播模型的动力学性态研究则有助于我们预测疾病的长期行为及其与初始感染规模的关系, 设计并评估预防和控制霍乱传播和流行的最优策略 [57,58,96-99].

2.1　具有预防接种的传染病动力学模型

在具有接种免疫的传染病模型中, 预防接种的方式主要考虑两种: 连续接种和脉冲接种. 连续接种是指根据一定的比例对易感人群实施接种, 所建立的传染病模型是常微分方程的形式. 脉冲接种是指在某些给定的时间点, 对易感人群按比例进行集中接种, 相应的传染病模型是用脉冲微分方程来描述 [35]. 这一节, 我们主要介绍几类具有连续预防接种的传染病动力学基础模型.

2.1.1　具有连续预防接种的 SIR 型传染病动力学模型

将总人口分为易感者、染病者和移出者三类, 分别用 $S(t), I(t)$ 和 $R(t)$ 表示 t 时刻易感者、染病者和移出者的个体数, 则 t 时刻的总人口数为 $N(t) = S(t) + I(t) + R(t)$. 假设疾病的发生率是双线性发生率, β 表示传染率系数, A 为人口的常数增长率, μ 和 d 分别表示自然死亡率和因病死亡率, γ 是染病者的恢复率, ϕ 是易感者的预防接种率, 这里假设接种后的个体因获得永久免疫而进入到移出者类. 基于传染病动力学仓室模型的建模思想, 具有连续预防接种的 SIR 传染

病模型可描述为

$$
\dot{S}(t) = A - \beta S(t)I(t) - \mu S(t) - \phi S(t),
$$
$$
\dot{I}(t) = \beta S(t)I(t) - (\mu + \gamma + d)I(t), \tag{2.1.1}
$$
$$
\dot{R}(t) = \gamma I(t) - \mu R(t) + \phi S(t).
$$

显然, 系统 (2.1.1) 总存在一个无病平衡点 $E_0\left(\dfrac{A}{\mu + \phi}, 0, \dfrac{A\phi}{\mu(\mu + \phi)}\right)$. 经计算可得, 系统 (2.1.1) 的基本再生数为

$$
\mathscr{R}_0 = \frac{A\beta}{(\mu + \phi)(\mu + \gamma + d)}.
$$

当 $\mathscr{R}_0 > 1$ 时, 除无病平衡点 E_0 外, 系统 (2.1.1) 还存在唯一的地方病平衡点 $E^*(S^*, I^*, R^*)$, 其中

$$
S^* = \frac{\mu + \gamma + d}{\beta}, \quad I^* = \frac{\mu + \phi}{\beta}(\mathscr{R}_0 - 1), \quad R^* = \frac{\gamma I^* + \phi S^*}{\mu}.
$$

对系统 (2.1.1), 文献 [100] 通过构造 Lyapunov 函数并应用 LaSalle 不变性原理, 得到了系统各可行平衡点的全局稳定性结论.

定理 2.1.1 [100]　当 $\mathscr{R}_0 < 1$ 时, 系统 (2.1.1) 的无病平衡点 E_0 是全局渐近稳定的; 当 $\mathscr{R}_0 > 1$ 时, E_0 不稳定, 系统 (2.1.1) 的地方病平衡点 E^* 是全局渐近稳定的.

2.1.2　具有连续预防接种的 SIRS 型传染病动力学模型

对某些疾病, 个体因预防接种或因病治愈所获得的免疫力会随时间的推移逐渐丧失, 从而再次被感染. 若令 $1/\delta$ 表示恢复者的平均免疫期且考虑一般的非线性发生率 $f(S(t))I(t)$, 则具有连续预防接种和暂时免疫的 SIRS 传染病模型可描述为

$$
\dot{S}(t) = A - f(S(t))I(t) - \mu S(t) - \phi S(t) + \delta R(t),
$$
$$
\dot{I}(t) = f(S(t))I(t) - (\mu + \gamma + d)I(t), \tag{2.1.2}
$$
$$
\dot{R}(t) = \gamma I(t) + \phi S(t) - (\mu + \delta)R(t),
$$

这里 $f(S)$ 表示单位时间内平均一个感染者能感染的新患者数, 满足

$$
f(0) = 0; \quad \text{当 } S > 0 \text{ 时}, \ S \geqslant f(S) > 0; \quad f'(S) > 0.
$$

文献 [101] 给出了系统 (2.1.2) 的基本再生数

$$\mathscr{R}_0 = \frac{A(\mu + \delta)}{\mu(\mu + \phi + \delta)f^{-1}(\mu + \gamma + d)},$$

并针对忽略因病死亡或免疫丧失的两种情况, 利用 Dulac 函数方法证明了其无病平衡点和地方病平衡点的全局渐近稳定性.

定理 2.1.2 [101]　记 $\Omega = \{(S, I, R) \in \mathbb{R}^3 | S, I, R \geqslant 0, S + I + R \leqslant A/\mu\}$.

(i) 假定因病死亡率 $d = 0$, 则当 $\mathscr{R}_0 < 1$ 时, 系统 (2.1.2) 的无病平衡点 E_0 在 Ω 中全局渐近稳定; 当 $\mathscr{R}_0 > 1$ 时, 系统 (2.1.2) 的地方病平衡点 E^* 在 $\Omega - \{(S, I, R) \in \Omega | I = 0\}$ 中是全局渐近稳定的.

(ii) 假定 $\delta = 0$, 则当 $\mathscr{R}_0 < 1$ 时, 无病平衡点 E_0 在 Ω 中全局渐近稳定; 当 $\mathscr{R}_0 > 1$ 时, 地方病平衡点 E^* 在 $\Omega - \{(S, I, R) \in \Omega | I = 0\}$ 中是全局渐近稳定的.

2.1.3　具有连续预防接种的 SIS 型传染病动力学模型

若将总人口分为三类, 即易感者类 S, 接种者类 V 和染病者类 I, 则基于标准发生率且预防接种是连续的 SIS 传染病模型为

$$\dot{S}(t) = \mu N(t) - \frac{\beta S(t)I(t)}{N(t)} - \mu S(t) - \phi S(t) + cI(t) + \eta V(t),$$

$$\dot{V}(t) = \phi S(t) - \frac{\sigma\beta V(t)I(t)}{N(t)} - (\mu + \eta)V(t), \tag{2.1.3}$$

$$\dot{I}(t) = \frac{\beta(S(t) + \sigma V(t))I(t)}{N(t)} - (\mu + c)I(t),$$

其中 N 表示总人口数, μ 表示出生率和自然死亡率, c 表示从染病者到易感者的转移率, ϕ 是易感人群的接种率, η 为被接种者的免疫衰减率. β 是易感者类的疾病发生率系数, $\sigma\beta$ 是接种者类的疾病发生率系数, 其中 $0 \leqslant \sigma \leqslant 1$ 反映了疫苗接种的有效性, 即 $\sigma = 0$ 表明疫苗接种对于预防疾病感染是完全有效的, 而 $0 < \sigma < 1$ 说明疫苗接种不完全有效, $\sigma = 1$ 则意味着疫苗接种完全无效.

注意到系统 (2.1.3) 中总人口数 N 是常数, 则由 $S = N - I - V$, 可将系统 (2.1.3) 化为下面的等价系统:

$$\dot{I}(t) = [N - I(t) - (1 - \sigma)V(t)]\frac{\beta I(t)}{N} - (\mu + c)I(t),$$

$$\dot{V}(t) = \phi(N - I(t) - V(t)) - \frac{\sigma\beta V(t)I(t)}{N} - (\mu + \eta)V(t). \tag{2.1.4}$$

文献 [102] 定义了系统 (2.1.4) 的基本再生数

$$\mathscr{R}_0(\phi) = \frac{\beta}{\mu+c}\frac{\mu+\eta+\sigma\phi}{\mu+\eta+\phi},$$

并讨论了系统 (2.1.4) 中各可行平衡点的存在性和稳定性.

定理 2.1.3 [102] 对系统 (2.1.4), 以下结论成立:

(i) 当 $\mathscr{R}_0(0) < 1$ 时, 无病平衡点 E_0 是全局渐近稳定的.

(ii) 当 $\mathscr{R}_0(\phi) > 1$ 时, 系统 (2.1.4) 存在唯一的地方病平衡点.

(iii) 当 $\mathscr{R}_0(\phi) < 1$ 时, 若

$$(\mu+\eta+\sigma\phi)^2 < (\mu+c)\sigma(1-\sigma)\phi,$$

$$\beta > \mu + c - \frac{\mu+\eta+\sigma\phi}{\sigma} + \frac{2}{\sigma}\sqrt{(\mu+c)(1-\sigma)\sigma\phi}$$

成立, 则系统 (2.1.4) 存在两个地方病平衡点, 其中一个是局部渐近稳定的, 另一个是不稳定的; 若否, 则无病平衡点 E_0 是唯一的吸引子.

2.1.4 具有连续预防接种的 SVIR 型传染病动力学模型

将总人口 N 分为易感者、染病者、移出者和接种者四类, 并分别用 $S(t), I(t)$, $R(t)$ 和 $V(t)$ 表示 t 时刻这四类的个体数. 假设在疾病流行期间, 人口的出生率和死亡率相等, 这里用 μ 表示, 且不考虑因病死亡率, 则 t 时刻的总人口数 $N(t) = S(t)+I(t)+R(t)+V(t)$ 为常数. 假设所有的新生儿均为易感者, 令 $\rho\ (0<\rho<1)$ 表示新生儿被接种的比例, 则 $1-\rho$ 表示新生儿的未接种率. 考虑新生儿及易感者均实施连续预防接种的 SVIR 传染病模型可描述为

$$\dot{S}(t) = (1-\rho)\mu N(t) - \frac{\beta S(t)I(t)}{N(t)} - \mu S(t) - \phi S(t) + \delta R(t) + \eta V(t),$$

$$\dot{V}(t) = \rho\mu N(t) + \phi S(t) - \frac{\sigma\beta V(t)I(t)}{N(t)} - (\mu+\eta)V(t),$$

$$\dot{I}(t) = \frac{\beta(S(t)+\sigma V(t))I(t)}{N(t)} - (\mu+\gamma)I(t),$$

$$\dot{R}(t) = \gamma I(t) - (\mu+\delta)R(t). \qquad (2.1.5)$$

注意到总人口 N 是一个常数, 为方便起见, 设 $N=1$, 则系统 (2.1.5) 等价于

$$\dot{S}(t) = (1-\rho)\mu - \beta S(t)I(t) - \mu S(t) - \phi S(t) + \delta R(t)$$
$$+ \eta(1 - (S(t) + I(t) + R(t))),$$

$$\dot{I}(t) = \beta S(t)I(t) + \sigma\beta[1 - (S(t) + I(t) + R(t))]I(t) - (\mu + \gamma)I(t),$$

$$\dot{R}(t) = \gamma I(t) - (\mu + \delta)R(t),$$

$$\dot{V}(t) = 1 - (S(t) + I(t) + R(t)), \tag{2.1.6}$$

文献 [103] 讨论了系统 (2.1.6) 各可行平衡点的存在性和稳定性.

定理 2.1.4 [103]   记

$$\mathscr{R}_0 = \mathcal{R}_0 \frac{\mu + \eta + \sigma\phi - \mu\rho(1 - \sigma)}{\mu + \eta + \phi},$$

其中 $\mathcal{R}_0 = \beta/(\mu + \gamma)$. 对系统 (2.1.6), 下列结论成立:

(i) 若 $\mathcal{R}_0 < 1$, 则无病平衡点 $E_0 \left(\dfrac{\eta + \mu(1 - \rho)}{\mu + \eta + \phi}, 0, 0, \dfrac{\phi + \mu\rho}{\mu + \eta + \phi} \right)$ 是系统 (2.1.6) 的唯一平衡点, 且是全局渐近稳定的; 当 $\mathscr{R}_0 < 1$ 时, E_0 是局部渐近稳定的; 当 $\mathscr{R}_0 > 1$ 时, E_0 不稳定.

(ii) 记 $\mathscr{R}_c = \mathscr{R}_0(\sigma_c)$, σ_c 是 σ 的某个临界值. 若 $\mathscr{R}_0 < \mathscr{R}_c$ 或 $\mathscr{R}_0 = \mathscr{R}_c = 1$, 则系统 (2.1.6) 不存在地方病平衡点; 若 $\mathscr{R}_c < \mathscr{R}_0 < 1$, 则系统 (2.1.6) 存在两个不同的地方病平衡点; 若 $\mathscr{R}_c = \mathscr{R}_0 < 1, \mathscr{R}_c < \mathscr{R}_0 = 1$ 或 $\mathscr{R}_0 > 1$, 则系统 (2.1.6) 存在唯一的地方病平衡点.

2.2   具有疫苗接种策略和非线性发生率的霍乱传播动力学模型

传染病模型全局动力学的研究对于理解疾病发生、传播和持续存在的基本机理至关重要, 特别是对于疾病的长期行为及其与初始感染规模的关系[13]. 研究地方病平衡点的全局稳定性可排除周期振荡现象发生的可能性, 有助于预测疾病的长期动力学行为. 而当传染病暴发时, 持续性地实施如接种、隔离、治疗等措施对控制传染病的传播有一定的成效, 但也可能会浪费资源成本. 因此, 对霍乱传播模型的稳定性与最优控制的研究具有重要的理论与实际意义.

本节介绍一类具有疫苗接种策略和非线性发生率的霍乱传播动力学模型. 通过分析相应特征方程根的分布, 我们研究模型可行平衡点的局部渐近稳定性. 通过构造适当的 Lyapunov 函数并应用 LaSalle 不变性原理讨论地方病平衡点的全局渐近稳定性. 运用 Pontryagin 极小值原理分析最优控制策略, 便于预防和控制霍乱的传播.

2.2.1 问题的描述和模型的建立

近年来, 疫苗接种策略在抑制霍乱传播中的作用已引起许多学者的关注. 文献 [58] 中, 周学勇等建立了一类具有接种策略的霍乱传播模型, 利用文献 [87] 中下一代矩阵的方法得到了模型的基本再生数, 利用第二加性复合矩阵的方法[104]给出了当基本再生数大于 1 时地方病平衡点全局渐近稳定的充分条件. 文献 [105] 中, 孙桂全等提出了一类以消毒和疫苗接种为基本控制策略的仓室模型来描述霍乱的传播, 通过构造 Lyapunov 函数证明了地方病平衡点的全局稳定性, 并以中国作为研究对象, 对霍乱的传播程度进行了评估, 提出了可行的控制措施. 文献 [97] 中, 廖书和杨炜明建立了一类含有预防接种的霍乱最优控制模型, 利用最优控制原理并结合数值模拟表明疫苗接种对控制霍乱传播是有效的.

受上述工作的启发, 本节, 我们将综合考虑环境与人的间接传播、非线性发生率和因疫苗有效期导致的免疫衰减对霍乱传播动力学的影响. 为此, 我们考虑以下微分系统:

$$
\begin{aligned}
\dot{S}(t) &= A - \phi S(t) - \frac{\beta S(t)B(t)}{K+B(t)} - \mu S(t) + \eta V(t),\\
\dot{V}(t) &= \phi S(t) - \frac{\sigma\beta V(t)B(t)}{K+B(t)} - (\mu+\eta)V(t),\\
\dot{I}(t) &= \frac{\beta S(t)B(t)}{K+B(t)} + \frac{\sigma\beta V(t)B(t)}{K+B(t)} - (\mu+\gamma+d)I(t),\\
\dot{B}(t) &= \xi I(t) - \delta B(t),\\
\dot{R}(t) &= \gamma I(t) - \mu R(t),
\end{aligned}
\tag{2.2.1}
$$

其中 $S(t), V(t), I(t)$ 和 $R(t)$ 分别表示 t 时刻易感者类、接种者类、染病者类和恢复者类的密度, $B(t)$ 为 t 时刻污水中霍乱弧菌的浓度. 参数 $\beta, \gamma, \delta, \mu, \eta, \phi, \sigma, \xi, A, d$ 和 K 均为正常数. A 为新生儿的出生率, ϕ 为易感人群的接种率, μ 是自然死亡率, d 是因病死亡率, γ 是染病者的恢复率, η 为被接种者的免疫衰减率, K 是半饱和率, β 是与未经处理的水接触的传染系数. 这里假设疫苗是不完全有效的, 即接种的个体也会通过与污水中的霍乱弧菌接触而被感染. 在这种情况下, 有效接触率是 β 与一个比例因子 σ 的乘积, 其中 $0 \leqslant \sigma \leqslant 1$ 反映了疫苗接种的有效性. ξ 是每个感染者对环境中霍乱弧菌的贡献率, δ 表示霍乱弧菌的净死亡率. 系统 (2.2.1) 中霍乱传播的相应流程图如图 2.1 所示.

系统 (2.2.1) 的初始条件为

$$
S(0) \geqslant 0, \quad V(0) \geqslant 0, \quad I(0) \geqslant 0, \quad B(0) \geqslant 0, \quad R(0) \geqslant 0.
\tag{2.2.2}
$$

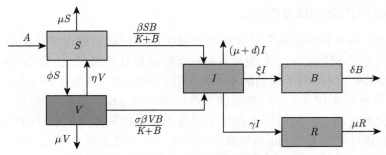

图 2.1　系统 (2.2.1) 中霍乱传播的流程图

容易验证系统 (2.2.1) 满足初始条件 (2.2.2) 的所有解在区间 $[0, +\infty)$ 上有定义, 且对所有 $t \geqslant 0$ 恒为正.

2.2.2　基本再生数和平衡点的局部稳定性

本小节, 通过分析相应特征方程根的分布, 研究系统 (2.2.1) 可行平衡点的局部渐近稳定性.

显然, 系统 (2.2.1) 总存在一个无病平衡点 $E^0(S_0, V_0, 0, 0, 0)$, 其中

$$S_0 = \frac{A(\mu + \eta)}{\mu(\mu + \eta + \phi)}, \quad V_0 = \frac{A\phi}{\mu(\mu + \eta + \phi)}. \tag{2.2.3}$$

利用文献 [87] 中介绍的下一代矩阵方法计算可得相应的下一代矩阵为

$$FV^{-1} = \begin{pmatrix} \dfrac{(\beta S_0 + \sigma\beta V_0)\xi}{K\delta(\mu + \gamma + d)} & \dfrac{\beta S_0 + \sigma\beta V_0}{K\delta} \\ 0 & 0 \end{pmatrix},$$

则系统 (2.2.1) 的基本再生数为

$$\mathscr{R}_0 = \rho(FV^{-1}) = \frac{A\beta\xi(\mu + \eta + \sigma\phi)}{K\delta\mu(\mu + \gamma + d)(\mu + \eta + \phi)}, \tag{2.2.4}$$

它表示在一个全部是易感者的人群中, 进入一个染病者, 在其平均患病期内所能传染的人数.

容易验证, 当 $\mathscr{R}_0 > 1$ 时, 除无病平衡点 E^0 外, 系统 (2.2.1) 存在唯一的地方病平衡点 $E^*(S^*, V^*, I^*, B^*, R^*)$, 其中

$$S^* = \frac{A[(\mu + \eta)(K + B^*) + \sigma\beta B^*](K + B^*)}{[(\mu + \eta)(K + B^*) + \sigma\beta B^*]\,[(\mu + \phi)(K + B^*) + \beta B^*] - \phi\eta(K + B^*)^2},$$

$$V^* = \frac{A\phi}{[(\mu+\eta)(K+B^*)+\sigma\beta B^*]\,[(\mu+\phi)(K+B^*)+\beta B^*]-\phi\eta(K+B^*)^2},$$

$$I^* = \frac{\delta}{\xi}B^*, \quad B^* = \frac{-A_2+\sqrt{A_2^2-4A_1A_3}}{2A_1}, \quad R^* = \frac{\gamma}{\mu}I^*, \tag{2.2.5}$$

这里

$$A_1 = \delta(\mu+\gamma+d)[\phi(\mu+\sigma\beta)+(\mu+\beta)(\mu+\eta+\sigma\beta)],$$

$$A_2 = K\delta(\mu+\gamma+d)[2\mu(\mu+\eta+\phi)+\sigma\beta(\mu+\phi)+\beta(\mu+\eta)]$$

$$\quad - A\beta\xi[\mu+\eta+\sigma(\beta+\phi)],$$

$$A_3 = K^2\mu\delta(\mu+\gamma+d)(\mu+\eta+\phi)(1-\mathscr{R}_0).$$

下面, 我们给出系统 (2.2.1) 可行平衡点的局部渐近稳定性结论.

定理 2.2.1 对系统 (2.2.1), 我们有

(i) 当 $\mathscr{R}_0 < 1$ 时, 无病平衡点 $E^0(S_0, V_0, 0, 0, 0)$ 是局部渐近稳定的; 当 $\mathscr{R}_0 > 1$ 时, E^0 不稳定.

(ii) 当 $\mathscr{R}_0 > 1$ 时, 地方病平衡点 $E^*(S^*, V^*, I^*, B^*, R^*)$ 是局部渐近稳定的.

证明 系统 (2.2.1) 在无病平衡点 E^0 处的特征方程为

$$(\lambda+\mu)^2(\lambda+\mu+\eta+\phi)f(\lambda)=0, \tag{2.2.6}$$

其中

$$f(\lambda) = \lambda^2+(\mu+\gamma+d+\delta)\lambda+\delta(\mu+\gamma+d)(1-\mathscr{R}_0).$$

显然, 方程 (2.2.6) 总有三个负实根: $\lambda_1 = \lambda_2 = -\mu, \lambda_3 = -(\mu+\eta+\phi)$. 其余的根由方程 $f(\lambda)=0$ 所确定. 当 $\mathscr{R}_0 < 1$ 时, 容易验证方程 $f(\lambda)=0$ 的所有根均具有负实部. 因此, 平衡点 E^0 是局部渐近稳定的. 当 $\mathscr{R}_0 > 1$ 时, 方程 (2.2.6) 至少存在一个正实根. 因此, E^0 不稳定.

系统 (2.2.1) 在地方病平衡点 E^* 处的特征方程为

$$(\lambda+\mu)\left(\lambda^4+P_3\lambda^3+P_2\lambda^2+P_1\lambda+P_0\right)=0, \tag{2.2.7}$$

其中

$$P_0 = \delta(\mu+\gamma+d)\left(\mu+\phi+\frac{\beta B^*}{K+B^*}\right)\left(\mu+\frac{\sigma\beta B^*}{K+B^*}\right)$$

$$\quad + \eta\delta(\mu+\gamma+d)(\mu+\beta)\frac{B^*}{K+B^*}$$

$$- \xi\mu \frac{K\beta S^*}{(K+B^*)^2}\left(\mu + \phi + \frac{\sigma\beta B^*}{K+B^*}\right)$$

$$- \xi\mu \frac{K\sigma\beta V^*}{(K+B^*)^2}\left(\mu + \phi + \frac{\beta B^*}{K+B^*}\right),$$

$$P_1 = \delta(\mu+\gamma+d)\frac{B^*}{K+B^*}\left(2\mu + \phi + \eta + \frac{\beta B^*}{K+B^*} + \frac{\sigma\beta B^*}{K+B^*}\right)$$

$$+ (\mu+\gamma+d+\delta)\left[\left(\mu + \phi + \frac{\beta B^*}{K+B^*}\right)\left(\mu + \frac{\sigma\beta B^*}{K+B^*}\right)\right]$$

$$+ (\mu+\gamma+d+\delta)\left(\mu + \frac{\beta B^*}{K+B^*}\right)\eta + \xi\frac{K\beta^2 B^*}{(K+B^*)^3}(S^* + \sigma^2 V^*),$$

$$P_2 = \left(\mu + \phi + \frac{\beta B^*}{K+B^*}\right)\left(\mu + \frac{\sigma\beta B^*}{K+B^*}\right) + \left(\mu + \frac{\beta B^*}{K+B^*}\right)\eta$$

$$+ (\mu+\gamma+d+\delta)\left(2\mu + \phi + \eta + \frac{\beta B^*}{K+B^*} + \frac{\sigma\beta B^*}{K+B^*}\right)$$

$$+ \delta(\mu+\gamma+d)\frac{B^*}{K+B^*},$$

$$P_3 = 3\mu + \gamma + d + \delta + \phi + \eta + \frac{\beta B^*}{K+B^*} + \frac{\sigma\beta B^*}{K+B^*}.$$

记

$$\Delta_1 = P_3, \quad \Delta_2 = P_2 P_3 - P_1, \quad \Delta_3 = P_1 P_2 P_3 - P_0 P_3^2 - P_1^2.$$

显然, $\Delta_1 > 0$. 直接计算可得

$$\Delta_2 = \delta B_6\left[2\mu + \phi + \eta + \frac{B^*}{K+B^*}(\delta + B_4 + B_6)\right] + \xi\frac{K\sigma\beta^2 B^*}{(K+B^*)^3}(S^* + V^*)$$

$$+ B_5\left[\delta^2 + B_1 B_2 + (\delta + B_6)(B_5 + B_6) + B_3\eta\right] > 0$$

和

$$\Delta_3 = \delta\mu\eta B_6\left[(2\mu + \phi + \eta)(2\delta + B_6) + \delta B_4\right] + \delta\mu\eta B_5(B_5 + B_6)$$

$$+ \delta^2 B_5^2\left[B_1 B_2 + B_3\eta + \delta B_6\frac{B^*}{K+B^*}\right]$$

$$+ \delta B_6(\delta + B_6)(\mu\eta + B_1 B_2)(B_4 + B_6)\frac{B^*}{K+B^*}$$

$$+ \delta B_6 B_5^2\frac{B^*}{K+B^*}\left[B_1 B_2 + \frac{\eta\beta B^*}{K+B^*} + 2(\delta + B_6)(B_5 + B_6)\right]$$

$$+ (\delta + B_6)(B_1 B_2 + B_3 \eta)^2 B_5 \left[\delta^2 + 2B_6 (B_5 + B_6) \right]$$

$$+ \delta^2 B_6^2 \frac{B^*}{K + B^*} B_5 \left[2\mu + \phi + \eta + \frac{B^*}{K + B^*} (\delta + B_4 + B_6) \right]$$

$$+ \frac{\xi K \beta^2 B^*}{(K + B^*)^3} \left[S^* \delta^2 B_1 + \sigma^2 V^* \delta^2 (\eta + B_2) + \sigma V^* \mu \eta (\delta + B_6) \right]$$

$$+ \frac{2 \xi K \beta^2 B^*}{(K + B^*)^3} (S^* + \sigma^2 V^*) B_5 \left[B_1 B_2 + B_3 \eta \right]$$

$$+ \frac{\xi K \beta S^*}{(K + B^*)^2} \mu (\mu + \phi)(\delta + B_6) (2\mu + \phi + \eta + B_5)$$

$$+ \frac{\xi K \beta^2 S^* B^*}{(K + B^*)^3} \delta B_6 \left[\mu + \phi + \frac{\beta B^{*2}}{(K + B^*)^2} + \frac{\sigma B^*}{K + B^*} B_5 \right]$$

$$+ \frac{\xi K \sigma^2 \beta^2 V^* B^*}{(K + B^*)^3} \delta B_6 \left[2\mu + \phi + \eta + \frac{B^*}{K + B^*} (\delta + B_4 + B_6) \right]$$

$$+ \frac{\xi K \sigma \beta^2 S^* B^*}{(K + B^*)^3} (\delta + B_6) \left[\mu (\mu + \phi + B_5) + B_3 \eta \right]$$

$$+ \frac{\xi K \beta \mu B_1}{(K + B^*)^2} (S^* + \sigma V^*) \left[(\delta + B_5 + B_6) B_5 + B_5^2 + (2\mu + \phi + \eta)(\delta + B_6) \right]$$

$$+ \frac{\xi K \beta^2 S^* B^*}{(K + B^*)^3} (\delta + B_6) B_1 (B_5 + B_6)$$

$$+ \frac{\xi K \beta^2 S^* B^*}{(K + B^*)^3} (\delta + B_6) \left[\mu (4\mu + 2\phi + \eta + B_1 + B_5) + \frac{\sigma \beta B^*}{K + B^*} (\mu + \eta + B_2) \right]$$

$$+ \frac{\xi K \sigma^2 \beta^2 V^* B^*}{(K + B^*)^3} (\delta + B_6) \left[(\eta + B_2) (B_5 + B_6) + B_1 (\mu + B_1) \right] > 0,$$

这里

$$B_1 = \mu + \phi + \frac{\beta B^*}{K + B^*}, \quad B_2 = \mu + \frac{\sigma \beta B^*}{K + B^*}, \quad B_3 = \mu + \frac{\beta B^*}{K + B^*},$$

$$B_4 = \frac{\beta B^* + \sigma \beta B^*}{K + B^*}, \quad B_5 = 2\mu + \phi + \eta + B_4, \quad B_6 = \mu + \gamma + d.$$

因此, 由 Routh–Hurwitz 判据可知, 若 $\mathscr{R}_0 > 1$, 则平衡点 E^* 是局部渐近稳定的.

$\square$

2.2.3 全局渐近稳定性

本小节, 通过构造适当的 Lyapunov 函数并应用 LaSalle 不变性原理, 我们分别研究系统 (2.2.1) 的地方病平衡点 $E^*(S^*, V^*, I^*, B^*, R^*)$ 和无病平衡点 $E^0(S_0,$

$V_0, 0, 0, 0)$ 的全局渐近稳定性.

定理 2.2.2　当 $\mathscr{R}_0 > 1$ 时, 系统 (2.2.1) 的地方病平衡点 $E^*(S^*, V^*, I^*, B^*, R^*)$ 是全局渐近稳定的.

证明　设 $(S(t), V(t), I(t), B(t), R(t))$ 是系统 (2.2.1) 满足初始条件 (2.2.2) 的任一正解. 定义

$$L_1(t) = S(t) - S^* - S^* \ln \frac{S(t)}{S^*} + V(t) - V^* - V^* \ln \frac{V(t)}{V^*}$$
$$+ I(t) - I^* - I^* \ln \frac{I(t)}{I^*} + \frac{\mu + \gamma + d}{\xi} \left(B(t) - B^* - B^* \ln \frac{B(t)}{B^*} \right). \tag{2.2.8}$$

沿系统 (2.2.1) 的解计算 $L_1(t)$ 的全导数, 可得

$$\frac{\mathrm{d}}{\mathrm{d}t} L_1(t) = \mu S^* \left(2 - \frac{S^*}{S(t)} - \frac{S(t)}{S^*} \right) + \eta V^* \left(2 - \frac{S^*}{S(t)} \frac{V(t)}{V^*} - \frac{S(t)}{S^*} \frac{V^*}{V(t)} \right)$$
$$+ \mu V^* \left(3 - \frac{S^*}{S(t)} - \frac{V(t)}{V^*} - \frac{S(t)}{S^*} \frac{V^*}{V(t)} \right)$$
$$+ \frac{\beta S^* B^*}{K + B^*} \left(4 - \frac{S^*}{S(t)} - \frac{I(t)}{I^*} \frac{B^*}{B(t)} - \frac{K + B(t)}{K + B^*} \right.$$
$$\left. - \frac{S(t)}{S^*} \frac{B(t)}{B^*} \frac{I^*}{I(t)} \frac{K + B^*}{K + B(t)} \right)$$
$$+ \frac{\sigma \beta V^* B^*}{K + B^*} \left(5 - \frac{S^*}{S(t)} - \frac{S(t)}{S^*} \frac{V^*}{V(t)} - \frac{I(t)}{I^*} \frac{B^*}{B(t)} - \frac{K + B(t)}{K + B^*} \right.$$
$$\left. - \frac{V(t)}{V^*} \frac{B(t)}{B^*} \frac{I^*}{I(t)} \frac{K + B^*}{K + B(t)} \right)$$
$$- \frac{K \beta (S^* + \sigma V^*)}{(K + B^*)^2 (K + B(t))} (B(t) - B^*)^2. \tag{2.2.9}$$

于是, 当 $\mathscr{R}_0 > 1$ 时, 由算数平均值和几何平均值的关系并由 (2.2.9) 可知 $L_1'(t) \leqslant 0$. 令 $\mathcal{M}$ 是集合 $\Sigma = \{(S(t), V(t), B(t), I(t)) | L_1'(t) = 0\}$ 的最大不变子集. 我们现在来证明 $\mathcal{M} = \{E^*\}$. 由 (2.2.9) 可知, 当且仅当 $(S(t), V(t), B(t), I(t)) = (S^*, V^*, B^*, I^*)$ 时, $L_1'(t) = 0$. 进一步由系统 (2.2.1) 的第五个方程易证得 $\lim\limits_{t \to +\infty} R(t) = R^*$. 因此, $\mathcal{M} = \{E^*\}$. 注意到当 $\mathscr{R}_0 > 1$ 时, 平衡点 E^* 是局部渐近稳定的. 由 LaSalle 不变性原理 [106] 可知, E^* 是全局渐近稳定的.　□

现在我们来研究系统 (2.2.1) 的无病平衡点 $E^0(S_0, V_0, 0, 0, 0)$ 的全局稳定性.

定理 2.2.3　当 $\mathscr{R}_0 < 1$ 时, 系统 (2.2.1) 的无病平衡点 $E^0(S_0, V_0, 0, 0, 0)$ 是

全局渐近稳定的.

证明 设 $(S(t), V(t), I(t), B(t), R(t))$ 是系统 (2.2.1) 满足初始条件 (2.2.2) 的任一正解. 定义

$$L_2(t) = S(t) - S_0 - S_0 \ln \frac{S(t)}{S_0} + V(t) - V_0 - V_0 \ln \frac{V(t)}{V_0}$$

$$+ I(t) + \frac{\mu + \gamma + d}{\xi} B(t). \tag{2.2.10}$$

沿系统 (2.2.1) 的解计算 $L_2(t)$ 的全导数, 可得

$$\frac{\mathrm{d}}{\mathrm{d}t} L_2(t) = \frac{K\delta(\mu + \gamma + d)B(t)}{\xi(K + B(t))} (\mathscr{R}_0 - 1) - \frac{\delta(\mu + \gamma + d)}{\xi(K + B(t))} B^2(t)$$

$$+ \mu S_0 \left(2 - \frac{S(t)}{S_0} - \frac{S_0}{S(t)} \right) + \eta V_0 \left(2 - \frac{V(t)}{V_0} \frac{S_0}{S(t)} - \frac{S(t)}{S_0} \frac{V_0}{V(t)} \right)$$

$$+ \mu V_0 \left(3 - \frac{S_0}{S(t)} - \frac{V(t)}{V_0} - \frac{S(t)}{S_0} \frac{V_0}{V(t)} \right). \tag{2.2.11}$$

因此, 若 $\mathscr{R}_0 < 1$, 则由 (2.2.11) 式可知 $L_2'(t) \leqslant 0$. 从而, 解轨线的极限集 $\mathcal{M}$ 是 $L_2'(t) = 0$ 的最大不变子集. 由 (2.2.11) 易知, 当且仅当 $S = S_0, V = V_0$ 和 $B = 0$ 时有 $L_2'(t) = 0$. 注意到 $\mathcal{M}$ 是不变的, 对 $\mathcal{M}$ 中的每一个元素, 我们有 $B = 0, B'(t) = 0$. 进一步由系统 (2.2.1) 的第三个方程可得 $0 = B'(t) = \xi I(t)$, 从而有 $I = 0$. 因此, 当且仅当 $(S, V, I, B) = (S_0, V_0, 0, 0)$ 时, 有 $L_2'(t) = 0$. 注意到当 $\mathscr{R}_0 < 1$ 时, 平衡点 E^0 是局部渐近稳定的. 由 LaSalle 不变性原理可知, E^0 是全局渐近稳定的. □

2.2.4 最优控制

常见传染病的控制措施可分为药物干预和非药物干预两类[107], 其中药物干预措施指对公众进行疫苗接种或使用抗病毒药物治疗等, 非药物干预措施主要包括对感染者进行检疫和隔离或通过对水源、物品、环境消毒等措施对易感者加强保护. 当传染病暴发时, 持续性地实施这些措施对控制传染病的传播有一定的效果, 但同时也可能会造成资源成本的浪费. 因此, 在有效利用资源和合理分配成本的前提下, 寻求传染病的最优控制策略是值得深入研究的问题.

2.2.4.1 最优控制的基本理论及方法

最优控制研究已成为现代流行病学的重要组成部分, 既可为设计有效的疾病干预策略提供有益的指导, 也可平衡实施控制措施所需的成本. 本小节, 我们主要介绍最优控制问题的一些基本理论及方法[108-110].

最优控制问题包括四个基本元素:

(1) 描述被控系统的状态方程: 一般用常微分方程表示

$$\dot{\boldsymbol{x}}(t) = f(\boldsymbol{x}(t), \boldsymbol{u}(t), t), \quad \boldsymbol{x}(t_0) = \boldsymbol{x}_0, \quad t \in [t_0, t_f], \quad\quad (2.2.12)$$

其中 $\boldsymbol{x}(t) \in \mathbb{R}^n$ 为状态向量, $\boldsymbol{u}(t) \in \mathbb{R}^m$ 为控制向量, $f(\boldsymbol{x}(t), \boldsymbol{u}(t), t)$ 为 n 维向量函数. $\boldsymbol{x}(t_0)$ 表示在初始时刻 t_0 的初始状态, t_f 表示末端时刻, 这里 t_f 既可以是固定的也可以是自由的.

(2) 容许控制: 即控制和状态应满足的约束条件

$$\boldsymbol{x}(t) \in \mathcal{X}, \quad \boldsymbol{u}(t) \in \mathcal{U}, \quad t \in [t_0, t_f].$$

(3) 目标集: 指任务结束的 t_f 时刻, 被控对象的状态 $\boldsymbol{x}(t_f)$ 应满足的条件

$$M = \{\boldsymbol{x}(t_f) : m(\boldsymbol{x}(t_f), t_f) = 0\}.$$

(4) 性能指标: 是在达到目标集的情况下, 衡量控制任务完成优劣的尺度, 其内容与形式取决于控制问题所要完成的主要任务. 常见的形式有末值型 (Mayer 型)、积分型 (Lagrange 型) 和复合型 (Bolza 型), 其中末值型性能指标 [108]

$$J = \Phi(\boldsymbol{x}(t_f), t_f)$$

表示系统在控制过程结束后, 末端状态 $\boldsymbol{x}(t_f)$ 应达到某些要求, 如要求导弹的脱靶量最小. 末端时刻 t_f 可以固定, 也可以自由, 视最优控制问题的性质而定.

积分型性能指标

$$J = \int_{t_0}^{t_f} L(\boldsymbol{x}(t), \boldsymbol{u}(t), t) \mathrm{d}t$$

表示在整个控制过程中, 状态 $\boldsymbol{x}(t)$ 和控制 $\boldsymbol{u}(t)$ 均应达到某些要求, 如最短时间控制、最少燃耗控制和最小能量控制等.

复合型性能指标

$$J = \Phi(\boldsymbol{x}(t_f), t_f) + \int_{t_0}^{t_f} L(\boldsymbol{x}(t), \boldsymbol{u}(t), t) \mathrm{d}t$$

表示对控制过程中的状态 $\boldsymbol{x}(t)$、控制 $\boldsymbol{u}(t)$ 及控制过程结束后的末端状态 t_f 均有要求, 是最一般的性能指标形式. 性能指标 J 是 $\boldsymbol{x}(t)$ 和 $\boldsymbol{u}(t)$ 的泛函, 因此 J 又常被称为性能泛函、代价函数和目标函数.

最优控制问题的一般提法可概括为: 对于某个由动态方程所描述的系统 (2.2.12), 在某些初始和末端条件下, 从系统的容许控制集中寻找一个控制 $\boldsymbol{u}^*(t) \in \mathcal{U}$, 使得在该控制下给定系统的性能目标泛函 J 能够达到最优.

由于被控对象的运动特性常由向量微分方程来描述, 而性能指标是一种泛函, 因此确定最优控制的问题可看作函数极值问题的拓展, 其本质为在微分方程约束条件下求目标泛函的条件极值问题. 目前, 研究最优控制问题的一般方法有: 变分法、Pontryagin 极小值原理和动态规划方法.

变分法. 变分法在 20 世纪 60 年代被引入解决最优控制问题, 其基本思想是将变分问题转换为常微分方程的两点边值问题进行求解. 最简变分问题的实质是以函数为输入, 以实数为输出, 通过欧拉方程和横截条件, 求性能指标泛函的极值问题. 变分法研究最优控制问题的具体方法可参见文献 [110], 这里不再赘述. 利用变分法可获得最优控制问题的驻点条件, 但其中涉及的泛函极值求解是建立在系统控制向量的取值不受任何约束, 即容许控制向量的集合为一个开集, 可以覆盖全向量空间, 同时控制向量是时间的连续函数的前提下 [108,109].

当控制向量集合为有界闭集或性能指标不满足可微的假设时, 古典变分原理已无法解决此类最优控制问题. 苏联学者 Pontryagin 等在总结并运用古典变分法成果的基础上, 提出了极小值原理, 成为控制向量受约束时求解最优控制问题的有效工具.

极小值原理. 考虑定常系统、复合型性能指标, 且末端时刻自由、控制受约束情况下的极小值原理可表述如下:

定理 2.2.4 [110,111] (Pontryagin 极小值原理) 设状态变量 $\boldsymbol{x}(t): [t_0, t_f] \to \mathbb{R}^n$ 分段连续可微且满足状态方程

$$\dot{\boldsymbol{x}}(t) = f(\boldsymbol{x}(t), \boldsymbol{u}(t), t),$$
$$\boldsymbol{x}(t_0) = \boldsymbol{x}_0.$$

控制变量 $\boldsymbol{u}(t): [t_0, t_f] \to \mathbb{R}^m$, $\mathcal{U}$ 为容许控制域, $\boldsymbol{u}(t)$ 是 $\mathcal{U}$ 内的分段连续函数, 末端时刻 t_f 自由.

性能指标为

$$J(\boldsymbol{u}) = \Phi(\boldsymbol{x}(t_f), t_f) + \int_{t_0}^{t_f} L(\boldsymbol{x}(t), \boldsymbol{u}(t), t) \mathrm{d}t.$$

进一步假设:

(H1) 函数 f, Φ, L 在每个状态的方向 x_i $(i = 1, 2, \cdots, n)$ 和时间 t 方向具有连续的偏导数;

(H2) 函数 f, Φ, L 与其偏导数都是关于 $\boldsymbol{x}, \boldsymbol{u}, t$ 的连续函数;

(H3) 函数 f 和 Φ 对自变量 $\boldsymbol{x}$ 满足 Lipschitz 条件. 若 $\boldsymbol{u}^*(t)$ 和 t_f^* 是使性能指标 J 取得极小值的最优控制和最优末端时刻, $\boldsymbol{x}^*(t)$ 为相应最优控制状态下的

最优轨线, 则存在不为零的 n 维协态向量函数 $\boldsymbol{\lambda}(t)$, 使得 $\boldsymbol{x}^*(t)$, $\boldsymbol{u}^*(t)$, t_f^* 和 $\boldsymbol{\lambda}(t)$ 满足以下必要条件:

(i) 对于给定最优控制问题的 Hamilton 函数

$$\mathcal{H}(\boldsymbol{x}, \boldsymbol{u}, \boldsymbol{\lambda}, t) = L(\boldsymbol{x}, \boldsymbol{u}, t) + \boldsymbol{\lambda}^{\mathrm{T}}(t) f(\boldsymbol{x}, \boldsymbol{u}, t),$$

$\boldsymbol{x}(t)$ 和 $\boldsymbol{\lambda}(t)$ 满足下列正则方程:

$$\text{状态方程: } \dot{\boldsymbol{x}}(t) = \frac{\partial \mathcal{H}}{\partial \boldsymbol{\lambda}}((\boldsymbol{x}(t), \boldsymbol{u}(t), \boldsymbol{\lambda}(t), t)),$$

$$\text{协态方程: } \dot{\boldsymbol{\lambda}}(t) = -\frac{\partial \mathcal{H}}{\partial \boldsymbol{x}}((\boldsymbol{x}(t), \boldsymbol{u}(t), \boldsymbol{\lambda}(t), t)).$$

(ii) $\boldsymbol{x}(t)$ 和 $\boldsymbol{\lambda}(t)$ 满足边界条件和横截条件

$$\boldsymbol{x}(t_0) = \boldsymbol{x}_0, \quad \boldsymbol{\lambda}(t_f) = \frac{\partial \Phi(\boldsymbol{x}(t_f), t_f)}{\partial \boldsymbol{x}(t_f)}.$$

(iii) Hamilton 函数在最优控制 $\boldsymbol{u}^*(t)$ 和最优轨迹 $\boldsymbol{x}^*(t)$ 上取极小值

$$\mathcal{H}(\boldsymbol{x}^*(t), \boldsymbol{u}^*(t), \boldsymbol{\lambda}(t), t) = \min_{\boldsymbol{u}(t) \in \mathcal{U}} \mathcal{H}(\boldsymbol{x}^*(t), \boldsymbol{u}(t), \boldsymbol{\lambda}(t), t).$$

(iv) 在最优轨线末端, Hamilton 函数满足

$$\mathcal{H}(\boldsymbol{x}^*(t_f^*), \boldsymbol{u}^*(t_f^*), \boldsymbol{\lambda}(t_f^*), t_f^*) = -\frac{\partial \Phi(\boldsymbol{x}^*(t_f^*), t_f^*)}{\partial t_f}.$$

注 2.2.1　　极小值原理给出了最优控制的必要而非充分条件. 如果由实际问题的物理意义能够判定所讨论问题的解是存在的, 且由极小值原理所求出的控制是唯一的, 此时可认为所求出的控制就是要求的最优控制 [108].

Pontryagin 极小值原理是变分法的扩展, 可解决当控制有约束, 即控制变量属于一个有界闭集、Hamilton 函数对控制向量 $\boldsymbol{u}$ 不可微时的最优控制问题. 所得出的最优控制必要条件与变分法的主要差别仅在于 Hamilton 函数在最优控制上取极值的条件, 即以 $\mathcal{H}(\boldsymbol{x}^*, \boldsymbol{u}^*, \boldsymbol{\lambda}, t) = \min\limits_{\boldsymbol{u}(t) \in \mathcal{U}} \mathcal{H}(\boldsymbol{x}^*, \boldsymbol{u}(t), \boldsymbol{\lambda}(t), t)$ 代替了 $\partial \mathcal{H}/\partial \boldsymbol{u} = 0$, 而后者可视为前者的特殊情况, 故极小值原理可解决在边界上 $\mathcal{H}$ 取极值的情况 [109].

Pontryagin 极小值原理以解决常微分方程所描述的控制有约束的变分问题为目标, 得到了一组常微分方程组表示的最优解的必要条件. 而动态规划方法可用

于研究被控对象的状态方程由离散时间系统刻画的最优控制问题求解, 对于连续时间系统, 也给出了由偏微分方程表示的充分条件.

动态规划. 动态规划方法是美国学者 Bellman 于 1957 年提出的, 它与极小值原理一样被称为现代变分法, 也是处理控制变量存在有界闭集约束时求解最优控制的有效方法. 动态规划是研究多级决策过程最优化的一种数学方法. 所谓多级决策过程, 是指把一个过程分成若干阶段, 每一阶段都作出决策, 以使整个过程取得最优效果. 从本质上讲, 动态规划是一种非线性规划方法, 其核心是 Bellman 最优性原理 [108]. 基于最优性原理的动态规划主要有两个特点: 一是它是从最后一级开始, 从后向前逆向进行的递推计算; 二是可使决策过程连续转移, 将一个 N 级决策问题转化为 N 个单级决策问题, 即将多级最优控制问题转化为多个单级最优控制问题求解, 从而简化计算过程 [109-111].

动态规划方法最初应用于离散时间最优控制问题, 随后推广至连续动态系统. 下面我们给出连续系统动态规划的基本方程, 即著名的 Hamilton–Jacobi–Bellman 方程, 其为连续系统性能指标泛函取极值的充分条件.

定理 2.2.5 (Hamilton–Jacobi–Bellman 方程, 简称 HJB 方程) 设状态变量 $\boldsymbol{x}(t): [t_0, t_f] \to \mathbb{R}^n$ 和控制变量 $\boldsymbol{u}(t): [t_0, t_f] \to \mathbb{R}^m$ 均连续可微, $\mathcal{U}$ 为容许控制域, 末端时刻 t_f 自由. 设连续系统被控对象的状态方程和性能指标分别为

$$\dot{\boldsymbol{x}}(t) = f(\boldsymbol{x}(t), \boldsymbol{u}(t), t), \quad \boldsymbol{x}(t_0) = \boldsymbol{x}_0$$

和

$$J(\boldsymbol{x}, \boldsymbol{u}, t) = \Phi(\boldsymbol{x}(t_f), t_f) + \int_{t_0}^{t_f} L(\boldsymbol{x}(t), \boldsymbol{u}(t), t) \mathrm{d}t.$$

定义最优控制下的性能指标为

$$V(\boldsymbol{x}, t) \triangleq \min_{\boldsymbol{u}(t) \in \mathcal{U}} J(\boldsymbol{x}, \boldsymbol{u}, t), \quad t \in [t_0, t_f],$$

称其为该控制问题的值函数. 若存在值函数 $V(\boldsymbol{x}, t)$ 是二阶连续可微的, 且满足如下 Hamilton–Jacobi–Bellman 方程:

$$-\frac{\partial V}{\partial t}(\boldsymbol{x}(t), t) = \min_{\boldsymbol{u}(t) \in \mathcal{U}} \mathcal{H}\left(\boldsymbol{x}(t), \boldsymbol{u}(t), \frac{\partial V}{\partial \boldsymbol{x}}(\boldsymbol{x}(t), t), t\right)$$

及其边界条件

$$V(\boldsymbol{x}(t_f), t_f) = \Phi(\boldsymbol{x}(t_f), t_f),$$

其中

$$\mathcal{H}\left(\boldsymbol{x}, \boldsymbol{u}, \frac{\partial V}{\partial \boldsymbol{x}}, t\right) = L(\boldsymbol{x}, \boldsymbol{u}, t) + \left(\frac{\partial V}{\partial \boldsymbol{x}}\right)^{\mathrm{T}} f(\boldsymbol{x}, \boldsymbol{u}, t)$$

为 Hamilton 函数, 则 $V(\boldsymbol{x}, t)$ 为 $[t_0, t_f]$ 上最优控制问题的最优性能指标, 相应的 $\boldsymbol{u}^*(t)$ 即为所求的最优控制.

动态规划方法主要用来寻找最优控制问题的充分条件, 在处理控制有约束 (或控制或状态均有约束) 的离散最优控制问题时可认为是 Bellman 最优性理论的自然推论. 在处理连续时间系统时则与 HJB 方程有着密切的联系, 可以解决比常微分方程所描述的更具一般性的最优控制问题. 但是, 求解离散最优控制问题时, 对于状态和控制向量维数较高的复杂动态系统并不实用. 求解连续最优控制问题时, 由于 HJB 方程是关于值函数的偏微分方程, 其中等式的右端不但和值函数有关, 还需对其求关于 $\boldsymbol{u}(t)$ 的极值, 这就使得 HJB 方程在非线性状态方程的情况下不易直接求解, 一般只能通过计算机求得数值解 [108].

2.2.4.2　最优控制策略研究

本小节, 我们应用 Pontryagin 极小值原理来研究控制霍乱传播的最优策略. 目的在于寻求一种可行的解决方案使得在一定时间区间内已感染者的数量最少, 有效控制疾病的传播, 并在此基础上使检疫、疫苗接种、改善环境卫生等花费成本最低.

为此, 首先定义一个控制函数集 $U = \{u_i | i = 1, 2, 3, 4\}$, 其中控制变量 u_i 的含义如下:

(1) u_1 是控制易感者接种疫苗比例的变量;

(2) u_2 代表旨在减少与污水中霍乱弧菌接触的隔离措施;

(3) u_3 为控制被接种者免疫衰减率的变量;

(4) u_4 代表旨在杀死污水中霍乱弧菌的环境卫生策略.

系统 (2.2.1) 所对应的控制系统为

$$\dot{S}(t) = A - u_1(t)S(t) - \frac{\beta(1 - u_2(t))S(t)B(t)}{K + B(t)} - \mu S(t) + \eta(1 - u_3(t))V(t),$$

$$\dot{V}(t) = u_1(t)S(t) - \frac{\sigma\beta(1 - u_2(t))V(t)B(t)}{K + B(t)} - [\mu + \eta(1 - u_3(t))]V(t),$$

$$\dot{I}(t) = (S(t) + \sigma V(t))\frac{\beta(1 - u_2(t))B(t)}{K + B(t)} - (\mu + \gamma + d)I(t),$$

$$\dot{B}(t) = \xi I(t) - (\delta + u_4(t))B(t),$$

$$\dot{R}(t) = \gamma I(t) - \mu R(t). \tag{2.2.13}$$

记 $X = (S, V, I, B, R)$, 相应的约束集合 $\mathcal{X}$ 为

$$\mathcal{X} = \left\{ X(\cdot) \in W^{1,1}\left([0, T]; \mathbb{R}^5\right) \mid X(\cdot) \text{ 满足 } (2.2.1) \text{ 和 } (2.2.13) \right\}, \tag{2.2.14}$$

其中 T 表示末端时刻, 即控制结束的时间.

下面, 定义目标函数为

$$J(X(\cdot), U(\cdot)) = \int_0^T \left(\mathcal{A}I + \frac{B_1}{2}u_1{}^2 + \frac{B_2}{2}u_2{}^2 + \frac{B_3}{2}u_3{}^2 + \frac{B_4}{2}u_4{}^2 \right) \mathrm{d}t,$$

其中 $\mathcal{A}$ 表示感染个体的权重系数, B_1, B_2, B_3 和 B_4 分别表示相应控制因子的权重系数. $B_1 u_1^2/2$, $B_2 u_2^2/2$, $B_3 u_3^2/2$ 和 $B_4 u_4^2/2$ 分别刻画了疾病流行期间增加易感者的接种比例、减少与污水中霍乱弧菌的接触、降低被接种者免疫的衰减率和改善环境卫生策略中所涉及的费用. 控制变量的平方表示四种策略可能会出现的副作用的严重程度[112]. 考虑到医疗技术以及控制成本的限制, 我们假设控制函数 $u_i(i = 1, 2, 3, 4)$ 是有界的, 并满足以下约束条件

$$\mathcal{U} = \left\{ U(\cdot) \in L^\infty \left([0, T]; \mathbb{R}^4 \right) | 0 < u_i \leqslant u_{i\max} < 1, \forall t \in [0, T] \right\}.$$

我们的目标是在时间区间 $[0, T]$ 上寻找最优控制 $U^\star(\cdot) \in \mathcal{U}$ 和相应的最优状态 $X^\star(\cdot) = (S^\star(\cdot), V^\star(\cdot), I^\star(\cdot), B^\star(\cdot), R^\star(\cdot)) \in \mathcal{X}$, 使其满足

$$J \left(X^\star(\cdot), U^\star(\cdot) \right) = \min_{X(\cdot), U(\cdot) \in \mathcal{X} \times \mathcal{U}} J \left(X(\cdot), U(\cdot) \right). \tag{2.2.15}$$

为寻求最优解, 定义该控制问题的 Hamilton 函数 H 为

$$\begin{aligned}
H(X, U, \lambda) = {} & \mathcal{A}I + \frac{B_1}{2}u_1^2 + \frac{B_2}{2}u_2^2 + \frac{B_3}{2}u_3^2 + \frac{B_4}{2}u_4^2 \\
& + \lambda_1 \left[A - u_1 S - \frac{\beta(1 - u_2)SB}{K + B} - \mu S + \eta(1 - u_3)V \right] \\
& + \lambda_2 \left\{ u_1 S - \frac{\sigma\beta(1 - u_2)VB}{K + B} - [\mu + \eta(1 - u_3)]V \right\} \\
& + \lambda_3 \left[(S + \sigma V)\frac{\beta(1 - u_2)B}{K + B} - (\mu + \gamma + d)I \right] \\
& + \lambda_4 \left[\xi I - (\delta + u_4)B \right] + \lambda_5 (\gamma I - \mu R),
\end{aligned}$$

其中 $\lambda(t) = (\lambda_1(t), \lambda_2(t), \lambda_3(t), \lambda_4(t), \lambda_5(t))$ 为伴随向量也称为协态向量.

根据 Pontryagin 极小值原理[113], 如果 $U(\cdot) \in \mathcal{U}$ 是对具有末端时刻 T 的问题 (2.2.15) 的最优解, 则存在一个非平凡的绝对连续映射 $\lambda : [0, T] \rightarrow \mathbb{R}^5$, 使得

(1) 控制系统:

$$S' = \frac{\partial H}{\partial \lambda_1}, \quad V' = \frac{\partial H}{\partial \lambda_2}, \quad I' = \frac{\partial H}{\partial \lambda_3}, \quad B' = \frac{\partial H}{\partial \lambda_4}, \quad R' = \frac{\partial H}{\partial \lambda_5};$$

(2) 伴随系统:

$$\lambda_1' = -\frac{\partial H}{\partial S}, \quad \lambda_2' = -\frac{\partial H}{\partial V}, \quad \lambda_3' = -\frac{\partial H}{\partial I}, \quad \lambda_4' = -\frac{\partial H}{\partial B}, \quad \lambda_5' = -\frac{\partial H}{\partial R};$$

(3) 最小化条件:

$$H\left(X^\star(t), U^\star(t), \lambda^\star(t)\right) = \min_{0 < u_i \leqslant u_{i\max}} H\left(X^\star(t), U(t), \lambda^\star(t)\right)$$

对几乎所有的 $t \in [0, T]$ 成立.

此外, 横截条件

$$\lambda_j(T) = 0, \quad j = 1, \cdots, 5$$

也成立.

因此, 由文献 [113–117] 中相关理论, 我们可得以下结论.

定理 2.2.6　对具有固定末端时刻 T 的最优控制问题 (2.2.15), 当 $t \in [0, T]$ 时, (2.2.15) 存在最优控制 $U^\star(t)$ 和相应状态方程 (2.2.13) 的最优解 $X^\star(\cdot)$. 此外, 存在伴随函数 $\lambda_j{}^\star(\cdot)$ $(j = 1, \cdots, 5)$, 使得

$$\frac{\mathrm{d}\lambda_1^\star}{\mathrm{d}t} = (\mu + u_1)\lambda_1^\star + \frac{\beta(1 - u_2)B}{K + B}\lambda_1^\star - u_1\lambda_2^\star - \frac{\beta(1 - u_2)B}{K + B}\lambda_3^\star,$$

$$\frac{\mathrm{d}\lambda_2^\star}{\mathrm{d}t} = -\eta(1 - u_3)\lambda_1^\star + \frac{\sigma\beta(1 - u_2)B}{K + B}\lambda_2^\star + [\mu + \eta(1 - u_3)]\lambda_2^\star - \frac{\sigma\beta(1 - u_2)B}{K + B}\lambda_3^\star,$$

$$\frac{\mathrm{d}\lambda_3^\star}{\mathrm{d}t} = (\mu + \gamma + d)\lambda_3^\star - \xi\lambda_4^\star - \gamma\lambda_5^\star - A,$$

$$\frac{\mathrm{d}\lambda_4^\star}{\mathrm{d}t} = \frac{\beta(1 - u_2)SK}{(K + B)^2}\lambda_1^\star + \frac{\sigma\beta(1 - u_2)VK}{(K + B)^2}\lambda_2^\star - \frac{\beta(1 - u_2)(S + \sigma V)K}{(K + B)^2}\lambda_3^\star$$

$$+ (\delta + u_4)\lambda_4^\star,$$

$$\frac{\mathrm{d}\lambda_5^\star}{\mathrm{d}t} = \mu\lambda_5^\star, \tag{2.2.16}$$

横截条件为

$$\lambda_j{}^\star(T) = 0, \quad j = 1, \cdots, 5,$$

最优控制为

$$u_i^\star = \max[0, \min(\tilde{u}_i, u_{i\max})], \tag{2.2.17}$$

其中

$$\tilde{u}_1 = \frac{(\lambda_1^\star - \lambda_2^\star)S^\star}{B_1}, \quad \tilde{u}_2 = \frac{\beta S^\star B^\star(\lambda_3^\star - \lambda_1^\star) + \sigma\beta V^\star B^\star(\lambda_3^\star - \lambda_2^\star)}{B_2(K + B^\star)},$$

$$\tilde{u}_3 = \frac{\eta V^\star(\lambda_1^\star - \lambda_2^\star)}{B_3}, \quad \tilde{u}_4 = \frac{B^\star \lambda_4^\star}{B_4}.$$

2.2.5 数值模拟

本小节, 我们首先给出两个例子以说明 2.2.2 节中所得理论结果. 其次, 基于世界卫生组织 [118] 报道的海地阿蒂博尼特省 2010 年 11 月 1 日至 2011 年 5 月 1 日感染霍乱的实际病例数进行数据拟合. 然后, 通过参数的全局敏感性分析, 定量研究模型参数对基本再生数的影响, 这些分析将有助于确定合理的预防和治疗策略. 更进一步, 探究易感人群的接种率和接种者的免疫衰减率对霍乱感染动力学的影响. 最后, 应用前推回代法 [119] 给出最优控制的数值解以验证控制策略的可行性.

2.2.5.1 系统的动力学行为

首先, 我们选择适当的参数值, 分别模拟相应的可行平衡点的渐近稳定性.

例 2.2.1 相应的参数取值如表 2.1 中例 2.2.1 所列. 直接计算可得基本再生数 $\mathscr{R}_0 = 0.5002 < 1$. 此时, 系统 (2.2.1) 有一个无病平衡点 $E^0(612.7, 1212, 0, 0, 0)$. 由定理 2.2.1 可知, 平衡点 E^0 是局部渐近稳定的 (图 2.2).

表 2.1 模型 (2.2.1) 中参数的取值

参数	例 2.2.1	例 2.2.2	单位	来源
A	0.1	0.1	人·天$^{-1}$	假定
ϕ	0.01	0.01	天$^{-1}$	假定
β	0.2143	0.2143	天$^{-1}$	[33]
K	10^6	10^6	弧菌数·毫升$^{-1}$	[33]
η	0.005	0.005	天$^{-1}$	假定
μ	5.48×10^{-5}	5.48×10^{-5}	天$^{-1}$	[99]
σ	10%	30%	—	假定
γ	0.004	0.004	天$^{-1}$	[33, 120]
d	0.015	0.015	天$^{-1}$	[33]
ξ	20	100	弧菌数·毫升$^{-1}$·人$^{-1}$·天$^{-1}$	[99]
δ	0.33	0.33	天$^{-1}$	假定

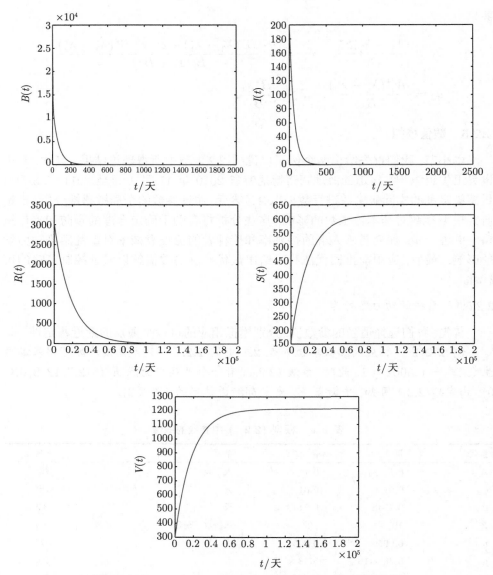

图 2.2　当 $\mathscr{R}_0 = 0.5002 < 1$ 时, 系统 (2.2.1) 的时间序列图

例 2.2.2　相应的参数取值如表 2.1 中例 2.2.2 所列. 通过计算, 我们有 $\mathscr{R}_0 =$ 3.3274 > 1. 此时, 系统 (2.2.1) 存在唯一的地方病平衡点 E^* (185.3, 361.5, 3.7, 1114, 268.4). 由定理 2.2.1 可知, 平衡点 E^* 是局部渐近稳定的 (图 2.3).

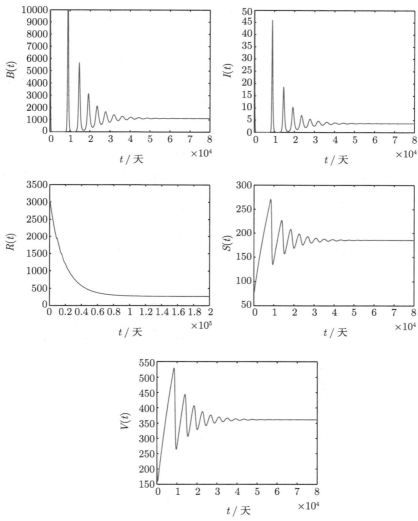

图 2.3　当 $\mathscr{R}_0 = 3.3274 > 1$ 时, 系统 (2.2.1) 的时间序列图

2.2.5.2 海地霍乱暴发的数据拟合

2010 年 10 月, 海地北部阿蒂博尼特省沿岸地区暴发霍乱疫情, 随后迅速向周边省份蔓延. 由于缺乏洁净的水源, 基础卫生设施也极度匮乏, 海地的霍乱疫情导致 80 余万人感染, 近一万人死亡, 这次霍乱暴发也是近年来最严重的一次. 本小节, 我们利用世界卫生组织 [118] 所报道的海地阿蒂博尼特省 2010 年 11 月 1 日至 2011 年 5 月 1 日感染霍乱的实际病例数进行数据拟合. 注意到现有数据中并没有考虑对易感人群的接种且不包括已恢复的个体, 因此, 我们令 $\phi = \gamma = 0$, 并

假设 $V(0) = R(0) = 0$, 基于系统 (2.2.1), 考虑以下子系统:

$$\dot{S}(t) = A - \frac{\beta S(t)B(t)}{K + B(t)} - \mu S(t),$$

$$\dot{I}(t) = \frac{\beta S(t)B(t)}{K + B(t)} - (\mu + d)I(t), \tag{2.2.18}$$

$$\dot{B}(t) = \xi I(t) - \delta B(t).$$

图 2.4 描述了系统 (2.2.18) 与实际霍乱病例数的拟合结果, 其中对应参数的取值如表 2.1 中例 2.2.2 所列, 对应初值为 $(S(0), I(0), B(0)) = (6000, 1700, 300000)$. 图 2.4 中, 红色直方图表示海地阿蒂博尼特省 2010 年 11 月 1 日至 2011 年 5 月 1 日实际的霍乱病例数, 蓝色曲线为系统 (2.2.18) 已感染个体的轨迹曲线. 图 2.4 表明, 系统 (2.2.18) 的模拟结果与报道的实际数据吻合得较好. 上述讨论进一步表明, 数学建模和数据拟合有助于评估包括接种、隔离等在内的综合干预措施的有效性.

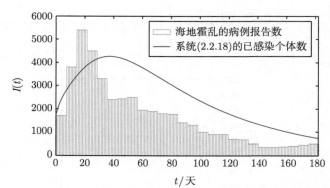

图 2.4　系统 (2.2.18) 与 2010 年 11 月 1 日至 2011 年 5 月 1 日海地阿蒂博尼特省霍乱病例报告数的拟合结果

2.2.5.3　敏感性分析

敏感性分析是从定量分析的角度衡量相关因素在发生某种变化时对某一个或某一组关键指标影响程度的一种重要方法. 根据定理 2.2.2 和定理 2.2.3 可知, 基本再生数 $\mathscr{R}_0$ 是判定霍乱流行与否的一个重要阈值. 本小节, 我们利用全局敏感性分析, 定量分析基本再生数对系统 (2.2.1) 中相关参数的敏感性, 由此探究不同参数对霍乱传播的影响.

这里选择 $\beta, \eta, \phi, \sigma, \xi$ 和 γ 作为输入参数, 同时结合拉丁超立方体抽样 (LHS) 和偏秩相关性 (PRCC) [121] 来研究系统 (2.2.1) 的各相关参数对基本再生数 $\mathscr{R}_0$ 的影响, 见图 2.5 和图 2.6. 由图所示, 基本再生数 $\mathscr{R}_0$ 与参数 β, η, σ 和 ξ 呈正相关

关系, 与参数 ϕ 和 γ 呈负相关关系. 此外, 参数 ξ, ϕ, β 和 σ 对 $\mathscr{R}_0$ 的影响相对较大, 相应的 PRCC 值分别为 $0.9042, -0.8949, 0.8868$ 和 0.5395. 这里反映了提高疫苗接种率和研发具有低疫苗衰减率的霍乱疫苗的重要性, 同时也表明我们还应该更多地关注改善环境卫生的有效方法.

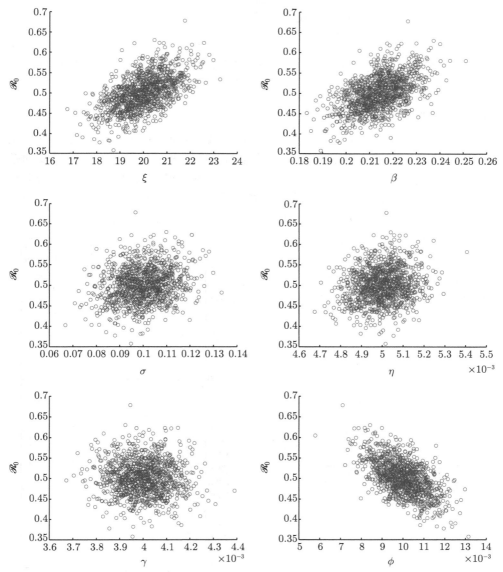

图 2.5　$\mathscr{R}_0$ 关于参数 $\beta, \eta, \phi, \sigma, \xi$ 和 γ 的散点图, 对应参数的取值如表 2.1 中例 2.2.2 所列

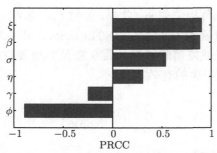

图 2.6　$\mathscr{R}_0$ 关于参数 $\beta, \eta, \phi, \sigma, \xi$ 和 γ 的偏秩相关性分析 (PRCC 值), 对应参数的取值如
表 2.1 中例 2.2.2 所列

2.2.5.4　易感人群接种率的影响

　　利用数值模拟, 我们进一步探究易感人群的接种率对疾病传播的影响. 由
图 2.7 可知, 当易感人群的接种率 ϕ 的值增加时, 易感的个体数相应减少而接
种的个体数会随之增加, 与此同时, 已感染的个体和霍乱弧菌病原体的轨迹曲线
收敛的速度降低. 这说明提高疫苗接种率可有效地延缓感染, 霍乱疫苗的应用是
预防和控制霍乱流行和感染的有效措施, 这与图 2.6 的数值结果是一致的.

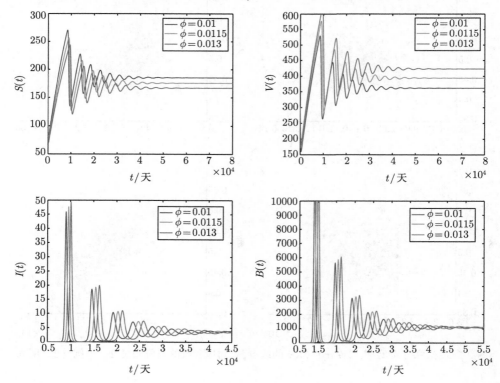

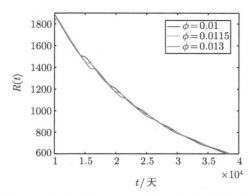

图 2.7 易感人群的接种率 ϕ 对系统 (2.2.1) 动力学性态的影响, 相应的初值和参数取值与图 2.3 保持一致

2.2.5.5 接种者免疫衰减率的影响

通常, 接种疫苗后的抗体水平衰减趋势和免疫持久性是评价疫苗免疫效果的重要指标. 图 2.8 探究了接种者的免疫衰减率 η 对疾病传播的影响. 由图 2.8 观

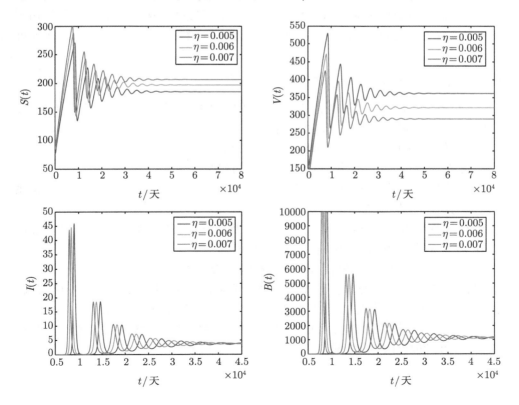

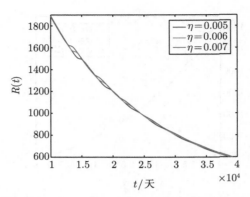

图 2.8　接种者的免疫衰减率 η 对系统 (2.2.1) 动力学性态的影响, 相应的初值和参数取值与图 2.3 保持一致

察发现, 当免疫衰减率 η 逐渐增大时, 易感个体数相应增加, 而接种的个体数会逐渐减少; 同时, 已感染个体和霍乱弧菌病原体的轨迹曲线收敛的速度加快. 这表明疫苗接种一定时间后, 疫苗对接种个体的保护作用会逐渐下降, 这与图 2.6 的数值结果是一致的. 因此, 我们可通过明确接种对象、严把接种程序、科学接种等措施降低被接种者的免疫衰减率, 提高接种疫苗的有效率, 加强对疾病流行地区人群的保护作用.

2.2.5.6　最优控制问题的数值解

本小节, 为验证控制策略的可行性, 我们应用前推回代法并结合四阶龙格–库塔方法 [122] 来求解最优控制问题的数值解. 记 $x = (x_1, \cdots, x_{N+1})$ 和 $\lambda = (\lambda_1, \cdots, \lambda_{N+1})$ 是状态和伴随向量的近似值. 下面给出具体的求解过程:

(1) 首先, 在时间区间 $[0, T]$ 内给出 U 的初始估测值.

(2) 利用初始条件 $x(0) = a$ 和 U 的初始估测值, 在区间 $[0, T]$ 上前向求解系统对应的状态方程 (2.2.13).

(3) 利用横截条件 $\lambda_{N+1} = \lambda(T) = 0$ 以及上一步求解出的 U 和 x 的值, 在区间 $[0, T]$ 上后向求解对应的协态方程 (2.2.16).

(4) 将新的 x 和 λ 的值代入到最优控制的表达式中求出其值.

(5) 检查收敛性. 若本次迭代与前次迭代中的变量值接近, 可忽略不计, 即输出当前值作为所求. 若误差较大, 则返回步骤 (2), 进行下一次迭代.

当上述所有步骤完成时, 我们可得到相应的最优控制策略, 图 2.9 给出了最优控制 U 随时间变化的趋势图.

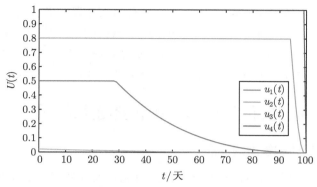

图 2.9 四种最优控制策略的轨迹图

考虑到医疗技术以及控制成本的限制，我们令 $u_{1\max} = 0.5$, $u_{2\max} = 0.8$, $u_{3\max} = 0.6$ 和 $u_{4\max} = 1$. 由图 2.9 观察发现，从霍乱开始暴发到 30 天后 $u_1(t)$ 逐渐减小，这说明疫苗接种策略能够有效地抑制霍乱的传播，但在一定时间后可适当控制易感者接种的比例以有效地节约接种疫苗的成本. 针对减少与污水中霍乱弧菌接触的隔离措施 $u_2(t)$，在霍乱传播的 90 天后，逐步变小直至达到下界，该变化趋势表明在霍乱暴发初期，减少与污水中霍乱弧菌接触的隔离效果是很明显的，能够有效地阻止霍乱的进一步流行和扩散. 此外，降低疫苗免疫效果的衰减率 $u_3(t)$ 需要考虑到疫苗的冷链运输和科学接种等因素，相应的成本也会较高，所以暂时可不采用这种控制策略. 对环境卫生策略 $u_4(t)$ 来说在整个霍乱流行时期一直处于最大值，这表明在霍乱流行期间，在适当考虑成本的前提下最大程度地加强饮用水的消毒和食品管理，改善环境卫生条件是很有必要的.

图 2.10 进一步给出了实施最优控制策略与否已感染的个体数和霍乱弧菌病原体的浓度随时间的变化对比图. 由图 2.10 观察发现，在最优控制策略的影响

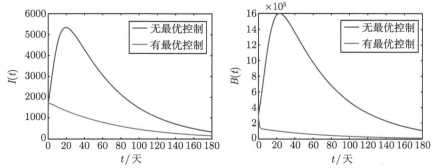

图 2.10 有无最优控制策略的 $I(t)$ 和 $B(t)$ 的轨线图，其中对应参数的取值如表 2.1 中例 2.2.2 所列，相应的初值为 $(S(0), V(0), I(0), B(0), R(0)) = (6000, 300, 1700, 300000, 3000)$

下, 感染者人数与环境中霍乱弧菌的浓度均有显著下降. 尤其是已感染个体的数量从 1700 快速减少到 450, 到 $t = 180$ 天时, 感染的个体数为无最优控制情况下的一半. 综上可知, 上述最优控制策略不仅能有效控制霍乱的传播和流行, 还能尽可能地使在霍乱防治过程中付出的成本相对最低.

2.3　具有疫苗接种策略和多种传播途径的霍乱动力学模型

2.3.1　问题的描述和模型的建立

作为典型的水源性传染病, 环境与人的间接传播是霍乱最常见的传播方式, 即通过摄入被环境中霍乱弧菌污染的水或食物而感染 [6,123]. 文献 [29] 中, Mukandavire 等的研究工作表明了人与人的直接接触传播对霍乱暴发和流行的重要性, 尤其是对津巴布韦这样非洲东南部的内陆国家. 文献 [124] 中, Goh 等针对新加坡一家精神病院暴发的霍乱疫情流行病学调查研究也指出, 人与人的密切接触传播是导致这次霍乱暴发的主要传播途径. 事实上, 早期多数霍乱传播模型都侧重于研究环境对人的传播途径对疾病传播的影响, 而同时考虑人与人 (直接) 和环境与人 (间接) 等多种传播途径的研究工作尚不多见.

本节, 基于文献 [29] 和 [125] 的工作, 我们将综合考虑环境与人和人与人的传播途径、饱和发生率和疫苗接种策略对霍乱传播动力学的影响. 为此, 我们考虑以下微分方程系统:

$$
\begin{aligned}
\dot{S}(t) &= A - \phi S(t) - \left(\beta_h I(t) + \frac{\beta_e B(t)}{K + B(t)} \right) S(t) - \mu S(t) + \eta V(t), \\
\dot{V}(t) &= \phi S(t) - \left(\beta_h I(t) + \frac{\beta_e B(t)}{K + B(t)} \right) \sigma V(t) - (\mu + \eta) V(t), \\
\dot{I}(t) &= \left(\beta_h I(t) + \frac{\beta_e B(t)}{K + B(t)} \right) (S(t) + \sigma V(t)) - (\mu + \gamma + d) I(t), \\
\dot{B}(t) &= \xi I(t) - \delta B(t), \\
\dot{R}(t) &= \gamma I(t) - \mu R(t),
\end{aligned}
\tag{2.3.1}
$$

这里 β_e 和 β_h 分别表示从受污染的环境和通过人与人之间的相互作用摄入弧菌的速率, 相应地, $\beta_e B(t)/(K + B(t))$ 和 $\beta_h I(t)$ 分别是环境对人和人对人的传播率. 系统 (2.3.1) 中其余参数的定义同系统 (2.2.1) 中一致.

系统 (2.3.1) 的初始条件为

$$
S(0) \geqslant 0, \quad V(0) \geqslant 0, \quad I(0) \geqslant 0, \quad B(0) \geqslant 0, \quad R(0) \geqslant 0.
\tag{2.3.2}
$$

容易验证系统 (2.3.1) 满足初始条件 (2.3.2) 的所有解在区间 $[0, +\infty)$ 上有定义, 且对所有 $t \geqslant 0$ 恒为正.

2.3.2 平衡点的存在性和解的有界性

本小节, 我们将讨论系统 (2.3.1) 可行平衡点的存在性和解的有界性.

系统 (2.3.1) 总存在一个无病平衡点 $E_0(S_0, V_0, 0, 0, 0)$, 其中

$$S_0 = \frac{A(\mu + \eta)}{\mu(\mu + \eta + \phi)}, \quad V_0 = \frac{A\phi}{\mu(\mu + \eta + \phi)}.$$

下面我们利用文献 [87] 中下一代矩阵的方法计算系统 (2.3.1) 的基本再生数.

令

$$\mathcal{F} = \begin{pmatrix} \left(\beta_h I + \dfrac{\beta_e B}{K + B}\right)(S + \sigma V) \\ 0 \end{pmatrix}, \quad \mathcal{V} = \begin{pmatrix} (\mu + \gamma + d)I \\ -\xi I + \delta B \end{pmatrix},$$

计算可得系统 (2.3.1) 中感染仓室 (I, B) 在 E_0 处的 Jacobian 矩阵为

$$F = \begin{pmatrix} \beta_h S_0 + \sigma\beta_h V_0 & \dfrac{\beta_e S_0 + \sigma\beta_e V_0}{K} \\ 0 & 0 \end{pmatrix}, \quad V = \begin{pmatrix} \mu + \gamma + d & 0 \\ -\xi & \delta \end{pmatrix}.$$

于是, 相应的下一代矩阵为

$$FV^{-1} = \begin{pmatrix} \dfrac{\beta_h S_0 + \sigma\beta_h V_0}{\mu + \gamma + d} + \dfrac{(\beta_e S_0 + \sigma\beta_e V_0)\xi}{K\delta(\mu + \gamma + d)} & \dfrac{\beta_e S_0 + \sigma\beta_e V_0}{K\delta} \\ 0 & 0 \end{pmatrix},$$

由此可得系统 (2.3.1) 的基本再生数为

$$\mathscr{R}_0 = \rho(FV^{-1}) = \frac{A\beta_h(\mu + \eta + \sigma\phi)}{\mu(\mu + \gamma + d)(\mu + \eta + \phi)} + \frac{A\beta_e\xi(\mu + \eta + \sigma\phi)}{\mu K\delta(\mu + \gamma + d)(\mu + \eta + \phi)}.$$

容易验证, 当 $\mathscr{R}_0 > 1$ 时, 除无病平衡点 E_0 外, 系统 (2.3.1) 存在一个地方病平衡点 $E^*(S^*, V^*, I^*, B^*, R^*)$, 其中

$$S^* = \frac{a_0(K + B^*)^2 + a_1(K + B^*)}{a_2(K + B^*)^2 + a_3(K + B^*) + a_4},$$

$$V^* = \frac{A\phi\xi^2(K + B^*)^2}{a_2(K + B^*)^2 + a_3(K + B^*) + a_4},$$

$$I^* = \frac{\delta}{\xi}B^*, \quad R^* = \frac{\gamma\delta}{\mu\xi}B^*,$$

这里

$$a_0 = A(\mu + \eta)\xi^2,$$

$$a_1 = A\xi\sigma B^*(\beta_h\delta + \beta_e\xi),$$

$$a_2 = \beta_h\delta B^*[\sigma\beta_h\delta B^* + (\mu + \eta)\xi] + (\phi + \mu + \eta)\mu,$$

$$a_3 = \sigma\beta_e B^*\xi[\beta_h\delta B^* + (\phi + \mu)\xi] + \beta_e B^*\xi[\sigma\delta\beta_h B^* + (\mu + \eta)\xi],$$

$$a_4 = \sigma\beta_e^2 B^{*2}\xi^2,$$

B^* 是方程

$$h(B) = b_4 B^4 + b_3 B^3 + b_2 B^2 + b_1 B + b_0 = 0 \tag{2.3.3}$$

的正实根, 这里

$$b_0 = k^2\delta\mu\xi^2(\mu + \gamma + d)(\mu + \phi + \eta)(1 - \mathscr{R}_0),$$

$$\begin{aligned}
b_1 = {} & (\mu + \gamma + d)[K^2\beta_h\delta^2(\mu + \eta)\xi + K^2\beta_h\sigma\delta^2(\phi + \mu)\xi \\
& + 2K\delta\mu(\mu + \phi + \eta)\xi^2 + K\delta\beta_e\xi^2(\mu + \eta) + K\sigma\delta\beta_e\xi^2(\mu + \phi)] \\
& - K^2 A\xi\beta_h^2\sigma\delta^2 - 2KA\xi^2\beta_h\delta(\mu + \eta + \phi\sigma) - 2KA\beta_h\beta_e\xi^2\sigma\delta \\
& - A\xi^3\beta_e(\mu + \eta + \phi\sigma) - A\xi^3\beta_e^2\sigma,
\end{aligned}$$

$$\begin{aligned}
b_2 = {} & (\mu + \gamma + d)[K^2\beta_h^2\sigma\delta^3 + 2K\beta_h\delta^2(\mu + \eta)\xi + 2K\beta_h\sigma\delta^2(\phi + \mu)\xi \\
& + \delta\mu(\mu + \phi + \eta)\xi^2 + 2K\xi\beta_h\beta_e\sigma\delta^2 + (\phi + \mu)\xi^2\beta_e\delta\sigma + \beta_e\delta\xi^2(\mu + \eta)] \\
& + (\mu + \gamma + d)\sigma\beta_e^2\delta\xi^2 - 2kA\xi\beta_h^2\sigma\delta^2 \\
& - 2A\xi^2\beta_h\beta_e\delta\sigma - A\beta_h\delta\xi^2(\mu + \eta + \phi\sigma),
\end{aligned}$$

$$\begin{aligned}
b_3 = {} & (\mu + \gamma + d)[2K\beta_h^2\sigma\delta^3 + \beta_h\delta^2(\mu + \eta)\xi + \beta_h\sigma\delta^2(\phi + \mu)\xi + 2\beta_h\beta_e\sigma\delta^2\xi] \\
& - A\xi\sigma\beta_h^2\delta^2,
\end{aligned}$$

$$b_4 = (\mu + \gamma + d)\beta_h^2\sigma\delta^3.$$

注意到, 当 $\mathscr{R}_0 > 1$ 时, 有 $\lim\limits_{B \to +\infty} h(B) = +\infty$ 和 $h(0) = b_0 < 0$ 成立. 因此, 当 $\mathscr{R}_0 > 1$ 时, 系统 (2.3.1) 至少存在一个正平衡点 E^*.

记 $N = S + V + I + R$, 从而有 $\dot{N} \leqslant A - \mu N$, 由此可得

$$\limsup_{t \to +\infty} N(t) \leqslant \frac{A}{\mu}.$$

进一步由系统 (2.3.1) 的第四个方程可得

$$\limsup_{t \to +\infty} B(t) \leqslant \frac{A\xi}{\mu\delta}.$$

因此, 集合

$$\Omega = \left\{ (S, V, I, B, R) \in \mathbb{R}_+^5 : 0 \leqslant S + V + I + R \leqslant \frac{A}{\mu}, 0 \leqslant B \leqslant \frac{A\xi}{\mu\delta} \right\}$$

是系统 (2.3.1) 的正不变集.

2.3.3 全局渐近稳定性

本小节, 通过构造适当的 Lyapunov 函数, 我们分别研究系统 (2.3.1) 的无病平衡点 E_0 和地方病平衡点 E^* 的全局渐近稳定性.

定理 2.3.1 当 $\mathscr{R}_0 < 1$ 时, 系统 (2.3.1) 的无病平衡点 $E_0(S_0, V_0, 0, 0, 0)$ 是全局渐近稳定的.

证明 设 $(S(t), V(t), I(t), B(t), R(t))$ 是系统 (2.3.1) 满足初始条件 (2.3.2) 的任一正解. 定义

$$L_1(t) = S(t) - S_0 - S_0 \ln \frac{S(t)}{S_0} + V(t) - V_0 - V_0 \ln \frac{V(t)}{V_0}$$
$$+ I(t) + \frac{\beta_e S_0 + \sigma\beta_e V_0}{K\delta} B(t).$$

沿系统 (2.3.1) 的解计算 $L_1(t)$ 的全导数, 可得

$$\frac{\mathrm{d}}{\mathrm{d}t} L_1(t) = \mu S_0 \left(2 - \frac{S_0}{S(t)} - \frac{S(t)}{S_0} \right) + \eta V_0 \left(2 - \frac{S_0 V(t)}{V_0 S(t)} - \frac{V_0 S(t)}{S_0 V(t)} \right)$$
$$+ \mu V_0 \left(3 - \frac{S(t)}{S_0} - \frac{V(t)}{V_0} - \frac{V_0 S(t)}{S_0 V(t)} \right)$$
$$+ (\mu + \gamma + d)(\mathscr{R}_0 - 1) I(t) - \frac{(\beta_1 S_0 + \sigma\beta_1 V_0) B(t)^2}{K(K + B(t))}. \tag{2.3.4}$$

由 (2.3.4) 式可知, 若 $\mathscr{R}_0 < 1$, 则对于所有的 $(S, V, I, B, R) \neq (S_0, V_0, 0, 0, 0)$, 均有 $L_1'(t) < 0$ 成立. 因此, 由文献 [85] 中的 Lyapunov 稳定性定理可知, 系统 (2.3.1) 的无病平衡点 E_0 是全局渐近稳定的. □

定理 2.3.2 当 $\mathscr{R}_0 > 1$ 时, 系统 (2.3.1) 的地方病平衡点 $E^*(S^*, V^*, I^*, B^*, R^*)$ 是全局渐近稳定的.

证明　设 $(S(t), V(t), I(t), B(t), R(t))$ 是系统 (2.3.1) 满足初始条件 (2.3.2) 的任一正解. 定义

$$
\begin{aligned}
L_2(t) = {}& S(t) - S^* - S^* \ln \frac{S(t)}{S^*} + V(t) - V^* - V^* \ln \frac{V(t)}{V^*} \\
& + I(t) - I^* - I^* \ln \frac{I(t)}{I^*} + \frac{\beta_e S^* + \sigma \beta_e V^*}{(K + B^*)\delta} \left(B(t) - B^* - B^* \ln \frac{B(t)}{B^*} \right).
\end{aligned}
$$

沿系统 (2.3.1) 的解计算 $L_2(t)$ 的全导数, 可得

$$
\begin{aligned}
\frac{\mathrm{d}}{\mathrm{d}t} L_2(t) = {}& (\mu + \beta_h I^*) S^* \left(2 - \frac{S(t)}{S^*} - \frac{S^*}{S(t)} \right) \\
& + \eta V^* \left(2 - \frac{S^* V(t)}{V^* S(t)} - \frac{V^* S(t)}{S^* V(t)} \right) \\
& + (\mu + \sigma \beta_h I^*) V^* \left(3 - \frac{S^*}{S(t)} - \frac{V(t)}{V^*} - \frac{V^* S(t)}{S^* V(t)} \right) \\
& + \frac{\beta_e S^* B^*}{K + B^*} \left(4 - \frac{S^*}{S(t)} - \frac{B^* I(t)}{I^* B(t)} - \frac{K + B(t)}{K + B^*} \right. \\
& \qquad\qquad\quad \left. - \frac{(K + B^*) I^* S(t) B(t)}{S^* B^* (K + B(t)) I(t)} \right) \\
& + \frac{\sigma \beta_e V^* B^*}{K + B^*} \left(5 - \frac{S^*}{S(t)} - \frac{V^* S(t)}{S^* V(t)} - \frac{B^* I(t)}{I^* B(t)} \right. \\
& \qquad\qquad\quad \left. - \frac{K + B(t)}{K + B^*} - \frac{(K + B^*) I^* V(t) B(t)}{V^* B^* (K + B(t)) I(t)} \right) \\
& - \frac{K \beta_e (S^* + \sigma V^*) (B^* - B(t))^2}{(K + B^*)^2 (K + B(t))}.
\end{aligned}
\tag{2.3.5}
$$

由 (2.3.5) 式可知, 若 $\mathscr{R}_0 > 1$, 则对于所有的 $(S, V, I, B, R) \neq (S^*, V^*, I^*, B^*, R^*)$, 均有 $L_2'(t) < 0$ 成立. 因此, 由文献 [85] 中的 Lyapunov 稳定性定理可知, 系统 (2.3.1) 的平衡点 E^* 是全局渐近稳定的.　　　　　　　　□

2.3.4　最优控制策略研究

本小节, 我们利用 Pontryagin 极小值原理研究控制霍乱传播的最优策略.

系统 (2.3.1) 对应的控制系统为

$$
\begin{aligned}
\dot{S}(t) = {}& A - (\mu + u_1(t)) S(t) + \eta V(t) \\
& - \left(\beta_h (1 - u_2(t)) I(t) + \frac{\beta_e (1 - u_3(t)) B(t)}{K + B(t)} \right) S(t),
\end{aligned}
$$

$$\dot{V}(t) = u_1(t)S(t) - \left(\beta_h(1 - u_2(t))I(t) + \frac{\beta_e(1 - u_3(t))B(t)}{K + B(t)} \right) \sigma V(t)$$

$$- (\mu + \eta)V(t),$$

$$\dot{I}(t) = \left(\beta_h(1 - u_2(t))I(t) + \frac{\beta_e(1 - u_3(t))B(t)}{K + B(t)} \right) (S(t) + \sigma V(t))$$

$$- (\mu + d + \gamma + u_4(t))I(t),$$

$$\dot{B}(t) = \xi I(t) - (\delta + u_5(t))B(t),$$

$$\dot{R}(t) = (\gamma + u_4(t))I(t) - \mu R(t), \tag{2.3.6}$$

其中 $u_1(t)$ 为针对易感人群的疫苗接种策略, $u_2(t)$ 和 $u_3(t)$ 分别表示可减少人与人之间的传播和环境与人之间传播的隔离策略, $u_4(t)$ 为针对感染者采取的治疗措施, $u_5(t)$ 表示一种旨在杀死受污染水中霍乱弧菌的卫生环境措施.

记 $X = (S, V, I, B, R)$, 相应的约束集合 $\mathcal{X}$ 为

$$\mathcal{X} = \{X(\cdot) \in W^{1,1}([0,T]; \mathbb{R}^5)|\ X(\cdot)满足\ (2.3.2)\ 和\ (2.3.6)\},$$

其中 T 表示末端时刻, 即控制结束的时间.

定义控制函数集为 $U = \{u_i(t)\ |\ i = 1, \cdots, 5\}$, 并满足以下约束条件

$$\mathcal{U} = \{U(\cdot) \in L^\infty([0,T]; \mathbb{R}^5)|0 \leqslant u_i(t) \leqslant u_{i\max} \leqslant 1,\ i = 1, \cdots, 5,\ \forall\ t \in [0,T]\},$$

这里 $u_{i\max}\ (i = 1, \cdots, 5)$ 分别表示疫苗接种策略、人与人之间传播和环境与人之间传播的隔离策略、治疗以及卫生环境措施的最大效率.

下面, 定义目标函数为

$$Q(X(\cdot), U(\cdot)) = \int_0^T g(X(t), U(t)) \mathrm{d}t,$$

其中, 函数 g 称为运行收益函数 [85]. 最优控制问题的目标是在时间区间 $[0, T]$ 上寻找最优控制 $U^\star(\cdot) \in \mathcal{U}$ 和相应的最优状态 $X^\star(\cdot) = (S^\star(\cdot), V^\star(\cdot), I^\star(\cdot), B^\star(\cdot), R^\star(\cdot)) \in \mathcal{X}$, 使其满足

$$Q(X^\star(\cdot), U^\star(\cdot)) = \min_{X(\cdot), U(\cdot) \in \mathcal{X} \times \mathcal{U}} Q(X(\cdot), U(\cdot)). \tag{2.3.7}$$

根据 Filippov–Cesari 存在定理 [85], 首先可得以下结论.

定理 2.3.3 存在一个 $U^\star(\cdot)$ 使得 (2.3.7) 中的目标函数最小化.

为寻求最优解, 定义该控制问题的 Hamilton 函数 H 为

$$H(X, U, \lambda)$$

$$= g(X(t), U(t))$$

$$+ \lambda_S \left(A - (\mu + u_1(t))S - \left(\beta_h(1 - u_2(t))I + \frac{\beta_e(1 - u_3(t))B}{K + B} \right) S + \eta V \right)$$

$$+ \lambda_V \left(u_1(t)S - \left(\beta_h(1 - u_2(t))I + \frac{\beta_e(1 - u_3(t))B}{K + B} \right) \sigma V - (\mu + \eta)V \right)$$

$$+ \lambda_I \left[\left(\beta_h(1 - u_2(t))I + \frac{\beta_e(1 - u_3(t))B}{K + B} \right) (S + \sigma V) - (\mu + d + \gamma + u_4(t))I \right]$$

$$+ \lambda_B \left[\xi I - (\delta + u_5(t))B \right]$$

$$+ \lambda_R \left[(\gamma + u_4(t))I - \mu R \right],$$

其中 $\lambda(t) = (\lambda_S(t), \lambda_I(t), \lambda_V(t), \lambda_B(t), \lambda_R(t))$ 为伴随向量, 且满足

$$\lambda_S' = -\frac{\partial H}{\partial S}, \quad \lambda_V' = -\frac{\partial H}{\partial V}, \quad \lambda_I' = -\frac{\partial H}{\partial I}, \quad \lambda_B' = -\frac{\partial H}{\partial B}, \quad \lambda_R' = -\frac{\partial H}{\partial R}.$$

根据 Pontryagin 极小值原理 [113], 如果 $U \in \mathcal{U}$ 是对具有末端时刻 T 的问题 (2.3.7) 的最优解, 则存在一个非平凡的绝对连续映射 $\lambda : [0, T] \to \mathbb{R}^5$, 使得

(1) 控制系统:

$$S' = \frac{\partial H}{\partial \lambda_S}, \quad V' = \frac{\partial H}{\partial \lambda_V}, \quad I' = \frac{\partial H}{\partial \lambda_I}, \quad B' = \frac{\partial H}{\partial \lambda_B}, \quad R' = \frac{\partial H}{\partial \lambda_R};$$

(2) 伴随系统:

$$\frac{\mathrm{d}\lambda_S}{\mathrm{d}t} = (\mu + u_1(t))\lambda_S + \left(\beta_h(1 - u_2(t))I + \frac{\beta_e(1 - u_3(t))B}{K + B} \right)(\lambda_S - \lambda_I)$$

$$- u_1(t)\lambda_V - \frac{\partial g}{\partial S},$$

$$\frac{\mathrm{d}\lambda_V}{\mathrm{d}t} = (\mu + \eta)\lambda_V + \left(\sigma\beta_h(1 - u_2(t))I + \frac{\sigma\beta_e(1 - u_3(t))B}{K + B} \right)(\lambda_V - \lambda_I)$$

$$- \eta\lambda_S - \frac{\partial g}{\partial V},$$

$$\frac{\mathrm{d}\lambda_I}{\mathrm{d}t} = \beta_h(1 - u_2(t))S(\lambda_S - \lambda_I) + \sigma\beta_h(1 - u_2(t))V(\lambda_V - \lambda_I)$$

$$+ (\mu + \gamma + u_4(t) + d)\lambda_I - \xi\lambda_B - u_4(t)\lambda_R - \frac{\partial g}{\partial I},$$

$$\frac{\mathrm{d}\lambda_B}{\mathrm{d}t} = \frac{\beta_e(1 - u_3(t))SK}{(K + B)^2}(\lambda_S - \lambda_I) + \frac{\sigma\beta_e(1 - u_3(t))VK}{(K + B)^2}(\lambda_V - \lambda_I)$$

$$+ (\delta + u_5(t))\lambda_B - \frac{\partial g}{\partial B},$$

$$\frac{\mathrm{d}\lambda_R}{\mathrm{d}t} = \mu\lambda_R - \frac{\partial g}{\partial R}; \tag{2.3.8}$$

(3) 最小化条件:

$$\frac{\partial H}{\partial u_i} = 0, \quad i = 1, \cdots, 5,$$

以及横截条件

$$\lambda_S(T) = \lambda_V(T) = \lambda_I(T) = \lambda_B(T) = \lambda_R(T) = 0 \tag{2.3.9}$$

对几乎所有的 $t \in [0, T]$ 均成立.

下面, 为探讨运行收益函数 $g(X(t), U(t))$ 对最优控制解的敏感性, 我们考虑两种不同形式的运行收益函数.

首先取运行收益函数为

$$g_1(X(t), U(t)) = I + \frac{C_{11}}{2}u_1(t)^2 + \frac{C_{21}}{2}u_2(t)^2 + \frac{C_{31}}{2}u_3(t)^2$$

$$+ \frac{C_{41}}{2}u_4(t)^2 + \frac{C_{51}}{2}u_5(t)^2, \tag{2.3.10}$$

这里 $C_{i1}(i = 1, \cdots, 5)$ 表示相应控制措施的权重系数. $C_{11}u_1^2/2$, $C_{21}u_2^2/2$, $C_{31}u_3^2/2$, $C_{41}u_4^2/2$ 和 $C_{51}u_5^2/2$ 分别刻画了采取这些控制措施所涉及的成本 [85]. 在这种情况下, 根据上面的讨论, 我们可得相应的最优控制为

$$\widetilde{u}_{11} = \frac{(\lambda_{S1} - \lambda_{V1})S}{C_{11}},$$

$$\widetilde{u}_{21} = \frac{\beta_h SI(\lambda_{I1} - \lambda_{S1}) + \sigma\beta_h VI(\lambda_{I1} - \lambda_{V1})}{C_{21}},$$

$$\widetilde{u}_{31} = \frac{\beta_e SB(\lambda_{I1} - \lambda_{S1}) + \sigma\beta_e VB(\lambda_{I1} - \lambda_{V1})}{C_{31}(K + B)},$$

$$\widetilde{u}_{41} = \frac{(\lambda_{I1} - \lambda_{R1})I}{C_{41}}, \quad \widetilde{u}_{51} = \frac{\lambda_{B1}B}{C_{51}}. \tag{2.3.11}$$

若取运行收益函数为

$$
\begin{aligned}
g_2(X(t), U(t)) = {} & I + C_{12}\left(u_1(t) + u_1(t)^2\right) \\
& + C_{22}\left(u_2(t) + u_2(t)^2\right) + C_{32}\left(u_3(t) + u_3(t)^2\right) \\
& + C_{42}\left(u_4(t) + u_4(t)^2\right) + C_{52}\left(u_5(t) + u_5(t)^2\right), \tag{2.3.12}
\end{aligned}
$$

这里 $C_{i2}(i = 1, \cdots, 5)$ 仍表示对应控制措施的权重系数. $C_{12}\left(u_1(t) + u_1(t)^2\right)$, $C_{22}\left(u_2(t) + u_2(t)^2\right)$, $C_{32}\left(u_3(t) + u_3(t)^2\right)$, $C_{42}\left(u_4(t) + u_4(t)^2\right)$, $C_{52}\left(u_5(t) + u_5(t)^2\right)$ 表示与这些控制相关联的适当成本函数 [126]. 此时, 计算可得

$$
\begin{aligned}
\widetilde{u}_{12} &= \frac{(\lambda_{S2} - \lambda_{V2})S - C_{12}}{2C_{12}}, \\
\widetilde{u}_{22} &= \frac{\beta_h SI(\lambda_{I2} - \lambda_{S2}) + \sigma\beta_h VI(\lambda_{I2} - \lambda_{V2}) - C_{22}}{2C_{22}}, \\
\widetilde{u}_{32} &= \frac{\beta_e SB(\lambda_{I2} - \lambda_{S2}) + \sigma\beta_e VB(\lambda_{I2} - \lambda_{V2}) - C_{32}}{2C_{32}(K + B)}, \\
\widetilde{u}_{42} &= \frac{(\lambda_{I2} - \lambda_{R2})I - C_{42}}{C_{42}}, \\
\widetilde{u}_{52} &= \frac{\lambda_{B2}B - C_{52}}{2C_{52}},
\end{aligned} \tag{2.3.13}
$$

其中 $\lambda_{Sj}, \lambda_{Vj}, \lambda_{Ij}, \lambda_{Bj}, \lambda_{Rj}$ $(j = 1, 2)$ 满足 (2.3.8) 和 (2.3.9). 因此, 我们有

$$u_{ij}^* = \max[0, \min(\widetilde{u}_{ij}, u_{i\max})],$$

其中 $\widetilde{u}_{ij}$ $(i = 1, \cdots, 5; j = 1, 2)$ 由 (2.3.13) 所定义.

2.3.5　数值模拟

本小节, 我们首先基于系统 (2.3.1) 和索马里霍乱疫情中感染的实际病例数进行数据拟合. 然后, 为评估控制策略的可行性, 基于 2.3.4 小节的讨论来求解最优控制问题的数值解.

2.3.5.1　索马里霍乱暴发的数据拟合

本小节, 我们基于系统 (2.3.1) 和索马里霍乱疫情中感染的实际病例数进行数据拟合. 表 2.2 中列出了数据拟合中各变量初值和相关参数的取值.

表 2.2　模型 (2.3.1) 中参数的取值和各变量的初始值 (周)

参数	定义	取值	来源
A	常数出生率	7342	[128]
ϕ	易感者疫苗接种率	4.2836×10^{-3}	拟合
β_h	人与人之间的传播率	4.3771×10^{-10}	拟合
β_e	环境对人的传播率	0.5959×10^{-4}	拟合
K	环境中霍乱病毒的浓度	10^6	[33]
μ	人类的自然死亡率	0.00038	[128]
η	疫苗的损耗率	0.0104	[129]
σ	疫苗效能降低率	0.5	[129]
γ	感染者的恢复率	1.5	[33]
d	霍乱死亡率	0.006	[128]
ξ	霍乱弧菌的释放速度	70	[33]
δ	弧菌的自然死亡率	0.197	[33]
初始值	定义	取值	来源
$S(0)$	最初的易感人群	12316000	[127]
$V(0)$	初始接种人群	0	[127]
$I(0)$	最初被感染的人群	192	[127]
$B(0)$	弧菌的初始浓度	205740	拟合
$R(0)$	最初恢复人口	147	拟合

2019 年 1 月, 索马里暴发了新一轮霍乱疫情. 6 月 22 日, 索马里启动了非洲最大的口服霍乱疫苗 (OCV) 免疫运动之一, 即从 2019 年第 25 周开始, 在索马里高风险地区开展接种疫苗活动, 以消除脆弱人群感染该疾病的风险. 下面我们利用 2019 年第 25 周至 39 周的数据并应用蒙特卡罗方法进行拟合. 此外, 基于 2017 年 12 月以来实际报道的累计病例数[127], 这里将初始病例数取为 7994. 由图 2.11 观察可知系统 (2.3.1) 的解曲线与报道的实际霍乱病例数据吻合得较好, 这也进一步表明了本节所建模型的合理性.

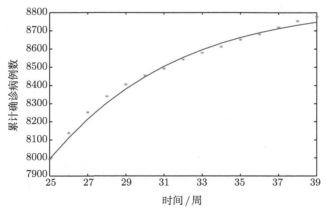

图 2.11　系统 (2.3.1) 与 2019 年第 25 周至 39 周索马里霍乱累计病例数的拟合结果, 其中红点代表实际数据, 蓝色曲线是系统 (2.3.1) 的解曲线

2.3.5.2　最优控制问题的数值解

本小节, 我们将求解最优控制问题的数值解. 考虑到医疗技术和控制成本的限制, 令 $u_{1\max} = 0.7, u_{2\max} = 0.9, u_{3\max} = 0.6, u_{4\max} = 0.5$ 和 $u_{5\max} = 0.8$, 并假设单位时间内用于疫苗接种、隔离、治疗和环境卫生措施的费用大致相同.

下面, 针对 2.3.4 小节中给出的两种运行收益函数 $g_1(X(t), U(t))$ 和 $g_2(X(t), U(t))$, 分别选取成本参数

$$C_{11} = 1, \quad C_{21} = 1, \quad C_{31} = 1, \quad C_{41} = 1, \quad C_{51} = 1$$

和

$$C_{12} = 1, \quad C_{22} = 1, \quad C_{32} = 1, \quad C_{42} = 1, \quad C_{52} = 1.$$

图 2.12 (a) 和 (b) 分别给出了基于两类收益函数的五种最优控制策略的轨迹图. 由图 2.12 观察发现, 在两种情况下, 针对感染者的隔离策略 $u_2(t)$ 和治疗措施 $u_4(t)$ 在疫情的初始暴发阶段均需要最大强度地持续作用一段时间, 大概 10 周后逐渐变小直至达到下界. 为减少环境到人的传播所采取的隔离措施 $u_3(t)$ 在 1 周内逐步增加, 直至 9 周前都保持在较高的水平然后会逐渐下降. 这表明隔离和治疗措施能够有效地控制霍乱的流行和扩散. 在一定时间后, 疾病的流行水平会明显的下降, 此时可逐步取消隔离和控制措施以便于有效地节约成本. 图 2.12 (a) 和 (b) 中, 疫苗接种策略 $u_1(t)$ 分别从霍乱开始暴发到 7 周后和 4 周后逐渐减少, 这说明疫苗接种策略能有效地控制霍乱的传播, 但基于不同的收益函数, 控制疫苗接种比例的时间也有所不同, 最优控制解对选择的成本函数是相对敏感的. 此外, 图 2.12 (a) 表明基于收益函数 g_1 下的环境卫生策略 $u_5(t)$ 在霍乱流行期间一直处于较高的水平, 这表明在霍乱流行期间, 在考虑成本的前提下应最大程度地加强饮用水的消毒和食品管理, 改善环境卫生条件, 而图 2.12 (b) 则表明基于收益函数 g_2 下不推荐使用卫生策略 $u_5(t)$.

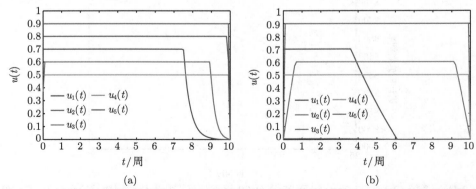

图 2.12　(a) 基于运行收益函数 g_1 的五种最优控制策略的轨迹图; (b) 基于运行收益函数 g_2 的五种最优控制策略的轨迹图

考虑到疫苗接种是短期内预防和控制霍乱的有效措施,下面我们讨论基于上述几种控制措施和仅考虑疫苗接种措施干预下的感染者人数随时间变化的情况,见图 2.13. 由图 2.13 (a) 和 (b) 可知,当考虑两种不同的运行收益函数时,接种疫苗虽然都能有效地抑制霍乱的传播,但是联合多种控制策略能取得最佳的控制效果. 因此,正如世界卫生组织 2017 年所建议的,在霍乱高风险地区及霍乱疫情期间,应使用口服霍乱疫苗,且在费用充足的情况下,应同时采取其他预防和控制策略. 对索马里、也门等霍乱高发、经济条件差的国家来说,疫苗接种策略是一种可行而有效的方法.

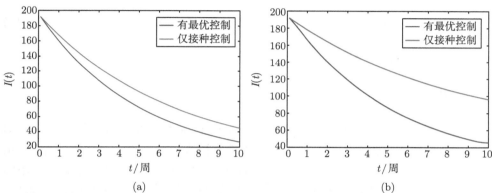

图 2.13 联合多种控制策略和仅考虑疫苗接种措施情形下,感染人数随时间的演化. (a) 基于运行收益函数 g_1 的 $I(t)$ 的轨线图; (b) 基于运行收益函数 g_2 的 $I(t)$ 的轨线图

图 2.14 (a) 和 (b) 进一步给出了在有无最优控制的情形下已感染的个体数随时间的变化对比图. 由图 2.14 观察易知,在最优控制策略的影响下,感染者的数量有显著下降,这反映了最优控制策略对于防治霍乱传播和流行的有效性.

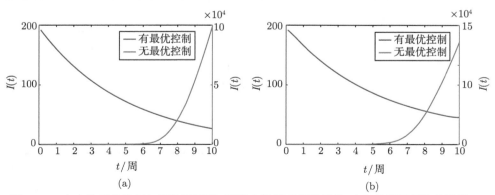

图 2.14 在实施最优控制与否的情形下,感染人数随时间的演化. (a) 基于运行收益函数 g_1 的 $I(t)$ 的轨线图; (b) 基于运行收益函数 g_2 的 $I(t)$ 的轨线图

2.3.6　讨论

值得注意的是, 为更精确地模拟传播途径, 在 2.3.1 节建模时我们使用了饱和发生率来刻画环境中的霍乱弧菌对人的传播率. 若考虑经典的双线性发生率, 则系统 (2.3.1) 变为

$$\dot{S}(t) = A - \mu S(t) - \phi S(t) - (\beta_h I(t) + \beta_e B(t)) S(t) + \eta V(t),$$

$$\dot{V}(t) = \phi S(t) - (\beta_h I(t) + \beta_e B(t)) \sigma V(t) - (\mu + \eta)V(t),$$

$$\dot{I}(t) = (\beta_h I(t) + \beta_e B(t)) (S(t) + \sigma V(t)) - (\mu + \gamma + d)I(t), \qquad (2.3.14)$$

$$\dot{B}(t) = \xi I(t) - \delta B(t),$$

$$\dot{R}(t) = \gamma I(t) - \mu R(t).$$

应用系统 (2.3.14) 和 2019 年第 25 周至 39 周索马里霍乱疫情中感染的实际病例数进行数据拟合 (图 2.15), 相应变量的初值和参数取值如表 2.3 所示. 由图 2.15 观察发现, 与考虑双线性传播率的系统 (2.3.14) 相比, 考虑饱和发生率的系统 (2.3.1) 与实际病例数的拟合效果更好. 此外, 通过计算可得基于系统 (2.3.1) 进行数据拟合时, 实际数据与系统运行结果之间的平方和误差为 6493.4, 而基于系统 (2.3.14) 进行数据拟合时, 相应的平方和误差为 16822. 这进一步说明考虑饱和发生率来刻画环境到人的传播途径可能更符合实际.

表 2.3　模型 (2.3.14) 中相关参数的取值 (周)

参数	取值	来源
A	7342	[128]
ϕ	0.5135×10^{-3}	拟合
β	2.4712×10^{-10}	拟合
β_1	0.0540×10^{-9}	拟合
μ	0.00038	[128]
$B(0)$	189340	拟合
$R(0)$	155	拟合

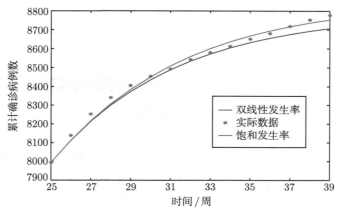

图 2.15 系统 (2.3.14) 与 2019 年第 25 周至 39 周索马里霍乱累计病例数的拟合结果, 其中红点代表实际数据, 红色曲线是系统 (2.3.1) 的解曲线, 蓝色曲线是系统 (2.3.14) 的解曲线

第 3 章　具有类年龄和生理年龄结构的霍乱传播动力学模型

在对生物种群和某些与年龄有关的疾病的传播规律进行建模和分析时, 类年龄结构是不容忽视的一个重要特征. 所谓类年龄, 是指个体从进入某一类仓室开始在该类中所度过的时间, 例如感染年龄就是指个体从进入染病者类开始在该类中所度过的时间 [130]. 除感染年龄外, 疾病潜伏年龄、疫苗接种年龄和免疫年龄等其他类年龄也是影响传染病传播和流行的重要因素 [64,131-137]. 对霍乱来说, 存在于宿主之外的环境中霍乱弧菌的传染力会随时间的推移而衰减, 而疫苗的有效性也与接种疫苗的时间密切相关, 因此, 感染霍乱疾病的风险不仅与被感染人群的感染年龄有关, 也受霍乱弧菌生物年龄以及接种者接种年龄的影响, 建立具有类年龄结构的霍乱传播动力学模型能更精确地刻画霍乱的感染机理和传播规律 [59,138,139].

相对于常微分方程和时滞微分方程所描述的传染病模型, 具有类年龄结构的传染病模型一般由常微分方程和偏微分方程耦合的方式构建, 属于无穷维动力系统, 其动力学性态特别是有关可行稳态解全局稳定性的研究也更加困难. 本章首先介绍具有类年龄结构的传染病基础模型, 然后再分别建立和研究几类具有类年龄结构的霍乱传播动力学模型的稳定性和最优控制问题.

3.1　具有类年龄结构的传染病动力学基础模型

早在 1927 年, Kermack 和 McKendrick 就在文献 [140] 中考虑了类年龄结构的影响. 具有类年龄结构的模型主要有离散型和连续型两类. 本节, 我们假定年龄是连续分布的, 基于文献 [85] 的工作, 介绍具有感染年龄的 Kermack–McKendrick SIR 连续型传染病基础模型的建模思想. 模型的具体推导过程可描述如下:

首先将总人口 N 分为易感者类 S, 染病者类 I 和恢复者类 R, 令 t 表示时间, a 表示染病个体的感染年龄, 即个体自从被感染以来的时间. 假定所有同时感染的个体组成一个疾病组, 即若他们同时感染了该疾病, 随着时间的推移, 该组成员具有相同的感染时间 a.

设 $I(a,t)$ 表示 t 时刻感染年龄为 a 的染病者的密度, 也就是说, 在 t 时刻, 感染年龄在 a 与 $a + \Delta a$ 之间的染病者的个体数近似为 $I(a,t)\Delta a$. 假定时间与年龄同步, 那么 t 时刻感染年龄在区间 $(a, a + \Delta a)$ 内的同组染病个体, 经过 Δt 时间间隔后, 在 $t + \Delta t$ 时刻, 这组的感染年龄在 $a + \Delta t$ 与 $a + \Delta a + \Delta t$ 之间, 此时染病的个体数可近似表示为 $I(a + \Delta t, t + \Delta t)\Delta a$. 将所有感染年龄组的个体相加, 则可得染病者的个体总数为

$$I(t) = \int_0^\infty I(a, t)\mathrm{d}a.$$

通常, 在某个时间区间内, 每一年龄组染病个体数量的变化主要受两个原因的影响: 一是一部分由于康复而移出的个体, 二是由于自然死亡而移出的个体. 假定染病个体的恢复率依赖于感染年龄 a, 这里用 $\gamma(a)$ 表示, 则在时间 t 和 $t + \Delta t$ 之间, 年龄区间为 $(a, a + \Delta a)$ 内康复的个体数为

$$\gamma(a)\Delta t I(a, t)\Delta a.$$

另用 μ 表示易感者类、染病者类和恢复者类的自然死亡率, 则在时间 t 和 $t + \Delta t$ 之间, 年龄区间为 $(a, a + \Delta a)$ 内的染病个体的死亡数为

$$\mu \Delta t I(a, t)\Delta a,$$

其中 $\mu I(a, t)\Delta a$ 表示 t 时刻该年龄区间内因自然死亡而移出的个体数.

因此, 在时间 t 和 $t + \Delta t$ 之间, 年龄区间为 $(a, a + \Delta)$ 内该组染病者类的个体数量变化可用以下方程表示

$$I(a + \Delta t, t + \Delta t)\Delta a - I(a, t)\Delta a = -\gamma(a)\Delta t I(a, t)\Delta a - \mu \Delta t I(a, t)\Delta a.$$

上式两端分别除以 $\Delta a \Delta t$, 整理可得

$$\frac{I(a + \Delta t, t + \Delta t) - I(a, t + \Delta t)}{\Delta t} + \frac{I(a, t + \Delta t) - I(a, t)}{\Delta t}$$
$$= -\gamma(a)I(a, t) - \mu I(a, t).$$

令 $\Delta t \to 0$, 若函数 $I(a, t)$ 关于变量 a 和 t 的偏导数存在且连续, 则有

$$\frac{\partial I(a, t)}{\partial t} + \frac{\partial I(a, t)}{\partial a} = -\gamma(a)I(a, t) - \mu I(a, t). \tag{3.1.1}$$

显然, 方程 (3.1.1) 是一阶线性偏微分方程, 它在域 $\mathscr{D} = \{(a, t) : a \geqslant 0, t \geqslant 0\}$ 上有定义.

下面来推导方程 (3.1.1) 所满足的边界条件和初始条件.

易知, t 时刻的总人口数 N 为

$$N(t) = S(t) + \int_0^\infty I(a, t)\mathrm{d}a + R(t).$$

染病个体的传染力设为 $\beta(a)N$, 这里传染率系数 β 依赖于染病个体的感染年龄 a, 这表明染病者在感染后的不同时间具有不同的传染力, 这一假设对多数传染病都是成立的. 由于易感个体在总人口中所占比例为 S/N, 因此, 一个感染年龄为 a 的染病者可能传染的新患者数为

$$\beta(a)N(t)\frac{S(t)}{N(t)} = \beta(a)S(t).$$

由于在年龄区间 $(a, a + \Delta a)$ 内有 $I(a,t)\Delta a$ 个已感染个体, 于是被该年龄区间内已感染个体传染的新患者数为

$$\beta(a)S(t)I(a,t)\Delta a.$$

从而, 被所有年龄组的感染个体所传染的全体新染病者, 即 t 时刻新感染的个体总数 $i(0,t)$ 可表示为

$$i(0,t) = S(t)\int_0^\infty \beta(a)I(a,t)\mathrm{d}a. \tag{3.1.2}$$

方程 (3.1.2) 即为偏微分方程 (3.1.1) 的边界条件.

根据上述讨论, 可进一步得到刻画易感者和恢复者变化率的动力学方程

$$\dot{S}(t) = A - S(t)\int_0^\infty \beta(a)I(a,t)\mathrm{d}a - \mu S(t) \tag{3.1.3}$$

和

$$\dot{R}(t) = \int_0^\infty \gamma(a)I(a,t)\mathrm{d}a - \mu R(t), \tag{3.1.4}$$

其中 A 表示人口的常数输入率.

基于上述分析, 具有感染年龄的 Kermack–McKendrick SIR 传染病模型可描述为

$$\begin{aligned}
&\dot{S}(t) = A - S(t)\int_0^\infty \beta(a)I(a,t)\mathrm{d}a - \mu S(t), \\
&\frac{\partial I(a,t)}{\partial t} + \frac{\partial I(a,t)}{\partial a} = -\gamma(a)I(a,t) - \mu I(a,t), \\
&\dot{R}(t) = \int_0^\infty \gamma(a)I(a,t)\mathrm{d}a - \mu R(t).
\end{aligned} \tag{3.1.5}$$

系统 (3.1.5) 的边界条件为 (3.1.2), 满足的初始条件为

$$S(0) = S_0, \quad I(a,0) = I_0(a) \in L_+^1(0, +\infty), \quad R(0) = R_0.$$

易知, 系统 (3.1.5) 总存在一个无病稳态解 $E_0(A/\mu, 0, 0)$. 定义系统 (3.1.5) 的基本再生数为

$$\mathscr{R}_0 = \frac{A}{\mu}\int_0^\infty \beta(a)\pi(a)\mathrm{d}a,$$

这里 $\pi(a) = e^{-\mu a - \int_0^a \gamma(s)\mathrm{d}s}$.

当 $\mathscr{R}_0 > 1$ 时, 系统 (3.1.5) 存在一个地方病稳态解 $E^*(S^*, I^*(a), R^*)$, 其中

$$S^* = \frac{1}{\displaystyle\int_0^\infty \beta(a)\pi(a)\mathrm{d}a}, \quad I^*(a) = I^*(0)\pi(a), \quad R^* = \frac{I^*(0)}{\mu}\int_0^\infty \gamma(a)\pi(a)\mathrm{d}a,$$

这里

$$I^*(0) = A\left(1 - \frac{1}{\mathscr{R}_0}\right).$$

对系统 (3.1.5), 文献 [85] 给出了系统各可行稳态解的局部稳定性结论.

定理 3.1.1 [85] 当 $\mathscr{R}_0 < 1$ 时, 系统 (3.1.5) 的无病稳态解 E_0 是局部渐近稳定的; 当 $\mathscr{R}_0 > 1$ 时, E_0 不稳定, 此时系统 (3.1.5) 存在一个地方病稳态解 E^* 且是局部渐近稳定的.

若将总人口 N 分为易感者和染病者两类, 则模型 (3.1.5) 可简化为

$$\dot{S}(t) = A - S(t)\int_0^\infty \beta(a)I(a,t)\mathrm{d}a - \mu S(t),$$

$$\frac{\partial I(a,t)}{\partial t} + \frac{\partial I(a,t)}{\partial a} = -\mu I(a,t),$$

$$\tag{3.1.6}$$

$$i(0,t) = S(t)\int_0^\infty \beta(a)I(a,t)\mathrm{d}a,$$

$$S(0) = S_0, \quad I(a,0) = I_0(a) \in L^1_+(0,+\infty).$$

对系统 (3.1.6), Magal 等通过构造适当的 Lyapunov 泛函讨论了系统地方病稳态解的全局渐近稳定性问题, 具体的分析过程可参见文献 [65].

3.2 基于环境–人和人–人传播途径的类年龄结构 霍乱传播动力学模型

本节, 我们研究一类具有环境–人和人–人两种传播途径的类年龄结构霍乱传播动力学模型. 通过构造 Lyapunov 泛函并利用 LaSalle 不变性原理, 讨论模型的各可行稳态解的全局渐近稳定性问题.

3.2.1 研究背景和模型的建立

近年来, 描述霍乱的数学模型对于更好地理解霍乱的传播规律和制定控制策略发挥了重要的作用 [13,28,57,141,142], 其中多数工作假定染病者在染病期间具有相同的传染力, 忽略了染病个体的异质性. 文献 [62] 中, Brauer 等考虑了染病个体

的感染年龄和环境中病原体生物年龄的影响, 建立了一类具有类年龄结构的霍乱传播动力学模型. 通过计算得到了系统的基本再生数, 并证明了基本再生数是判定霍乱是否消亡的一个重要阈值. 通过构造适当的 Lyapunov 泛函研究了系统无病稳态解和地方病稳态解的全局稳定性, 并通过忽略出生和死亡的简化模型讨论了霍乱暴发的最终规模. 需要指出的是, 文献 [62] 所研究的系统是无穷维动力系统, 若利用 Lyapunov 泛函和不变性原理研究稳态解的全局稳定性, 首先需保证相应泛函空间上解轨道的相对紧性, 为此需讨论由系统生成的连续解半流的渐近光滑性和系统的一致持久性. 基于上述考虑, 文献 [143] 中, Wang 等对文献 [62] 的研究工作作了必要的理论补充, 讨论了系统确定的连续半流的渐近光滑性, 并利用无穷维动力系统的持续生存理论 [144] 研究了系统的一致持久性.

我们注意到, 文献 [62] 中考虑的发生率是双线性的, 即将单个感染者或者单位浓度霍乱弧菌的感染率视为常数. 事实上, 发生率会受到易感者行为变化的抑制作用及感染者拥挤效应的影响. 文献 [23] 中, Capasso 和 Paveri-Fontana 在研究 1973 年暴发于意大利巴里的霍乱疫情时将饱和发生率 $g(I)S$ 引入到传染病模型中, 其中当 I 增大时, $g(I) = \beta I/(1 + \alpha I)$ 趋向于饱和状态, 这里 βI 用来衡量霍乱的感染能力, $1/(1 + \alpha I)$ 体现了由于染病个体数量增加导致人的行为变化或染病个体的拥挤效应导致的抑制效果. 此外, 实验研究表明感染霍乱的概率取决于污染水源中霍乱弧菌的浓度 [25]. 为此, Codeço 假设易感人群的感染率是关于霍乱弧菌浓度 p 的非线性函数: $ap/(k + p)$, 其中 a 表示易感者与被霍乱弧菌污染的水源的接触率, $p(t)/(k + p)$ 是感染霍乱的概率 [24]. 与双线性发生率相比, 上述非线性发生率似乎更符合实际 [142, 145].

受文献 [23, 24] 和 [62] 工作的启发, 本节, 我们研究环境–人和人–人两种传播途径、饱和发生率和类年龄结构等因素对霍乱传播动力学的影响. 为此, 我们考虑以下微分方程系统 [146]:

$$\frac{\mathrm{d}S(t)}{\mathrm{d}t} = A - \mu S(t) - S(t) \int_0^\infty \frac{\beta_h(a)i(a,t)}{1 + \alpha i(a,t)}\mathrm{d}a - S(t) \int_0^\infty \frac{\beta_e(b)p(b,t)}{k + p(b,t)}\mathrm{d}b,$$

$$\frac{\partial i(a,t)}{\partial t} + \frac{\partial i(a,t)}{\partial a} = -\theta(a)i(a,t), \tag{3.2.1}$$

$$\frac{\partial p(b,t)}{\partial t} + \frac{\partial p(b,t)}{\partial b} = -\delta(b)p(b,t),$$

满足边界条件

$$i(0,t) = S(t) \int_0^\infty \frac{\beta_h(a)i(a,t)}{1 + \alpha i(a,t)}\mathrm{d}a + S(t) \int_0^\infty \frac{\beta_e(b)p(b,t)}{k + p(b,t)}\mathrm{d}b, \quad t > 0,$$

$$p(0,t) = \int_0^\infty \xi(a)i(a,t)\mathrm{d}a, \quad t > 0 \tag{3.2.2}$$

和初始条件

$$S(0) = S_0 > 0, \quad i(a,0) = i_0(a) \in L^1_+(0,\infty), \quad p(b,0) = p_0(b) \in L^1_+(0,\infty),$$
$$(3.2.3)$$

其中 $L^1_+(0,\infty)$ 是从 $(0,\infty)$ 映射到 $\mathbb{R}^+ = [0,+\infty)$ 上的可积函数的全体. 系统 (3.2.1) 中, 感染者的传染率采用饱和形式 $\beta_h(a)i(a,t)/[1 + \alpha i(a,t)]$, 其中 α 是饱和发生率系数. 单位浓度霍乱弧菌的传染率采取非线性形式 $\beta_e(b)p(b,t)/(k + p(b,t))$, 其中 k 是半饱和率, 表示个体被感染的概率为 50% 时水中霍乱弧菌的浓度. 系统 (3.2.1) 的变量和相关参数的定义如表 3.1 所示.

表 3.1 系统 (3.2.1) 中变量和相关参数的定义

参数	定义
a	感染年龄, 即从霍乱病原体侵入人体小肠并产生肠毒素起到当前状态所度过的时间
b	生物年龄, 即从霍乱病原体渗入水环境开始在其中所度过的时间
$S(t)$	t 时刻易感者的密度
$i(a,t)$	t 时刻具有感染年龄 a 的感染者的密度
$p(b,t)$	t 时刻具有生物年龄 b 的霍乱弧菌的浓度
A	人群的常数增长率
μ	自然死亡率
$\beta_h(a)$	具有感染年龄 a 的感染者的传染系数
$\beta_e(b)$	具有生物年龄 b 的霍乱弧菌的传染系数
$\theta(a)$	感染者的变化率, 包含自然死亡率、康复率、因病死亡率
$\delta(b)$	具有生物年龄 b 的霍乱弧菌的移除率
$\xi(a)$	感染年龄为 a 的染病者的弧菌脱落率

记函数空间 $\mathcal{X} = \mathbb{R}^+ \times L^1_+(0,\infty) \times L^1_+(0,\infty)$, 且具有范数

$$\|(x_1, x_2, x_3)\|_{\mathcal{X}} = x_1 + \int_0^\infty x_2(a)\mathrm{d}a + \int_0^\infty x_3(b)\mathrm{d}b.$$

由具有年龄结构的动力系统基本理论[147,148] 可知, 系统 (3.2.1) 存在唯一满足边界条件 (3.2.2) 和初始条件 (3.2.3) 的解. 容易验证, 系统 (3.2.1) 满足边界条件 (3.2.2) 和初始条件 (3.2.3) 的所有解在区间 $[0,+\infty)$ 上有定义, 且对所有 $t \geqslant 0$ 恒为正. 此外, $\mathcal{X}$ 是正的不变集, 由系统 (3.2.1) 确定一个连续半流 $\Phi : \mathbb{R}^+ \times \mathcal{X} \to \mathcal{X}$, 即 $\Phi(t, x_0) = \Phi_t(x_0) = (S(t), i(\cdot,t), p(\cdot,t))$, $t \geqslant 0$, $x_0 = (S_0, i_0(\cdot), p_0(\cdot)) \in \mathcal{X}$ 且

$$\|\Phi_t(x_0)\|_{\mathcal{X}} = \|(S(t), i(\cdot,t), p(\cdot,t))\|_{\mathcal{X}} = S(t) + \int_0^\infty i(a,t)\mathrm{d}a + \int_0^\infty p(b,t)\mathrm{d}b.$$
$$(3.2.4)$$

3.2.2 预备知识

本小节, 在研究系统 (3.2.1) 的全局动力学性态之前, 基于模型的生物学背景, 首先作出以下假设:

(H1) $\theta(a), \delta(b), \beta_h(a),\ \beta_e(b),\ \xi(a)\ \in\ L_+^1(0,\infty)$, 具有本征上界 $\bar{\theta}, \bar{\delta}, \bar{\beta}_h, \bar{\beta}_e, \bar{\xi}$ 分别为

$$\bar{\theta} = \operatorname*{ess.\,sup}_{a\in(0,\infty)} \theta(a) < \infty, \quad \bar{\delta} = \operatorname*{ess.\,sup}_{b\in(0,\infty)} \delta(b) < \infty,$$

$$\bar{\beta}_h = \operatorname*{ess.\,sup}_{a\in(0,\infty)} \beta_h(a) < \infty, \quad \bar{\beta}_e = \operatorname*{ess.\,sup}_{b\in(0,\infty)} \beta_e(b) < \infty,$$

$$\bar{\xi} = \operatorname*{ess.\,sup}_{a\in(0,\infty)} \xi(a) < \infty;$$

(H2) 对于所有的 $a, b \geqslant 0$, 存在 μ_0 使得 $\theta(a), \delta(b) > \mu \geqslant \mu_0 > 0$.

记

$$\rho_1(a) = \exp\left(-\int_0^a \theta(\varepsilon)\mathrm{d}\varepsilon\right), \quad \rho_2(b) = \exp\left(-\int_0^b \delta(\varepsilon)\mathrm{d}\varepsilon\right),$$

$$f_1(t) = \int_0^\infty \frac{\beta_h(a)i(a,t)}{1+\alpha i(a,t)}\mathrm{d}a, \quad f_2(t) = \int_0^\infty \frac{\beta_e(b)p(b,t)}{k+p(b,t)}\mathrm{d}b.$$

由文献 [147], 沿特征线 $t - a = \mathrm{const.}$ 和 $t - b = \mathrm{const.}$ 分别对系统 (3.2.1) 的第二和第三个方程积分, 可得

$$i(a,t) = \begin{cases} \rho_1(a)S(t-a)\left(f_1(t-a) + f_2(t-a)\right), & t > a \geqslant 0, \\[2mm] \dfrac{\rho_1(a)}{\rho_1(a-t)}i_0(a-t), & a \geqslant t \geqslant 0 \end{cases} \tag{3.2.5}$$

和

$$p(b,t) = \begin{cases} \rho_2(b)\displaystyle\int_0^\infty \xi(a)i(a,t-b)\mathrm{d}a, & t > b \geqslant 0, \\[2mm] \dfrac{\rho_2(b)}{\rho_2(b-t)}p_0(b-t), & b \geqslant t \geqslant 0. \end{cases} \tag{3.2.6}$$

定义

$$\Omega = \left\{ (S(t), i(\cdot,t), p(\cdot,t)) \in \mathcal{X} : S(t) + \int_0^\infty i(a,t)\mathrm{d}a \leqslant \frac{A}{\mu_0},\ \|\Phi_t(x_0)\|_{\mathcal{X}} \leqslant \frac{A}{\tilde{\mu}_0} \right\},$$

其中 $\tilde{\mu}_0 = \mu_0/(1 + \bar{\xi}/\mu_0)$.

命题 3.2.1　对系统 (3.2.1), 我们有

(a) Ω 对于 Φ 是正向不变的, 即对于 $\forall t \geqslant 0$, $x_0 \in \Omega$, 有 $\Phi(t, x_0) \in \Omega$;

(b) Φ 是点耗散的, 即存在一个有界集 Ω 吸引 $\mathcal{X}$ 中的所有点.

证明　由 (3.2.4) 计算可得

$$\frac{\mathrm{d}}{\mathrm{d}t}\|\Phi_t(x_0)\|_{\mathcal{X}} = \frac{\mathrm{d}S(t)}{\mathrm{d}t} + \frac{\mathrm{d}}{\mathrm{d}t}\int_0^\infty i(a,t)\mathrm{d}a + \frac{\mathrm{d}}{\mathrm{d}t}\int_0^\infty p(b,t)\mathrm{d}b. \tag{3.2.7}$$

将 (3.2.5) 代入 (3.2.7), 则有

$$
\begin{aligned}
\frac{\mathrm{d}}{\mathrm{d}t} \int_0^\infty i(a,t)\mathrm{d}a &= \frac{\mathrm{d}}{\mathrm{d}t} \int_0^t \rho_1(a)S(t-a)\left(f_1(t-a) + f_2(t-a)\right)\mathrm{d}a \\
&\quad + \frac{\mathrm{d}}{\mathrm{d}t} \int_t^\infty \frac{\rho_1(a)}{\rho_1(a-t)} i_0(a-t)\mathrm{d}a \\
&= \frac{\mathrm{d}}{\mathrm{d}t} \int_0^t \rho_1(t-\tau)S(\tau)\left(f_1(\tau) + f_2(\tau)\right)\mathrm{d}\tau \\
&\quad + \frac{\mathrm{d}}{\mathrm{d}t} \int_0^\infty \frac{\rho_1(t+\tau)}{\rho_1(\tau)} i_0(\tau)\mathrm{d}\tau \\
&= \rho_1(0)S(t)\left(f_1(t) + f_2(t)\right) \\
&\quad + \int_0^t S(t-a)\left(f_1(t-a) + f_2(t-a)\right)\frac{\mathrm{d}}{\mathrm{d}a}\rho_1(a)\mathrm{d}a \\
&\quad + \int_t^\infty \frac{i_0(a-t)}{\rho_1(a-t)}\frac{\mathrm{d}}{\mathrm{d}a}\rho_1(a)\mathrm{d}a.
\end{aligned}
$$

注意到 $\rho_1(0) = 1$ 和 $\mathrm{d}\rho_1(a)/\mathrm{d}a = -\theta(a)\rho_1(a)$, 因此可得

$$
\frac{\mathrm{d}}{\mathrm{d}t} \int_0^\infty i(a,t)\mathrm{d}a = S(t)\left(f_1(t) + f_2(t)\right) - \int_0^\infty \theta(a)i(a,t)\mathrm{d}a. \tag{3.2.8}
$$

类似的方法计算可得

$$
\frac{\mathrm{d}}{\mathrm{d}t} \int_0^\infty p(b,t)\mathrm{d}b = \int_0^\infty \xi(a)i(a,t)\mathrm{d}a - \int_0^\infty \delta(b)p(b,t)\mathrm{d}b. \tag{3.2.9}
$$

由式 (3.2.8) 和系统 (3.2.1), 我们有

$$
\begin{aligned}
\frac{\mathrm{d}}{\mathrm{d}t}\left(S(t) + \int_0^\infty i(a,t)\mathrm{d}a\right) &= A - \mu S(t) - \int_0^\infty \theta(a)i(a,t)\mathrm{d}a \\
&\leqslant A - \mu_0\left(S(t) + \int_0^\infty i(a,t)\mathrm{d}a\right).
\end{aligned}
$$

由常数变易法可得

$$
S(t) + \int_0^\infty i(a,t)\mathrm{d}a \leqslant \frac{A}{\mu_0} - e^{-\mu_0 t}\left[\frac{A}{\mu_0} - \left(S(0) + \int_0^\infty i(a,0)\mathrm{d}a\right)\right]. \tag{3.2.10}
$$

因此, 对于满足 $x_0 \in \Omega$ 的系统 (3.2.1) 的任意解, 下列不等式成立

$$
S(t) + \int_0^\infty i(a,t)\mathrm{d}a \leqslant \frac{A}{\mu_0}. \tag{3.2.11}
$$

进一步结合 (3.2.9) 和 (3.2.11) 可得

$$\frac{\mathrm{d}}{\mathrm{d}t}\int_0^\infty p(b,t)\mathrm{d}b \leqslant \bar{\xi}\int_0^\infty i(a,t)\mathrm{d}a - \mu_0\int_0^\infty p(b,t)\mathrm{d}b$$

$$\leqslant \frac{A\bar{\xi}}{\mu_0} - \mu_0\int_0^\infty p(b,t)\mathrm{d}b.$$

应用常数变易法, 计算可得

$$\int_0^\infty p(b,t)\mathrm{d}b \leqslant \frac{A\bar{\xi}}{\mu_0^2} - e^{-\mu_0 t}\left(\frac{A\bar{\xi}}{\mu_0^2} - \int_0^\infty p(b,0)\mathrm{d}b\right). \tag{3.2.12}$$

将式 (3.2.10) 和 (3.2.12) 相加, 则有

$$S(t) + \int_0^\infty i(a,t)\mathrm{d}a + \int_0^\infty p(b,t)\mathrm{d}b$$

$$\leqslant \frac{A}{\mu_0}\left(1 + \frac{\bar{\xi}}{\mu_0}\right) - e^{-\mu_0 t}\left[\frac{A}{\mu_0}\left(1 + \frac{\bar{\xi}}{\mu_0}\right) - \|x_0\|_{\mathcal{X}}\right]$$

$$= \frac{A}{\tilde{\mu}_0} - e^{-\mu_0 t}\left(\frac{A}{\tilde{\mu}_0} - \|x_0\|_{\mathcal{X}}\right), \tag{3.2.13}$$

这表明对任意 $x_0 \in \Omega$, 当 $t \geqslant 0$ 时, 有 $\Phi(t,x_0) \in \Omega$ 成立. 此外, 由式 (3.2.13) 可知, 对任意的 $x_0 \in \Omega$, 我们有 $\limsup\limits_{t\to\infty}\|\Phi_t(x_0)\|_{\mathcal{X}} \leqslant A/\tilde{\mu}_0$. 由此可知 Φ 是点耗散的, Ω 吸引 $\mathcal{X}$ 中的所有点. □

由命题 3.2.1 可得以下结论.

推论 3.2.2　　对于 $K \geqslant A/\tilde{\mu}_0$, 如果 $x_0 \in \mathcal{X}$ 和 $\|x_0\|_{\mathcal{X}} \leqslant K$, 则对所有的 $t \geqslant 0$, 有

(1) $0 \leqslant S(t), \displaystyle\int_0^\infty i(a,t)\mathrm{d}a, \displaystyle\int_0^\infty p(b,t)\mathrm{d}b \leqslant K$;

(2) $i(0,t) \leqslant K_1 := (\bar{\beta}_h + \bar{\beta}_e/k)K^2, p(0,t) \leqslant K_2 := \bar{\xi}K$;

(3) $S(t), f_1(t), f_2(t)$ 在 $\mathbb{R}^+$ 上是 Lipschitz 连续的, 相应的 Lipschitz 系数分别为 M_S, M_1 和 M_2.

3.2.3　渐近光滑性

为了研究系统 (3.2.1) 满足边界条件 (3.2.2) 和初始条件 (3.2.3) 解的全局动力学性态, 本小节, 我们将讨论由系统 (3.2.1) 确定的连续半流 $\{\Phi(t)\}_{t\geqslant 0}$ 的渐近光滑性.

下面, 我们先介绍两个引理 (文献 [144] 定理 2.46 和 B.2), 在证明半流 $\{\Phi(t)\}_{t\geqslant 0}$ 的渐近光滑性时将会用到.

引理 3.2.3 [144]　如果存在映射 $\phi, \varphi : \mathbb{R}^+ \times \mathcal{X}_+ \to \mathcal{X}_+$, 使得 $\Phi(t, x) = \phi(t, x) + \varphi(t, x)$, 且对于 Φ 的任意正向不变有界闭子集 $\mathcal{C} \subset \mathcal{X}_+$, 下列条件成立:

(1) $\lim\limits_{t \to +\infty} \operatorname{diam}\phi(t, \mathcal{C}) = 0$;

(2) 存在 $t_{\mathcal{C}} \geqslant 0$, 使得对每一个 $t \geqslant t_{\mathcal{C}}$, $\varphi(t, \mathcal{C})$ 有紧闭包,

则半流 $\Phi : \mathbb{R}^+ \times \mathcal{X}_+ \to \mathcal{X}_+$ 是渐近光滑的.

引理 3.2.4 [144]　令 $\mathcal{C}$ 是 $L^1(\mathbb{R}^+)$ 的子集, 则 $\mathcal{C}$ 有紧闭包当且仅当下列条件成立:

(i) $\sup\limits_{f \in \mathcal{C}} \displaystyle\int_0^\infty |f(a)| \, \mathrm{d}a < \infty$;

(ii) 当 $f \in \mathcal{C}$ 时, 一致地有 $\lim\limits_{h \to \infty} \displaystyle\int_h^\infty |f(a)| \, \mathrm{d}a = 0$;

(iii) 当 $f \in \mathcal{C}$ 时, 一致地有 $\lim\limits_{h \to 0^+} \displaystyle\int_0^\infty |f(a + h) - f(a)| \, \mathrm{d}a = 0$;

(iv) 当 $f \in \mathcal{C}$ 时, 一致地有 $\lim\limits_{h \to 0^+} \displaystyle\int_0^h |f(a)| \, \mathrm{d}a = 0$.

利用引理 3.2.3 和引理 3.2.4, 我们可得以下结论.

定理 3.2.5　由系统 (3.2.1) 确定的连续半流 $\{\Phi(t)\}_{t \geqslant 0}$ 是渐近光滑的.

证明　为验证引理 3.2.3 中的条件 (1) 和 (2) 成立, 首先假定 $\mathcal{C}$ 是 $\mathcal{X}_+$ 的有界子集且 $K \geqslant A/\tilde{\mu}_0$ 为 $\mathcal{C}$ 的界. 另记 $\Phi(t, x_0) = (S(t), i(\cdot, t), p(\cdot, t))$, 其中 $x_0 = (S_0, i_0(\cdot), p_0(\cdot)) \in \mathcal{C}$. 当 $t \geqslant 0$ 时, 将 $\Phi(t, x_0) : \mathbb{R}^+ \times \mathcal{X}_+ \to \mathcal{X}_+$ 分解为以下两个算子 $\phi(t, x_0)$, $\varphi(t, x_0)$, 其中

$$\phi(t, x_0) := (0, i_1(\cdot, t), p_1(\cdot, t)), \quad \varphi(t, x_0) := (S(t), i_2(\cdot, t), p_2(\cdot, t)),$$

这里

$$i_1(a, t) = \begin{cases} 0, & t > a \geqslant 0, \\ i(a, t), & a \geqslant t \geqslant 0, \end{cases} \qquad p_1(b, t) = \begin{cases} 0, & t > b \geqslant 0, \\ p(b, t), & b \geqslant t \geqslant 0, \end{cases}$$

$$i_2(a, t) = \begin{cases} i(a, t), & t > a \geqslant 0, \\ 0, & a \geqslant t \geqslant 0, \end{cases} \qquad p_2(b, t) = \begin{cases} p(b, t), & t > b \geqslant 0, \\ 0, & b \geqslant t \geqslant 0. \end{cases}$$

由式 (3.2.5) 和 (3.2.6), 我们有

$$i_1(a, t) = \begin{cases} 0, & t > a \geqslant 0, \\ \dfrac{\rho_1(a)}{\rho_1(a - t)} i_0(a - t), & a \geqslant t \geqslant 0 \end{cases}$$

和

$$p_1(b, t) = \begin{cases} 0, & t > b \geqslant 0, \\ \dfrac{\rho_2(b)}{\rho_2(b - t)} p_0(b - t), & b \geqslant t \geqslant 0. \end{cases}$$

由 (3.2.4) 可得

$$
\begin{aligned}
\|\phi_t(x_0)\|_{\mathcal{X}} &= \int_0^\infty i_1(a,t)\mathrm{d}a + \int_0^\infty p_1(b,t)\mathrm{d}b \\
&= \int_t^\infty \frac{\rho_1(a)}{\rho_1(a-t)} i_0(a-t)\mathrm{d}a + \int_t^\infty \frac{\rho_2(b)}{\rho_2(b-t)} p_0(b-t)\mathrm{d}b \\
&= \int_0^\infty \frac{\rho_1(t+\tau)}{\rho_1(\tau)} i_0(\tau)\mathrm{d}\tau + \int_0^\infty \frac{\rho_2(t+\tau)}{\rho_2(\tau)} p_0(\tau)\mathrm{d}\tau \\
&= \int_0^\infty i_0(\tau)\exp\left(-\int_\tau^{t+\tau}\theta(\upsilon)\mathrm{d}\upsilon\right)\mathrm{d}\tau \\
&\quad + \int_0^\infty p_0(\tau)\exp\left(-\int_\tau^{t+\tau}\delta(\upsilon)\mathrm{d}\upsilon\right)\mathrm{d}\tau.
\end{aligned}
$$

进一步根据假设 (H2), 我们有

$$
\begin{aligned}
\|\phi_t(x_0)\|_{\mathcal{X}} &\leqslant e^{-\mu_0 t}\left(0 + \int_0^\infty i_0(\tau)\mathrm{d}\tau + \int_0^\infty p_0(\tau)\mathrm{d}\tau\right) \\
&= e^{-\mu_0 t}\|x_0\|_{\mathcal{X}} \leqslant K e^{-\mu_0 t},
\end{aligned}
$$

从而可证明引理 3.2.3 中条件 (1) 成立. 进一步由式 (3.2.5) 可得

$$
i_2(a,t) := \begin{cases} \rho_1(a)S(t-a)\left(f_1(t-a)+f_2(t-a)\right), & t > a \geqslant 0, \\ 0, & a \geqslant t \geqslant 0. \end{cases} \tag{3.2.14}
$$

由推论 3.2.2 的结论 (1) 和 (2) 可知, 对于满足 $x_0 \in \Omega$ 和 $\|x_0\|_{\mathcal{X}} \leqslant K$ 的系统 (3.2.1) 的任意解, 有

$$
\rho_1(a)S(t-a)\left(f_1(t-a)+f_2(t-a)\right) \leqslant \rho_1(a)K_1
$$

成立. 显然引理 3.2.4 中条件 (i), (ii) 和 (iv) 成立. 接下来, 只需证明引理 3.2.4 中的条件 (iii) 也成立. 由式 (3.2.14) 可得

$$
\begin{aligned}
&\int_0^\infty |i_2(a+h,t) - i_2(a,t)|\,\mathrm{d}a \\
&= \int_0^{t-h} |i(a+h,t) - i(a,t)|\,\mathrm{d}a + \int_{t-h}^t |0 - i(a,t)|\,\mathrm{d}a \\
&\leqslant \int_0^{t-h} |\rho_1(a+h) - \rho_1(a)|\,S(t-a-h)f_1(t-a-h)\mathrm{d}a \\
&\quad + \int_0^{t-h} |\rho_1(a+h) - \rho_1(a)|\,S(t-a-h)f_2(t-a-h)\mathrm{d}a
\end{aligned}
$$

$$+ \int_0^{t-h} \rho_1(a) \left| S(t-a-h)f_1(t-a-h) - S(t-a)f_1(t-a) \right| \mathrm{d}a$$

$$+ \int_0^{t-h} \rho_1(a) \left| S(t-a-h)f_2(t-a-h) - S(t-a)f_2(t-a) \right| \mathrm{d}a$$

$$+ \int_{t-h}^t \left| \rho_1(a)S(t-a)(f_1(t-a) + f_2(t-a)) \right| \mathrm{d}a. \tag{3.2.15}$$

注意到

$$
\begin{aligned}
\int_0^{t-h} \left| \rho_1(a+h) - \rho_1(a) \right| \mathrm{d}a &= \int_0^{t-h} \rho_1(a)\mathrm{d}a - \int_0^{t-h} \rho_1(a+h)\mathrm{d}a \\
&= \int_0^{t-h} \rho_1(a)\mathrm{d}a - \int_h^t \rho_1(a)\mathrm{d}a \\
&\leqslant \int_0^h \rho_1(a)\mathrm{d}a \leqslant h.
\end{aligned}
$$

由推论 3.2.2 的结论 (1) 和 (2) 可得

$$\int_0^{t-h} \left| \rho_1(a+h) - \rho_1(a) \right| S(t-a-h)f_1(t-a-h)\mathrm{d}a$$

$$+ \int_0^{t-h} \left| \rho_1(a+h) - \rho_1(a) \right| S(t-a-h)f_2(t-a-h)\mathrm{d}a \leqslant K_1 h \tag{3.2.16}$$

和

$$\int_{t-h}^t \left| \rho_1(a)S(t-a)(f_1(t-a) + f_2(t-a)) \right| \mathrm{d}a \leqslant K_1 h. \tag{3.2.17}$$

结合推论 3.2.2 中的结论 (3)，我们得到

$$\int_0^{t-h} \rho_1(a) \left| S(t-a-h)f_1(t-a-h) - S(t-a)f_1(t-a) \right| \mathrm{d}a$$

$$+ \int_0^{t-h} \rho_1(a) \left| S(t-a-h)f_2(t-a-h) - S(t-a)f_2(t-a) \right| \mathrm{d}a$$

$$\leqslant \int_0^{t-h} (KM_1 + KM_2 + (\bar{\beta}_h + \bar{\beta}_e/k)KM_s)h\rho_1(a)\mathrm{d}a$$

$$\leqslant \frac{K(M_1 + M_2) + (\bar{\beta}_h + \bar{\beta}_e/k)KM_s}{\mu_0} h. \tag{3.2.18}$$

由式 (3.2.15)–(3.2.18) 可得

$$\int_0^\infty \left| i_2(a+h,t) - i_2(a,t) \right| \mathrm{d}a \leqslant \left[2K_1 + \frac{K(M_1 + M_2) + (\bar{\beta}_h + \bar{\beta}_e/k)KM_s}{\mu_0} \right] h,$$

因此，引理 3.2.4 中的条件 (iii) 成立. 同理可证 $p_2(b,t)$ 也满足引理 3.2.4 的相同条件. 由引理 3.2.3 可知, 由系统 (3.2.1) 确定的半流 $\{\Phi(t)\}_{t \geqslant 0}$ 是渐近光滑的. $\square$

3.2.4 基本再生数和可行稳态解

本小节, 我们将讨论系统 (3.2.1) 的可行稳态解的存在性.

显然, 系统 (3.2.1) 总存在一个无病稳态解 $E_0(S^0, 0, 0)$, 其中 $S^0 = A/\mu$. 若系统 (3.2.1) 存在一个地方病稳态解 $E^*(S^*, i^*(a), p^*(b))$, 则它必满足以下方程组

$$A - \mu S^* - S^* \int_0^\infty \frac{\beta_h(a)i^*(a)}{1 + \alpha i^*(a)}\mathrm{d}a - S^* \int_0^\infty \frac{\beta_e(b)p^*(b)}{k + p^*(b)}\mathrm{d}b = 0,$$
$$\frac{\mathrm{d}i^*(a)}{\mathrm{d}a} = -\theta(a)i^*(a),$$
$$\frac{\mathrm{d}p^*(b)}{\mathrm{d}b} = -\delta(b)p^*(b), \tag{3.2.19}$$
$$i^*(0) = S^* \int_0^\infty \frac{\beta_h(a)i^*(a)}{1 + \alpha i^*(a)}\mathrm{d}a + S^* \int_0^\infty \frac{\beta_e(b)p^*(b)}{k + p^*(b)}\mathrm{d}b,$$
$$p^*(0) = \int_0^\infty \xi(a)i^*(a)\mathrm{d}a.$$

由 (3.2.19) 的第一和第四个方程可得

$$i^*(0) = A - \mu S^*.$$

进一步由 (3.2.19) 的第二个方程有

$$i^*(a) = i^*(0)\rho_1(a) = (A - \mu S^*)\rho_1(a). \tag{3.2.20}$$

由 (3.2.20) 和 (3.2.19) 的第五个方程可得

$$p^*(0) = (A - \mu S^*) \int_0^\infty \xi(a)\rho_1(a)\mathrm{d}a. \tag{3.2.21}$$

求解 (3.2.19) 的第三个方程, 并结合式 (3.2.21) 可得

$$p^*(b) = p^*(0)\rho_2(b) = (A - \mu S^*)\rho_2(b) \int_0^\infty \xi(a)\rho_1(a)\mathrm{d}a. \tag{3.2.22}$$

将式 (3.2.20) 和 (3.2.22) 代入系统 (3.2.19) 的第一个方程, 可得

$$f(S^*) := A - \mu S^* - S^*(A - \mu S^*)N(S^*) = 0, \tag{3.2.23}$$

其中

$$N(S^*) = \int_0^\infty \frac{\beta_h(a)\rho_1(a)}{1 + \alpha(A - \mu S^*)\rho_1(a)}\mathrm{d}a + c\int_0^\infty \frac{\beta_e(b)\rho_2(b)}{k + c(A - \mu S^*)\rho_2(b)}\mathrm{d}b,$$

这里

$$c = \int_0^\infty \xi(a)\rho_1(a)\mathrm{d}a.$$

显然 $f(0) = A$ 且 $f(A/\mu) = 0$. 当 $0 < S^* < A/\mu$, 即 $A - \mu S^* \neq 0$ 时, 式 (3.2.23) 可化简为

$$S^* N(S^*) - 1 = 0. \tag{3.2.24}$$

若令 $g(S^*) = S^* N(S^*) - 1$, 则有 $g(0) = -1$ 和 $g(A/\mu) = N(A/\mu)A/\mu - 1$. 由于

$$\frac{\mathrm{d}N(S^*)}{\mathrm{d}S^*} = \int_0^\infty \frac{\alpha\mu\beta_h(a)\rho_1{}^2(a)}{(1 + \alpha(A - \mu S^*)\rho_1(a))^2}\mathrm{d}a$$

$$+ \int_0^\infty \frac{c^2\mu\beta_e(b)\rho_2{}^2(b)}{(k + c(A - \mu S^*)\rho_2(b))^2}\mathrm{d}b > 0,$$

因此有

$$g'(S^*) = N(S^*) + S^* \frac{\mathrm{d}N(S^*)}{\mathrm{d}S^*} > 0.$$

容易验证, 当 $g(A/\mu) > 0$ 时, 方程 (3.2.24) 存在唯一的正根.

定义系统 (3.2.1) 的基本再生数为

$$\mathscr{R}_0 = N\left(\frac{A}{\mu}\right)\frac{A}{\mu} = \frac{A\int_0^\infty \beta_h(a)\rho_1(a)\mathrm{d}a}{\mu} + \frac{cA\int_0^\infty \beta_e(b)\rho_2(b)\mathrm{d}b}{k\mu},$$

它表示在霍乱整个感染周期内, 一个感染者可以传染的人数 [87]. 由 $\mathscr{R}_0$ 的表达式可知其中第一项是指由单个感染个体直接传播造成的新增感染, 而第二项表示该个体通过释放霍乱弧菌间接引起的二次感染.

综上所述, 当 $\mathscr{R}_0 > 1$ 时, 除无病稳态解 E_0 外, 系统 (3.2.1) 存在唯一的地方病稳态解 $E^*(S^*, i^*(a), p^*(b))$.

3.2.5 局部稳定性

本节, 我们将通过分析特征方程根的分布讨论系统 (3.2.1) 可行稳态解的局部渐近稳定性.

定理 3.2.6 当 $\mathscr{R}_0 < 1$ 时, 无病稳态解 E_0 局部渐近稳定; 当 $\mathscr{R}_0 > 1$ 时, E_0 不稳定.

证明 首先, 令 $u_1(t) = S(t) - A/\mu$, $u_2(a,t) = i(a,t)$, $u_3(b,t) = p(b,t)$. 将系统 (3.2.1) 在无病稳态解 E_0 处线性化, 可得

$$\frac{\mathrm{d}u_1(t)}{\mathrm{d}t} = -\mu u_1(t) - \frac{A}{\mu}\int_0^\infty \beta_h(a)u_2(a,t)\mathrm{d}a - \frac{A}{\mu k}\int_0^\infty \beta_e(b)u_3(b,t)\mathrm{d}b,$$

$$\frac{\partial u_2(a,t)}{\partial t} + \frac{\partial u_2(a,t)}{\partial a} = -\theta(a)u_2(a,t),$$

$$\frac{\partial u_3(b,t)}{\partial t} + \frac{\partial u_3(b,t)}{\partial b} = -\delta(b)u_3(b,t),$$

$$u_2(0,t) = \frac{A}{\mu}\int_0^\infty \beta_h(a)u_2(a,t)\mathrm{d}a + \frac{A}{\mu k}\int_0^\infty \beta_e(b)u_3(b,t)\mathrm{d}b, \quad t > 0, \quad (3.2.25)$$

$$u_3(0,t) = \int_0^\infty \xi(a)u_2(a,t)\mathrm{d}a, \quad t > 0.$$

求系统 (3.2.25) 形如 $u_1(t) = \tilde{u}_1 e^{\lambda t}$, $u_2(a,t) = \tilde{u}_2(a)e^{\lambda t}$, $u_3(b,t) = \tilde{u}_3(b)e^{\lambda t}$ 的解, 其中 $\tilde{u}_1, \tilde{u}_2(a)$ 和 $\tilde{u}_3(b)$ 待定, 可得以下线性特征值问题

$$\lambda\tilde{u}_1 = -\mu\tilde{u}_1 - \frac{A}{\mu}\int_0^\infty \beta_h(a)\tilde{u}_2(a)\mathrm{d}a - \frac{A}{\mu k}\int_0^\infty \beta_e(b)\tilde{u}_3(b)\mathrm{d}b,$$

$$\frac{\mathrm{d}\tilde{u}_2(a)}{\mathrm{d}a} = -(\lambda + \theta(a))\tilde{u}_2(a),$$

$$\frac{\mathrm{d}\tilde{u}_3(b)}{\mathrm{d}b} = -(\lambda + \delta(b))\tilde{u}_3(b), \quad (3.2.26)$$

$$\tilde{u}_2(0) = \frac{A}{\mu}\int_0^\infty \beta_h(a)\tilde{u}_2(a)\mathrm{d}a + \frac{A}{\mu k}\int_0^\infty \beta_e(b)\tilde{u}_3(b)\mathrm{d}b, \quad t > 0,$$

$$\tilde{u}_3(0) = \int_0^\infty \xi(a)\tilde{u}_2(a)\mathrm{d}a, \quad t > 0.$$

由系统 (3.2.26) 的第一和第四个方程, 可得

$$\tilde{u}_2(0) = -(\lambda + \mu)\tilde{u}_1.$$

进一步求解系统 (3.2.26) 的第二和第三个方程, 我们有

$$\tilde{u}_2(a) = -(\lambda + \mu)\tilde{u}_1 \exp\left[-\int_0^a (\lambda + \theta(\varepsilon))\mathrm{d}\varepsilon\right] \quad (3.2.27)$$

和

$$\tilde{u}_3(b) = -(\lambda + \mu)\tilde{u}_1 \exp\left[-\int_0^b (\lambda + \delta(\varepsilon))\mathrm{d}\varepsilon\right]$$

$$\times \int_0^\infty \xi(a) \exp\left[-\int_0^a (\lambda + \theta(\varepsilon))\mathrm{d}\varepsilon\right]\mathrm{d}a. \quad (3.2.28)$$

将式 (3.2.27) 和 (3.2.28) 代入系统 (3.2.26) 的第一个方程, 则有系统 (3.2.1) 在稳态解 E_0 处的特征方程为

$$(\lambda + \mu)F(\lambda) = 0, \quad (3.2.29)$$

其中

$$F(\lambda) = 1 - \frac{A}{\mu}\int_0^\infty e^{-a\lambda}\beta_h(a)\rho_1(a)\mathrm{d}a$$

$$- \frac{A}{\mu k}\int_0^\infty e^{-a\lambda}\xi(a)\rho_1(a)\mathrm{d}a \int_0^\infty e^{-b\lambda}\beta_e(b)\rho_2(b)\mathrm{d}b.$$

显然方程 (3.2.29) 总有一个负实根 $\lambda = -\mu$, 而其余的根由方程 $F(\lambda) = 0$ 所确定.

以下证明, 当 $\mathscr{R}_0 < 1$ 时, 方程 $F(\lambda) = 0$ 的所有根具有负实部. 若否, 则方程 $F(\lambda) = 0$ 至少存在一个根 $\lambda_1 = x_1 + \mathrm{i}y_1$ 满足 $x_1 \geqslant 0$, 即有

$$\frac{A}{\mu} \int_0^\infty e^{-a\lambda_1} \beta_h(a)\rho_1(a)\mathrm{d}a + \frac{A}{\mu k} \int_0^\infty e^{-a\lambda_1} \xi(a)\rho_1(a)\mathrm{d}a \int_0^\infty e^{-b\lambda_1} \beta_e(b)\rho_2(b)\mathrm{d}b = 1$$

成立. 事实上, 对上式左右两端取模, 计算可得

$$\left| \frac{A}{\mu} \int_0^\infty e^{-a\lambda_1} \beta_h(a)\rho_1(a)\mathrm{d}a + \frac{A}{\mu k} \int_0^\infty e^{-a\lambda_1} \xi(a)\rho_1(a)\mathrm{d}a \int_0^\infty e^{-b\lambda_1} \beta_e(b)\rho_2(b)\mathrm{d}b \right|$$
$$\leqslant \frac{A}{\mu} \int_0^\infty \beta_h(a)\rho_1(a)\mathrm{d}a + \frac{cA}{\mu k} \int_0^\infty \beta_e(b)\rho_2(b)\mathrm{d}b = \mathscr{R}_0 < 1,$$

与假设相矛盾. 因此, 当 $\mathscr{R}_0 < 1$ 时, 方程 (3.2.29) 的所有根均具有负实部, 从而, 当 $\mathscr{R}_0 < 1$ 时, 稳态解 E_0 局部渐近稳定.

记 $H(\lambda) = (\lambda + \mu)F(\lambda)$, 则当 $\mathscr{R}_0 > 1$ 时, 对任意实数 λ, 有

$$H(0) = \mu(1 - \mathscr{R}_0) < 0, \qquad \lim_{\lambda \to +\infty} H(\lambda) = +\infty.$$

注意到 $H(\lambda)$ 是关于 λ 的连续函数, 因此, 当 $\mathscr{R}_0 > 1$ 时, 方程 (3.2.29) 至少存在一个正实根, 从而稳态解 E_0 不稳定. $\qquad\square$

以下研究系统 (3.2.1) 的地方病稳态解 $E^*(S^*, i^*(a), p^*(b))$ 的局部渐近稳定性.

定理 3.2.7 当 $\mathscr{R}_0 > 1$ 时, 系统 (3.2.1) 的地方病稳态解 E^* 是局部渐近稳定的.

证明 令 $x_1(t) = S(t) - S^*$, $x_2(a,t) = i(a,t) - i^*(a)$, $x_3(b,t) = p(b,t) - p^*(b)$, 则系统 (3.2.1) 在稳态解 E^* 处的线性化系统为

$$\frac{\mathrm{d}x_1(t)}{\mathrm{d}t} = -\mu x_1(t) - x_1(t) \int_0^\infty \frac{\beta_h(a)i^*(a)}{1 + \alpha i^*(a)}\mathrm{d}a - S^* \int_0^\infty \frac{\beta_h(a)}{(1 + \alpha i^*(a))^2} x_2(a,t)\mathrm{d}a$$
$$\qquad - x_1(t) \int_0^\infty \frac{\beta_e(b)p^*(b)}{k + p^*(b)}\mathrm{d}b - S^* \int_0^\infty \frac{\beta_e(b)k}{(k + p^*(b))^2} x_3(b,t)\mathrm{d}b,$$
$$\frac{\partial x_2(a,t)}{\partial t} + \frac{\partial x_2(a,t)}{\partial a} = -\theta(a)x_2(a,t),$$
$$\frac{\partial x_3(b,t)}{\partial t} + \frac{\partial x_3(b,t)}{\partial b} = -\delta(b)x_3(b,t),$$

$$x_2(0,t) = x_1(t) \int_0^\infty \frac{\beta_h(a)i^*(a)}{1+\alpha i^*(a)} \mathrm{d}a + S^* \int_0^\infty \frac{\beta_h(a)}{(1+\alpha i^*(a))^2} x_2(a,t) \mathrm{d}a$$

$$+ x_1(t) \int_0^\infty \frac{\beta_e(b)p^*(b)}{k+p^*(b)} \mathrm{d}b + S^* \int_0^\infty \frac{\beta_e(b)k}{(k+p^*(b))^2} x_3(b,t) \mathrm{d}b, \quad t > 0,$$

$$x_3(0,t) = \int_0^\infty \xi(a) x_2(a,t) \mathrm{d}a, \quad t > 0.$$

$$(3.2.30)$$

通过计算, 可得系统 (3.2.1) 在稳态解 E^* 处的特征方程为

$$1 + \frac{1}{\lambda+\mu} \left(\int_0^\infty \frac{\beta_h(a)i^*(a)}{1+\alpha i^*(a)} \mathrm{d}a + \int_0^\infty \frac{\beta_e(b)p^*(b)}{k+p^*(b)} \mathrm{d}b \right)$$

$$= S^* \int_0^\infty \frac{e^{-a\lambda}\beta_h(a)\rho_1(a)}{(1+\alpha i^*(a))^2} \mathrm{d}a + kS^* \int_0^\infty e^{-a\lambda}\xi(a)\rho_1(a) \mathrm{d}a \int_0^\infty \frac{e^{-b\lambda}\beta_e(b)\rho_2(b)}{(k+p^*(b))^2} \mathrm{d}b.$$

$$(3.2.31)$$

以下证明, 当 $\mathscr{R}_0 > 1$ 时, 方程 (3.2.31) 的所有根均具有负实部. 若否, 则方程 (3.2.31) 至少存在一个根 $\lambda_2 = x_2 + \mathrm{i}y_2$ 满足 $x_2 \geqslant 0$. 对特征方程 (3.2.31) 左右两端分别取模, 则有

$$\left| S^* \int_0^\infty \frac{e^{-a\lambda_2}\beta_h(a)\rho_1(a)}{(1+\alpha i^*(a))^2} \mathrm{d}a + kS^* \int_0^\infty e^{-a\lambda_2}\xi(a)\rho_1(a) \mathrm{d}a \int_0^\infty \frac{e^{-b\lambda_2}\beta_e(b)\rho_2(b)}{(k+p^*(b))^2} \mathrm{d}b \right|$$

$$\leqslant S^* \int_0^\infty \frac{\beta_h(a)\rho_1(a)}{(1+\alpha i^*(a))^2} \mathrm{d}a + ckS^* \int_0^\infty \frac{\beta_e(b)\rho_2(b)}{(k+p^*(b))^2} \mathrm{d}b$$

$$\leqslant S^* \int_0^\infty \frac{\beta_h(a)\rho_1(a)}{1+\alpha i^*(a)} \mathrm{d}a + cS^* \int_0^\infty \frac{\beta_e(b)\rho_2(b)}{k+p^*(b)} \mathrm{d}b$$

$$= 1$$

$$(3.2.32)$$

和

$$\left| 1 + \frac{1}{\lambda_2+\mu} \left(\int_0^\infty \frac{\beta_h(a)i^*(a)}{1+\alpha i^*(a)} \mathrm{d}a + \int_0^\infty \frac{\beta_e(b)p^*(b)}{k+p^*(b)} \mathrm{d}b \right) \right| > 1$$

相矛盾. 因此, 若 $\mathscr{R}_0 > 1$, 则地方病稳态解 E^* 是局部渐近稳定的. □

3.2.6 一致持续生存

本小节, 我们证明, 当基本再生数大于 1 时, 系统 (3.2.1) 是一致持续生存的. 记

$$\bar{a} = \inf\left\{ a : \int_a^\infty \theta(x) \mathrm{d}x = 0 \right\}, \quad \bar{b} = \inf\left\{ b : \int_b^\infty \delta(x) \mathrm{d}x = 0 \right\}.$$

注意到 $\theta(a), \delta(b) \in L_+^1(0,\infty)$, 因此有 $\bar{a}, \bar{b} > 0$.

进一步记

$$\tilde{\mathcal{X}} = L^1_+(0,\infty) \times L^1_+(0,\infty),$$

$$\tilde{\mathcal{Y}} = \left\{ (i(\cdot,t), p(\cdot,t))^{\mathrm{T}} \in \tilde{\mathcal{X}} : \int_0^{\bar{a}} i(a,t)\mathrm{d}a > 0 \text{ 或 } \int_0^{\bar{b}} p(b,t)\mathrm{d}b > 0 \right\}$$

和

$$\mathcal{Y} = \mathbb{R}^+ \times \tilde{\mathcal{Y}}, \quad \partial\mathcal{Y} = \mathcal{X} \backslash \mathcal{Y}, \quad \partial\tilde{\mathcal{Y}} = \tilde{\mathcal{X}} \backslash \tilde{\mathcal{Y}}.$$

容易验证命题 3.2.8 成立.

命题 3.2.8 [149] 子集 $\mathcal{Y}$ 和 $\partial\mathcal{Y}$ 关于半流 $\{\Phi(t)\}_{t \geqslant 0}$ 是正向不变的, 即当 $t \geqslant 0$ 时, 有 $\Phi(t, \mathcal{Y}) \subset \mathcal{Y}$ 和 $\Phi(t, \partial\mathcal{Y}) \subset \partial\mathcal{Y}$.

定理 3.2.9 当半流 $\{\Phi(t)\}_{t \geqslant 0}$ 限制在 $\partial\mathcal{Y}$ 上时, 系统 (3.2.1) 的无病稳态解 E_0 是全局渐近稳定的.

证明 设 $(S_0, i_0(\cdot), p_0(\cdot)) \in \partial\mathcal{Y}$, 则有 $(i_0(\cdot), p_0(\cdot)) \in \partial\tilde{\mathcal{Y}}$. 考虑以下系统

$$\frac{\partial i(a,t)}{\partial t} + \frac{\partial i(a,t)}{\partial a} = -\theta(a)i(a,t),$$

$$\frac{\partial p(b,t)}{\partial t} + \frac{\partial p(b,t)}{\partial b} = -\delta(b)p(b,t),$$

$$i(0,t) = S(t) \int_0^\infty \frac{\beta_h(a)i(a,t)}{1 + \alpha i(a,t)}\mathrm{d}a + S(t) \int_0^\infty \frac{\beta_e(b)p(b,t)}{k + p(b,t)}\mathrm{d}b,$$

$$p(0,t) = \int_0^\infty \xi(a)i(a,t)\mathrm{d}a,$$

$$i(a,0) = i_0(a), \quad p(b,0) = p_0(b).$$

注意到 $\limsup\limits_{t \to +\infty} S(t) \leqslant A/\mu$, 由比较定理可知

$$i(a,t) \leqslant \tilde{i}(a,t), \quad p(b,t) \leqslant \tilde{p}(b,t),$$

其中 $\tilde{i}(a,t)$ 和 $\tilde{p}(b,t)$ 满足

$$\frac{\partial\tilde{i}(a,t)}{\partial t} + \frac{\partial\tilde{i}(a,t)}{\partial a} = -\theta(a)\tilde{i}(a,t),$$

$$\frac{\partial\tilde{p}(b,t)}{\partial t} + \frac{\partial\tilde{p}(b,t)}{\partial b} = -\delta(b)\tilde{p}(b,t),$$

$$\tilde{i}(0,t) = \frac{A}{\mu} \int_0^\infty \frac{\beta_h(a)\tilde{i}(a,t)}{1 + \alpha\tilde{i}(a,t)}\mathrm{d}a + \frac{A}{\mu} \int_0^\infty \frac{\beta_e(b)\tilde{p}(b,t)}{k + \tilde{p}(b,t)}\mathrm{d}b, \tag{3.2.33}$$

$$\tilde{p}(0,t) = \int_0^\infty \xi(a)\tilde{i}(a,t)\mathrm{d}a,$$

$$\tilde{i}(a,0) = i_0(a), \quad \tilde{p}(b,0) = p_0(b).$$

解系统 (3.2.33) 的前两个方程, 可得

$$\tilde{i}(a,t) = \begin{cases} \rho_1(a)\tilde{L}_1(t-a), & t > a \geqslant 0, \\ \dfrac{\rho_1(a)}{\rho_1(a-t)}i_0(a-t), & a \geqslant t \geqslant 0 \end{cases} \tag{3.2.34}$$

和

$$\tilde{p}(b,t) = \begin{cases} \rho_2(b)\tilde{L}_2(t-b), & t > b \geqslant 0, \\ \dfrac{\rho_2(b)}{\rho_2(b-t)}p_0(b-t), & b \geqslant t \geqslant 0, \end{cases} \tag{3.2.35}$$

其中

$$\tilde{L}_1(t) = \frac{A}{\mu}\left(\int_0^\infty \frac{\beta_h(a)\tilde{i}(a,t)}{1+\alpha\tilde{i}(a,t)}\mathrm{d}a + \int_0^\infty \frac{\beta_e(b)\tilde{p}(b,t)}{k+\tilde{p}(b,t)}\mathrm{d}b\right),$$

$$\tilde{L}_2(t) = \int_0^\infty \xi(a)\tilde{i}(a,t)\mathrm{d}a.$$

进一步由式 (3.2.34) 和 (3.2.35) 可得

$$\tilde{L}_1(t) = \frac{A}{\mu}\left(\int_0^t \frac{\beta_h(a)\rho_1(a)\tilde{L}_1(t-a)}{1+\alpha\rho_1(a)\tilde{L}_1(t-a)}\mathrm{d}a + \int_0^t \frac{\beta_e(b)\rho_2(b)\tilde{L}_2(t-b)}{k+\rho_2(b)\tilde{L}_2(t-b)}\mathrm{d}b\right) + G_1(t),$$

$$\tilde{L}_2(t) = \int_0^t \xi(a)\rho_1(a)\tilde{L}_1(t-a)\mathrm{d}a + G_2(t),$$

$$\tag{3.2.36}$$

其中

$$G_1(t) = \frac{A}{\mu}\left(\int_t^\infty \frac{\beta_h(a)\rho_1(a)i_0(a-t)}{\rho_1(a-t)+\alpha\rho_1(a)i_0(a-t)}\mathrm{d}a \right.$$

$$\left. + \int_t^\infty \frac{\beta_e(b)\rho_2(b)p_0(b-t)}{k\rho_2(b-t)+\rho_2(b)p_0(b-t)}\mathrm{d}b\right),$$

$$G_2(t) = \int_t^\infty \xi(a)\frac{\rho_1(a)}{\rho_1(a-t)}i_0(a-t)\mathrm{d}a.$$

由于 $(i_0(\cdot), p_0(\cdot)) \in \partial\tilde{\mathcal{Y}}$, 所以对所有的 $t \geqslant 0$, 有 $G_i(t) \equiv 0\ (i=1,2)$. 由式 (3.2.36) 可得

$$\tilde{L}_1(t) = \frac{A}{\mu}\left(\int_0^t \frac{\beta_h(a)\rho_1(a)\tilde{L}_1(t-a)}{1+\alpha\rho_1(a)\tilde{L}_1(t-a)}\mathrm{d}a + \int_0^t \frac{\beta_e(b)\rho_2(b)\tilde{L}_2(t-b)}{k+\rho_2(b)\tilde{L}_2(t-b)}\mathrm{d}b\right),$$

$$\tilde{L}_2(t) = \int_0^t \xi(a)\rho_1(a)\tilde{L}_1(t-a)\mathrm{d}a. \tag{3.2.37}$$

容易验证系统 (3.2.37) 存在唯一解 $\tilde{L}_i(t) \equiv 0$ $(i = 1, 2)$.

根据 (3.2.34) 和 (3.2.35) 分别可得 $\tilde{i}(a, t) = 0$, $\tilde{p}(b, t) = 0$, 这里 $0 \leqslant a, b < t$. 当 $a, b \geqslant t$ 时, 我们有

$$\left\|\tilde{i}(a, t)\right\|_{L^1} = \left\|\frac{\rho_1(a)}{\rho_1(a - t)} i_0(a - t)\right\|_{L^1} \leqslant e^{-\mu_0 t} \|i_0\|_{L^1},$$

$$\|\tilde{p}(b, t)\|_{L^1} = \left\|\frac{\rho_2(b)}{\rho_2(b - t)} p_0(b - t)\right\|_{L^1} \leqslant e^{-\mu_0 t} \|p_0\|_{L^1},$$

由此可知当 $t \to +\infty$ 时, $\tilde{i}(a, t) = 0$ 和 $\tilde{p}(b, t) = 0$. 注意到 $i(a, t) \leqslant \tilde{i}(a, t)$, $p(b, t) \leqslant \tilde{p}(b, t)$, 因此有 $\lim\limits_{t \to +\infty} i(a, t) = 0$ 和 $\lim\limits_{t \to +\infty} p(b, t) = 0$. 进一步由系统 (3.2.1) 的第一个方程可得 $\lim\limits_{t \to +\infty} S(t) = S^0$. 因此, E_0 在 $\partial \mathcal{Y}$ 上是全局渐近稳定的. □

根据文献 [150] 中的定理 3.7, 可得以下结论.

定理 3.2.10 当 $\mathscr{R}_0 > 1$ 时, 由系统 (3.2.1) 确定的半流 $\{\Phi(t)\}_{t \geqslant 0}$ 关于 $(\mathcal{Y}, \partial \mathcal{Y})$ 是一致持久的, 即存在 $\varepsilon > 0$, 使得当 $x \in \mathcal{Y}$ 时, $\lim\limits_{t \to +\infty} \|\Phi(t, x)\|_{\mathcal{X}} \geqslant \varepsilon$. 此外, 存在一个紧子集 $\mathcal{A}_0 \subset \mathcal{Y}$ 是半流 $\{\Phi(t)\}_{t \geqslant 0}$ 的一个包含于 $\mathcal{Y}$ 的全局吸引子.

证明 由定理 3.2.9 可知, 无病稳态解 E_0 在 $\partial \mathcal{Y}$ 中是全局渐近稳定的, 故由文献 [151] 中的定理 4.2, 我们只需证明

$$W^s(E_0) \cap \mathcal{Y} = \varnothing,$$

其中

$$W^s(E_0) = \{x \in \mathcal{Y} : \lim_{t \to \infty} \Phi(t, x) = E_0\}.$$

若否, 则至少存在一个解 $y \subset \mathcal{Y}$ 使得当 $t \to +\infty$ 时, 有 $\Phi(t, y) \to E_0$. 此时, 存在序列 $\{y_n\} \subset \mathcal{Y}$ 使得

$$\|\Phi(t, y_n) - E_0\|_{\mathcal{X}} < 1/n, \quad t \geqslant 0.$$

记 $\Phi(t, y_n) = (S_n(t), i_n(\cdot, t), p_n(\cdot, t))$ 和 $y_n = (S_n(0), i_n(\cdot, 0), p_n(\cdot, 0))$. 当 $\mathscr{R}_0 > 1$ 时, 我们可取 n 充分大使得 $S^0 > 1/n$ 和

$$\left(S^0 - \frac{1}{n}\right)\left(\int_0^\infty \beta_h(a) \rho_1(a) \mathrm{d}a + \frac{c}{k} \int_0^\infty \beta_e(b) \rho_2(b) \mathrm{d}b\right) > 1 \tag{3.2.38}$$

成立, 其中 $S^0 = A/\mu$. 对上述 $n > 0$, 存在 $T > 0$, 使得当 $t > T$ 时, 有

$$S^0 - 1/n < S_n(t) < S^0 + 1/n.$$

下面, 考虑比较系统

$$\frac{\partial \hat{i}(a,t)}{\partial t} + \frac{\partial \hat{i}(a,t)}{\partial a} = -\theta(a)\hat{i}(a,t),$$

$$\frac{\partial \hat{p}(b,t)}{\partial t} + \frac{\partial \hat{p}(b,t)}{\partial b} = -\delta(b)\hat{p}(b,t),$$

$$\hat{i}(0,t) = \left(S^0 - \frac{1}{n}\right)\left(\int_0^\infty \frac{\beta_h(a)\hat{i}(a,t)}{1 + \alpha\hat{i}(a,t)}\mathrm{d}a + \int_0^\infty \frac{\beta_e(b)\hat{p}(b,t)}{k + \hat{p}(b,t)}\mathrm{d}b\right),$$

$$\hat{p}(0,t) = \int_0^\infty \xi(a)\hat{i}(a,t)\mathrm{d}a. \tag{3.2.39}$$

容易验证, 当 $\mathscr{R}_0 > 1$ 时, 系统 (3.2.39) 存在唯一的稳态解 $\hat{E}_0(0,0)$. 将系统 (3.2.39) 在 $\hat{E}_0(0,0)$ 处线性化可得

$$\frac{\partial \hat{i}(a,t)}{\partial t} + \frac{\partial \hat{i}(a,t)}{\partial a} = -\theta(a)\hat{i}(a,t),$$

$$\frac{\partial \hat{p}(b,t)}{\partial t} + \frac{\partial \hat{p}(b,t)}{\partial b} = -\delta(b)\hat{p}(b,t),$$

$$\hat{i}(0,t) = \left(S^0 - \frac{1}{n}\right)\left(\int_0^\infty \beta_h(a)\hat{i}(a,t)\mathrm{d}a + \int_0^\infty \frac{\hat{p}(b,t)}{k}\beta_e(b)\mathrm{d}b\right),$$

$$\hat{p}(0,t) = \int_0^\infty \xi(a)\hat{i}(a,t)\mathrm{d}a. \tag{3.2.40}$$

求系统 (3.2.40) 形如

$$\hat{i}(a,t) = \hat{i}(a)e^{\lambda t}, \quad \hat{p}(b,t) = \hat{p}(b)e^{\lambda t} \tag{3.2.41}$$

的解, 其中函数 $\hat{i}(a)$ 和 $\hat{p}(b)$ 待定. 将 (3.2.41) 代入到 (3.2.40), 可得以下线性特征值问题

$$\frac{\mathrm{d}\hat{i}(a)}{\mathrm{d}a} = -(\lambda + \theta(a))\,\hat{i}(a),$$

$$\frac{\mathrm{d}\hat{p}(b)}{\mathrm{d}b} = -(\lambda + \delta(b))\,\hat{p}(b),$$

$$\hat{i}(0) = \left(S^0 - \frac{1}{n}\right)\left(\int_0^\infty \beta_h(a)\hat{i}(a)\mathrm{d}a + \int_0^\infty \frac{\beta_e(b)}{k}\hat{p}(b)\mathrm{d}b\right),$$

$$\hat{p}(0) = \int_0^\infty \xi(a)\hat{i}(a)\mathrm{d}a. \tag{3.2.42}$$

求解系统 (3.2.42) 的前两个方程可得

$$\hat{i}(a) = \hat{i}(0)\exp\left[-\int_0^a (\lambda + \theta(s))\,\mathrm{d}s\right],$$

$$\hat{p}(b) = \hat{p}(0)\exp\left[-\int_0^b (\lambda + \delta(s))\,\mathrm{d}s\right]. \tag{3.2.43}$$

将式 (3.2.43) 代入系统 (3.2.42) 的后两个方程, 可得系统 (3.2.39) 在稳态解 E_0 处的特征方程为

$$f(\lambda) = 1, \tag{3.2.44}$$

其中

$$f(\lambda) = \left(S^0 - \frac{1}{n} \right) \left(\int_0^\infty \beta_h(a) \exp\left[-\int_0^a (\lambda + \theta(s))\mathrm{d}s \right] \mathrm{d}a + \int_0^\infty \frac{\beta_e(b)}{k} \right.$$
$$\left. \times \int_0^\infty \xi(a) \exp\left[-\int_0^a (\lambda + \theta(s))\mathrm{d}s \right] \mathrm{d}a \exp\left[-\int_0^b (\lambda + \delta(s))\mathrm{d}s \right] \mathrm{d}b \right).$$

容易验证

$$f(0) = \left(S^0 - \frac{1}{n} \right) \left(\int_0^\infty \beta_h(a)\rho_1(a)\mathrm{d}a + \frac{c}{k}\int_0^\infty \beta_e(b)\rho_2(b)\mathrm{d}b \right) > 1$$

和

$$\lim_{\lambda \to +\infty} f(\lambda) = 0.$$

因此, 当 $\mathscr{R}_0 > 1$ 时, 方程 (3.2.44) 至少存在一个正实根. 这表明系统 (3.2.39) 的解 $(\hat{i}(\cdot, t), \hat{p}(\cdot, t))$ 无界. 从而, 由比较原理可知, 系统 (3.2.1) 的解 $\Phi(t, y_n)$ 也无界, 这与推论 3.2.2 矛盾. 因此, 由系统 (3.2.1) 确定的半流 $\{\Phi(t)\}_{t \geqslant 0}$ 是一致持续生存的. 此外, 存在一个紧子集 $\mathcal{A}_0 \subset \mathcal{Y}$, 它是半流 $\{\Phi(t)\}_{t \geqslant 0}$ 的一个包含于 $\mathcal{Y}$ 的全局吸引子. □

3.2.7 全局渐近稳定性

本小节, 通过构造 Lyapunov 泛函并应用 LaSalle 不变性原理, 我们研究系统 (3.2.1) 各可行稳态解的全局渐近稳定性.

我们首先讨论系统 (3.2.1) 的无病稳态解 $E_0(S^0, 0, 0)$ 的全局渐近稳定性.

定理 3.2.11　当 $\mathscr{R}_0 < 1$ 时, 系统 (3.2.1) 的无病稳态解 $E_0(S^0, 0, 0, 0)$ 是全局渐近稳定的.

证明　设 $(S(t), i(a, t), p(b, t))$ 是系统 (3.2.1) 满足边界条件 (3.2.2) 和初始条件 (3.2.3) 的任一正解. 定义

$$V_1(t) = S^0 g\left(\frac{S(t)}{S^0} \right) + \int_0^\infty \varepsilon_1(a)i(a, t)\mathrm{d}a + \int_0^\infty \eta_1(b)p(b, t)\mathrm{d}b, \tag{3.2.45}$$

其中

$$g(x) = x - 1 - \ln x, \quad x > 0,$$
$$\varepsilon_1(a) = \frac{A}{\mu} \int_a^\infty \beta_h(s) \exp\left(-\int_a^s \theta(\tau)\mathrm{d}\tau \right)\mathrm{d}s$$
$$+ \eta_1(0) \int_a^\infty \xi(s) \exp\left(-\int_a^s \theta(\tau)\mathrm{d}\tau \right)\mathrm{d}s,$$

$$\eta_1(b) = \frac{A}{k\mu} \int_b^\infty \beta_e(s) \exp\left(-\int_b^s \delta(\tau)d\tau\right)ds.$$

沿着系统 (3.2.1) 的解计算 $V_1(t)$ 的全导数, 可得

$$
\begin{aligned}
\frac{d}{dt}V_1(t) = &- \mu\frac{(S(t) - S^0)^2}{S(t)} - S(t)\int_0^\infty \frac{\beta_h(a)i(a,t)}{1 + \alpha i(a,t)}da - S(t)\int_0^\infty \frac{\beta_e(b)p(b,t)}{k + p(b,t)}db \\
&+ S^0\int_0^\infty \frac{\beta_h(a)i(a,t)}{1 + \alpha i(a,t)}da + S^0\int_0^\infty \frac{\beta_e(b)p(b,t)}{k + p(b,t)}db \\
&- \int_0^\infty \varepsilon_1(a)\theta(a)i(a,t)da - \int_0^\infty \varepsilon_1(a)\frac{\partial i(a,t)}{\partial a}da \\
&- \int_0^\infty \eta_1(b)\delta(b)p(b,t)db - \int_0^\infty \eta_1(b)\frac{\partial p(b,t)}{\partial b}db.
\end{aligned}
\tag{3.2.46}
$$

利用分部积分法, 我们有

$$
\begin{aligned}
\int_0^\infty \varepsilon_1(a)\frac{\partial i(a,t)}{\partial a}da &= \varepsilon_1(a)i(a,t)\big|_{a=0}^{a=\infty} - \int_0^\infty i(a,t)d\varepsilon_1(a) \\
&= \varepsilon_1(a)i(a,t)\big|_{a=\infty} - \varepsilon_1(0)i(0,t) - \int_0^\infty i(a,t)d\varepsilon_1(a)
\end{aligned}
\tag{3.2.47}
$$

和

$$
\int_0^\infty \eta_1(b)\frac{\partial p(b,t)}{\partial b}db = \eta_1(b)p(b,t)\big|_{b=\infty} - \eta_1(0)p(0,t) - \int_0^\infty p(b,t)d\eta_1(b).
\tag{3.2.48}
$$

从而, 由 (3.2.46)–(3.2.48) 可得

$$
\begin{aligned}
\frac{d}{dt}V_1(t) = &- \mu\frac{(S(t) - S^0)^2}{S(t)} + (\mathscr{R}_0 - 1)i(0,t) \\
&- \frac{A}{\mu}\int_0^\infty \beta_h(a)\frac{\alpha i^2(a,t)}{1 + \alpha i(a,t)}da - \frac{A}{\mu}\int_0^\infty \beta_e(b)\frac{p^2(b,t)}{k(k + p(b,t))}db.
\end{aligned}
\tag{3.2.49}
$$

显然, 当 $\mathscr{R}_0 < 1$ 时, 有 $V_1'(t) \leqslant 0$ 成立, 且 $V_1'(t) = 0$ 当且仅当 $S(t) = S^0, i(a,t) = p(b,t) = 0$. 因此, $\{V_1'(t) = 0\}$ 的最大不变子集为单点集 $\{E_0\}$. 由定理 3.2.6 可知, 当 $\mathscr{R}_0 < 1$ 时, 稳态解 E_0 是局部渐近稳定的. 因此, 由 LaSalle 不变性原理可知, E_0 是全局渐近稳定的. □

以下讨论系统 (3.2.1) 的地方病稳态解 $E^*(S^*, i^*(a), p^*(b))$ 的全局渐近稳定性.

定理 3.2.12　当 $\mathscr{R}_0 > 1$ 时, 系统 (3.2.1) 的地方病稳态解 $E^*(S^*, i^*(a), p^*(b))$ 是全局渐近稳定的.

证明 设 $(S(t), i(a,t), p(b,t))$ 是系统 (3.2.1) 满足边界条件 (3.2.2) 和初始条件 (3.2.3) 的任一正解. 定义

$$
\begin{aligned}
V_2(t) = {}& S^* g\left(\frac{S(t)}{S^*}\right) + S^* \int_0^\infty \varepsilon_2(a) i^*(a) g\left(\frac{i(a,t)}{i^*(a)}\right) \mathrm{d}a \\
& + S^* \int_0^\infty \eta_2(b) p^*(b) g\left(\frac{p(b,t)}{p^*(b)}\right) \mathrm{d}b,
\end{aligned}
\tag{3.2.50}
$$

其中

$$
\begin{aligned}
g(x) = {}& x - 1 - \ln x, \quad x > 0, \\
\varepsilon_2(a) = {}& \int_a^\infty \frac{\beta_h(s)}{1 + \alpha i^*(s)} \exp\left(-\int_a^s \theta(\tau)\mathrm{d}\tau\right) \mathrm{d}s \\
& + \eta_2(0) \int_a^\infty \xi(s) \exp\left(-\int_a^s \theta(\tau)\mathrm{d}\tau\right) \mathrm{d}s, \\
\eta_2(b) = {}& \int_b^\infty \frac{\beta_e(s)}{k + p^*(s)} \exp\left(-\int_b^s \delta(\tau)\mathrm{d}\tau\right) \mathrm{d}s.
\end{aligned}
\tag{3.2.51}
$$

沿系统 (3.2.1) 的解计算 $V_2(t)$ 的全导数, 可得

$$
\begin{aligned}
\frac{\mathrm{d}}{\mathrm{d}t} V_2(t) = {}& \mu S^* \left(2 - \frac{S(t)}{S^*} - \frac{S^*}{S(t)}\right) + \left(1 - \frac{S^*}{S(t)}\right)(i^*(0) - i(0,t)) \\
& + S^* \int_0^\infty \varepsilon_2(a)\left(1 - \frac{i^*(a)}{i(a,t)}\right)\frac{\partial i(a,t)}{\partial t}\mathrm{d}a \\
& + S^* \int_0^\infty \eta_2(b)\left(1 - \frac{p^*(b)}{p(b,t)}\right)\frac{\partial p(b,t)}{\partial t}\mathrm{d}b.
\end{aligned}
\tag{3.2.52}
$$

计算可得

$$
\begin{aligned}
& \int_0^\infty \varepsilon_2(a)\left(1 - \frac{i^*(a)}{i(a,t)}\right)\frac{\partial i(a,t)}{\partial t}\mathrm{d}a \\
= {}& -\varepsilon_2(a) i^*(a) g\left(\frac{i(a,t)}{i^*(a)}\right)\bigg|_{a=0}^{a=\infty} + \int_0^\infty g\left(\frac{i(a,t)}{i^*(a)}\right)\varepsilon_2(a)\frac{\mathrm{d}i^*(a)}{\mathrm{d}a}\mathrm{d}a \\
& + \int_0^\infty g\left(\frac{i(a,t)}{i^*(a)}\right)\frac{\mathrm{d}\varepsilon_2(a)}{\mathrm{d}a}i^*(a)\mathrm{d}a.
\end{aligned}
\tag{3.2.53}
$$

同理有

$$
\begin{aligned}
& \int_0^\infty \eta_2(b)\left(1 - \frac{p^*(b)}{p(b,t)}\right)\frac{\partial p(b,t)}{\partial t}\mathrm{d}b \\
= {}& -\eta_2(b) p^*(b) g\left(\frac{p(b,t)}{p^*(b)}\right)\bigg|_{b=0}^{b=\infty} + \int_0^\infty g\left(\frac{p(b,t)}{p^*(b)}\right)\eta_2(b)\frac{dp^*(b)}{\mathrm{d}b}\mathrm{d}b
\end{aligned}
$$

$$+ \int_0^\infty g\left(\frac{p(b,t)}{p^*(b)}\right) \frac{\mathrm{d}\eta_2(b)}{\mathrm{d}b} p^*(b) \mathrm{d}b. \tag{3.2.54}$$

于是, 将 (3.2.53)–(3.2.54) 代入到 (3.2.52), 整理可得

$$\begin{aligned}
\frac{\mathrm{d}}{\mathrm{d}t} V_2(t) =\ & \mu S^*\left(2 - \frac{S(t)}{S^*} - \frac{S^*}{S(t)}\right) - S^*\varepsilon_2(a)i^*(a)g\left(\frac{i(a,t)}{i^*(a)}\right)\Bigg|_{a=\infty} \\
& - S^*\eta_2(b)p^*(b)g\left(\frac{p(b,t)}{p^*(b)}\right)\Bigg|_{b=\infty} \\
& - S^*\int_0^\infty \frac{\beta_h(a)i^*(a)}{1+\alpha i^*(a)} g\left(\frac{1+\alpha i(a,t)}{1+\alpha i^*(a)}\right)\mathrm{d}a \\
& - S^*\int_0^\infty \frac{\beta_h(a)i^*(a)}{1+\alpha i^*(a)}\left[g\left(\frac{S^*}{S(t)}\right) + g\left(\frac{S(t)i^*(0)i(a,t)(1+\alpha i^*(a))}{S^*i(0,t)i^*(a)(1+\alpha i(a,t))}\right)\right]\mathrm{d}a \\
& - S^*\int_0^\infty \frac{\beta_e(b)p^*(b)}{k+p^*(b)} g\left(\frac{k+p(b,t)}{k+p^*(b)}\right)\mathrm{d}b \\
& - S^*\int_0^\infty \frac{\beta_e(b)p^*(b)}{k+p^*(b)}\left[g\left(\frac{S^*}{S(t)}\right) + g\left(\frac{S(t)i^*(0)p(b,t)(k+p^*(b))}{S^*i(0,t)p^*(b)(k+p(b,t))}\right)\right]\mathrm{d}b \\
& - S^*\eta_2(0)\int_0^\infty \xi(a)i^*(a)g\left(\frac{i(a,t)p^*(0)}{i^*(a)p(0,t)}\right)\mathrm{d}a \\
& - S^*\int_0^\infty \frac{\alpha\beta_h(a)(i(a,t)-i^*(a))^2}{(1+\alpha i^*(a))^2(1+\alpha i(a,t))}\mathrm{d}a \\
& - S^*\int_0^\infty \frac{k\beta_e(b)(p(b,t)-p^*(b))^2}{(k+p^*(b))^2(k+p(b,t))}\mathrm{d}b. \tag{3.2.55}
\end{aligned}$$

根据式 (3.2.55) 可知, 当 $\mathscr{R}_0 > 1$ 时, $V_2'(t) \leqslant 0$, 当且仅当 $S(t) = S^*$, $i(a,t) = i^*(a)$, $p(b,t) = p^*(b)$ 时 $V_2'(t) = 0$. 易证 $\{V_2'(t) = 0\}$ 的最大不变子集是点集 $\{E^*\}$. 由定理 3.2.7 可知, 当 $\mathscr{R}_0 > 1$ 时, E^* 是局部渐近稳定的. 因此, 应用 LaSalle 不变性原理可知, 当 $\mathscr{R}_0 > 1$ 时, E^* 是全局渐近稳定的. □

3.2.8　数值模拟

本小节, 通过数值模拟我们来说明本节所得理论结果的可行性. 为此, 我们首先利用四阶龙格–库塔方法求解系统 (3.2.1) 中的 ODE 部分, 然后借助有限差分方法[148] 求解对应的 PDE 部分. 为确保数值模拟的精度, 这里时间和年龄步长均选取为 0.01.

注意到被感染个体的传播系数是关于感染年龄 a 的函数, 其传染性随着感染年龄的增加而减少; 对于单位浓度霍乱弧菌的感染系数, 也随霍乱弧菌的衰退而减少. 因此, 我们选取霍乱的直接传播系数和间接传播系数分别为

$$\beta_h(a) = \beta_m \exp(-0.6a), \quad \beta_e(b) = \beta_{em} \exp(-0.6b), \quad 0 < a, b < 10 \text{ (天)}.$$

另外, 在霍乱疫情的早期, 被感染个体的变化率 $\theta(a)$、霍乱弧菌的移除率 $\delta(b)$ 以及弧菌的产生率 $\xi(a)$ 可能会先随着感染年龄 a 或者生物年龄 b 的增加而逐渐增加, 之后再逐渐降低. 因此, 选取 $\theta(a), \delta(b)$ 和 $\xi(a)$ 分别为

$$\theta(a) = \frac{1}{2}\theta_m \left[1 + \sin\left(0.1\pi a\right)\right], \quad \delta(b) = \frac{1}{2}\delta_m \left[1 + \sin\left(0.1\pi b\right)\right],$$

$$\xi(a) = \frac{1}{2}\xi_m \left[1 + \sin\left(0.1\pi a\right)\right], \quad 0 < a, b < 10 \text{ (天)}.$$

系统 (3.2.1) 中相关参数的取值如表 3.2 所示.

表 3.2　类年龄结构霍乱模型 (3.2.1) 中相关参数的取值

参数	例 1	例 2	单位	来源
A	10	350	人 · 天 $^{-1}$	假定
μ	0.045	0.018	天 $^{-1}$	假定
α	0.1	0.1	—	[152]
k	10^6	10^6	弧菌数 · 毫升 $^{-1}$	[24]
β_m	0.0039	0.00011	天 $^{-1}$	[29]
β_{em}	0.008	0.075	天 $^{-1}$	[29]
θ_m	0.48	0.26		假定
δ_m	30	30	弧菌数 · 毫升 $^{-1}$ · 天 $^{-1}$	假定
ξ_m	10^3	10^3	弧菌数 · 毫升 $^{-1}$ · 天 $^{-1}$	假定

如果参数的取值如表 3.2 中例 1 所列, 则可得基本再生数 $\mathscr{R}_0 = 0.9449$. 由定理 3.2.6 可知, 系统 (3.2.1) 的无病稳态解 E_0 存在且是局部渐近稳定的. 数值模拟说明了上述理论结果, 如图 3.1 所示, 被感染个体 $i(a,t)$ 和霍乱弧菌 $p(b,t)$ 均收敛到 0. 如果参数的取值如表 3.2 中例 2 所列, 通过计算, 我们得到基本再生

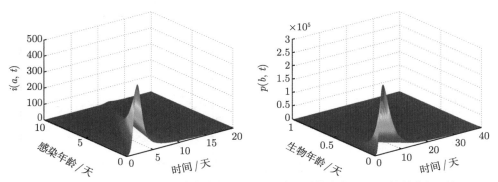

图 3.1　系统 (3.2.1) 中被感染个体 $i(a,t)$ 和霍乱弧菌浓度 $p(b,t)$ 的数值解, 其中 $\mathscr{R}_0 = 0.9449 < 1$

数 $\mathscr{R}_0 = 3.0525$. 由定理 3.2.7 可知, 系统 (3.2.1) 存在唯一的地方病稳态解 E^* 且是局部渐近稳定的. 由图 3.2 观察发现, 此时被感染个体 $i(a,t)$ 和霍乱弧菌 $p(b,t)$ 均收敛到地方病稳态解上.

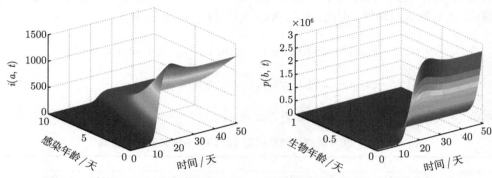

图 3.2   系统 (3.2.1) 中被感染个体 $i(a,t)$ 和霍乱弧菌浓度 $p(b,t)$ 的数值解, 其中 $\mathscr{R}_0 = 3.0525 > 1$

下面, 我们进一步评估霍乱弧菌移除率 $\delta(b)$, 弧菌产生率 $\xi(a)$, 直接传播率 $\beta_h(a)$ 和间接传播率 $\beta_e(b)$ 对于霍乱弧菌浓度 $p(b,t)$ 的影响. 由图 3.3 观察发现, 随着 δ_m 的增加, 霍乱弧菌浓度 $p(b,t)$ 达到较低的峰值水平, 而随着 ξ_m 的增加, $p(b,t)$ 会达到更高的峰值. 事实上, 改善当地的水卫生状况可以有效地增加 δ_m 的值, 减少 ξ_m 的值, 即改善水卫生是预防和控制霍乱的有效方法. 此外, 从图 3.4 中我们观察到, 当 β_m 或 β_{em} 增加时, 霍乱弧菌浓度 $p(b,t)$ 达到峰值的时间会变短. 特别地, 当 β_m 增加时, $p(b,t)$ 的峰值水平增加较慢, 并达到饱和状态. 结合系统 (3.2.1), 我们发现霍乱暴发期间的实际感染率可能是非线性的, 即霍乱病原体的峰值水平不会随着 β_m 或 β_{em} 值的增大而无限增大.

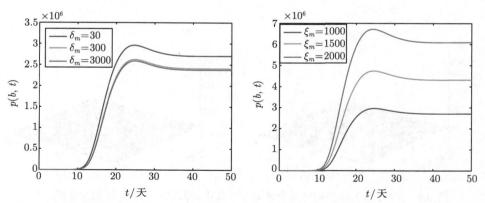

图 3.3   霍乱弧菌移除率 $\delta(b)$ 和弧菌产生率 $\xi(a)$ 对霍乱弧菌浓度 $p(b,t)$ 动力学性态的影响

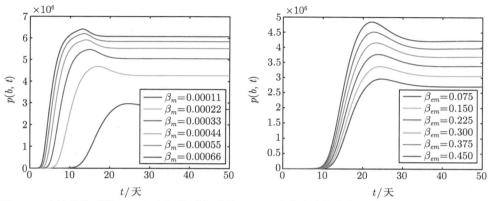

图 3.4 直接传染系数 $\beta_h(a)$ 和间接感染系数 $\beta_e(b)$ 对霍乱弧菌浓度 $p(b,t)$ 动力学性态的影响

3.3 具有疫苗接种策略的类年龄结构霍乱传播动力学模型

本节, 我们建立一类具有疫苗接种策略的类年龄结构霍乱传播动力学模型, 研究系统各可行稳态解的全局渐近稳定性问题和霍乱传播的最优控制问题.

3.3.1 模型的建立

假定 $S(t)$ 表示 t 时刻尚未染病但可能被霍乱传染的易感者群体的密度, $V(t)$ 表示 t 时刻接种者类的密度, $R(t)$ 表示 t 时刻恢复者类的密度. $i(t,a)$ 表示 t 时刻感染年龄为 a 的染病者的密度, $p(t,a)$ 表示 t 时刻生物年龄为 b 的污染水源中霍乱病原体的浓度, 则具有环境–人和人–人两种传播途径、疫苗不完全接种和非线性发生率的类年龄结构霍乱传播动力学模型可描述为

$$\frac{\mathrm{d}S(t)}{\mathrm{d}t} = A - (\mu + \phi)S(t) - S(t)\left(\int_0^\infty \frac{\beta_1(a)i(a,t)}{1+\alpha i(a,t)}\mathrm{d}a + \int_0^\infty \frac{\beta_2(b)p(b,t)}{k+p(b,t)}\mathrm{d}b\right),$$

$$\frac{\mathrm{d}V(t)}{\mathrm{d}t} = \phi S(t) - \mu V(t) - \sigma V(t)\left(\int_0^\infty \frac{\beta_1(a)i(a,t)}{1+\alpha i(a,t)}\mathrm{d}a + \int_0^\infty \frac{\beta_2(b)p(b,t)}{k+p(b,t)}\mathrm{d}b\right),$$

$$\frac{\partial i(a,t)}{\partial t} + \frac{\partial i(a,t)}{\partial a} = -\theta(a)i(a,t),$$

$$\frac{\mathrm{d}R(t)}{\mathrm{d}t} = \int_0^\infty \gamma(a)i(a,t)\mathrm{d}a - \mu R(t),$$

$$\frac{\partial p(b,t)}{\partial t} + \frac{\partial p(b,t)}{\partial b} = -\delta_p(b)p(b,t),$$

$$(3.3.1)$$

满足边界条件

$$i(0,t) = (S(t) + \sigma V(t)) \left(\int_0^\infty \frac{\beta_1(a)i(a,t)}{1+\alpha i(a,t)} \mathrm{d}a + \int_0^\infty \frac{\beta_2(b)p(b,t)}{k+p(b,t)} \mathrm{d}b \right), \quad t > 0$$

$$p(0,t) = \int_0^\infty \xi(a)i(a,t)\mathrm{d}a, \quad t > 0$$

$$\text{(3.3.2)}$$

和初始条件

$$S(0) = S_0 > 0, \quad V(0) = V_0 > 0, \quad i(a,0) = i_0(a) \in L^1_+(0,\infty),$$

$$R(0) = R_0 > 0, \quad p(b,0) = p_0(b) \in L^1_+(0,\infty),$$

$$\text{(3.3.3)}$$

其中 $L^1_+(0,\infty)$ 是从 $(0,\infty)$ 映射到 $\mathbb{R}^+$ 上的可积函数的全体. 系统 (3.3.1) 中参数的定义如表 3.3 所示.

表 3.3　系统 (3.3.1) 中参数的定义

参数	定义
a	感染年龄, 即从霍乱弧菌侵入人体小肠并产生肠毒素起到当前状态所度过的时间
b	生物年龄, 即从霍乱病原体渗入水环境开始在其中所度过的时间
A	人群的常数增长率
μ	自然死亡率
ϕ	易感者的接种率
$1-\sigma$	疫苗接种的有效率
$\beta_1(a)$	感染年龄为 a 的感染者的传染系数
$\beta_2(b)$	生物年龄为 b 的霍乱弧菌的传染系数
$\gamma(a)$	感染年龄为 a 的感染者的恢复率
$\theta(a)$	$\theta(a) = \mu + \delta_i + \gamma(a)$, 其中 δ_i 表示因病死亡率
$\delta_p(b)$	生物年龄为 b 的霍乱弧菌的净死亡率
$\xi(a)$	感染年龄为 a 的感染者对霍乱弧菌浓度的贡献率

系统 (3.3.1) 的相空间为 $\mathcal{X} = \mathbb{R}^+ \times \mathbb{R}^+ \times L^1_+(0,\infty) \times \mathbb{R}^+ \times L^1_+(0,\infty)$, 其范数定义为

$$\|(x,y,\psi,z,\zeta)\|_{\mathcal{X}} = x + y + \int_0^\infty \psi(a)\mathrm{d}a + z + \int_0^\infty \zeta(b)\mathrm{d}b.$$

由具有年龄结构的动力系统基本理论 [147,148] 可知, 系统 (3.3.1) 存在唯一满足边界条件 (3.3.2) 和初始条件 (3.3.3) 的解. 易证, 系统 (3.3.1) 满足边界条件 (3.3.2) 和初始条件 (3.3.3) 的所有解在区间 $[0,+\infty)$ 上有定义, 且对所有的 $t \geqslant 0$ 恒为正. 此外, $\mathcal{X}$ 是正的不变集, 由系统 (3.3.1) 确定一个连续半流 $\Phi : \mathbb{R}^+ \times \mathcal{X} \to \mathcal{X}$, 即 $\Phi(t,x_0) = \Phi_t(x_0) = (S(t),V(t),i(\cdot,t),R(t),p(\cdot,t)), t \geqslant 0, x_0 = (S_0,V_0,i_0(\cdot),R_0,p_0(\cdot)) \in \mathcal{X}$ 且

$$\|\Phi_t(x_0)\|_{\mathcal{X}} = \|(S(t),V(t),i(\cdot,t),R(t),p(\cdot,t))\|_{\mathcal{X}}$$

$$= S(t) + V(t) + \int_0^\infty i(a,t)\mathrm{d}a + R(t) + \int_0^\infty p(b,t)\mathrm{d}b. \quad \text{(3.3.4)}$$

3.3.2 预备知识

本小节, 在研究系统 (3.3.1) 的全局动力学性态之前, 基于模型的生物学背景, 首先作出以下假设:

(H1) $\beta_1(a), \beta_2(b), \theta(a), \gamma(a), \delta_p(b), \xi(a) \in L_+^1(0, \infty)$, 具有本征上界 $\bar{\beta}_1$, $\bar{\beta}_2$, $\bar{\theta}$, $\bar{\gamma}$, $\bar{\delta}_p$, $\bar{\xi}$ 分别为

$$\bar{\beta}_1 = \operatorname*{ess.\,sup}_{a \in (0, \infty)} \beta_1(a) < \infty, \quad \bar{\beta}_2 = \operatorname*{ess.\,sup}_{b \in (0, \infty)} \beta_2(b) < \infty,$$

$$\bar{\theta} = \operatorname*{ess.\,sup}_{a \in (0, \infty)} \theta(a) < \infty, \quad \bar{\gamma} = \operatorname*{ess.\,sup}_{a \in (0, \infty)} \gamma(a) < \infty,$$

$$\bar{\delta}_p = \operatorname*{ess.\,sup}_{b \in (0, \infty)} \delta_p(b) < \infty, \quad \bar{\xi} = \operatorname*{ess.\,sup}_{a \in (0, \infty)} \xi(a) < \infty.$$

(H2) 对所有的 $b \geqslant 0$, 存在 μ_0 使得 $\delta_p(b) > \mu \geqslant \mu_0 > 0$.

定义

$$\rho_1(a) = \exp\left(-\int_0^a \theta(\varepsilon)\mathrm{d}\varepsilon\right), \quad \rho_2(b) = \exp\left(-\int_0^b \delta_p(\varepsilon)\mathrm{d}\varepsilon\right),$$

$$f_1(t) = \int_0^\infty \frac{\beta_1(a)i(a,t)}{1 + \alpha i(a,t)}\mathrm{d}a, \quad f_2(t) = \int_0^\infty \frac{\beta_2(b)p(b,t)}{k + p(b,t)}\mathrm{d}b.$$

由文献 [147], 沿特征线 $t - a = \mathrm{const.}$ 和 $t - b = \mathrm{const.}$ 分别对系统 (3.3.1) 的第三和第五个方程积分, 可得

$$i(a,t) = \begin{cases} \rho_1(a)\left(S(t-a) + \sigma V(t-a)\right)\left(f_1(t-a) + f_2(t-a)\right), & t > a \geqslant 0, \\[2mm] \dfrac{\rho_1(a)}{\rho_1(a-t)}i_0(a-t), & a \geqslant t \geqslant 0 \end{cases} \tag{3.3.5}$$

和

$$p(b,t) = \begin{cases} \rho_2(b)\displaystyle\int_0^\infty \xi(a)i(a,t-b)\mathrm{d}a, & t > b \geqslant 0, \\[2mm] \dfrac{\rho_2(b)}{\rho_2(b-t)}p_0(b-t), & b \geqslant t \geqslant 0. \end{cases} \tag{3.3.6}$$

定义

$$\Omega = \left\{ (S(t), V(t), i(\cdot,t), R(t), p(\cdot,t)) \in \mathcal{X} : S(t) + V(t) + \int_0^\infty i(a,t)\mathrm{d}a \right.$$

$$\left. + R(t) \leqslant \frac{A}{\mu_0}, \ S(t) + V(t) + \int_0^\infty i(a,t)\mathrm{d}a + R(t) + \int_0^\infty p(b,t)\mathrm{d}b \leqslant \frac{A}{\tilde{\mu}_0} \right\},$$

其中 $\tilde{\mu}_0 = \mu_0/(1 + \bar{\xi}/\mu_0)$.

利用与命题 3.2.1 类似的证明方法可得以下结论.

命题 3.3.1　对于系统 (3.3.1), 我们有

(a) Ω 对于 Φ 是正向不变的, 即对于 $\forall t \geqslant 0$, $x_0 \in \Omega$, 有 $\Phi(t, x_0) \in \Omega$;

(b) Φ 是点耗散的, 即存在一个有界集 Ω 吸引 $\mathcal{X}$ 中的所有点.

由命题 3.3.1, 我们可得以下结论.

推论 3.3.2　对于 $K \geqslant A/\tilde{\mu}_0$, 如果 $x_0 \in \mathcal{X}$ 和 $\|x_0\|_{\mathcal{X}} \leqslant K$ 成立, 则对所有 $t \geqslant 0$, 有

(i) $0 \leqslant S(t), V(t), \int_0^{\infty} i(a, t) \mathrm{d}a, R(t), \int_0^{\infty} p(b, t) \mathrm{d}b \leqslant K$;

(ii) $i(0, t) \leqslant (1 + \sigma)(\bar{\beta}_1 + \bar{\beta}_2/k)K^2$, $p(0, t) \leqslant \bar{\xi}K$;

(iii) $S(t)$, $V(t)$, $f_1(t)$ 和 $f_2(t)$ 在 $\mathbb{R}^+$ 上是 Lipschitz 连续的, 其 Lipschitz 系数分别为 M_S, M_V, M_1 和 M_2.

利用 3.2.3 节中类似的分析方法, 容易验证由系统 (3.3.1) 确定的半流 $\{\Phi(t)\}_{t \geqslant 0}$ 是渐近光滑的, 这里不再给出详细的讨论过程.

3.3.3　基本再生数、稳态解的存在性和局部稳定性

本小节, 我们研究系统 (3.3.1) 各可行稳态解的存在性和局部稳定性.

显然, 系统 (3.3.1) 总存在无病稳态解 $E_0(S^0, V^0, 0, 0, 0)$, 其中

$$S^0 = \frac{A}{\mu + \phi}, \quad V^0 = \frac{\phi A}{\mu(\mu + \phi)}.$$

若系统 (3.3.1) 存在地方病稳态解 $E^*(S^*, V^*, i^*(\cdot), R^*, p^*(\cdot))$, 则它必满足

$$A - (\mu + \phi)S^* - S^* \left(\int_0^{\infty} \frac{\beta_1(a)i^*(a)}{1 + \alpha i^*(a)} \mathrm{d}a + \int_0^{\infty} \frac{\beta_2(b)p^*(b)}{k + p^*(b)} \mathrm{d}b \right) = 0,$$

$$\phi S^* - \mu V^* - \sigma V^* \left(\int_0^{\infty} \frac{\beta_1(a)i^*(a)}{1 + \alpha i^*(a)} \mathrm{d}a + \int_0^{\infty} \frac{\beta_2(b)p^*(b)}{k + p^*(b)} \mathrm{d}b \right) = 0,$$

$$\frac{\mathrm{d}i^*(a)}{\mathrm{d}a} = -\theta(a)i^*(a),$$

$$\int_0^{\infty} \gamma(a)i^*(a) \mathrm{d}a - \mu R^* = 0, \qquad\qquad (3.3.7)$$

$$\frac{\mathrm{d}p^*(b)}{\mathrm{d}b} = -\delta_p(b)p^*(b),$$

$$i^*(0) = (S^* + \sigma V^*) \left(\int_0^{\infty} \frac{\beta_1(a)i^*(a)}{1 + \alpha i^*(a)} \mathrm{d}a + \int_0^{\infty} \frac{\beta_2(b)p^*(b)}{k + p^*(b)} \mathrm{d}b \right),$$

$$p^*(0) = \int_0^{\infty} \xi(a)i^*(a) \mathrm{d}a.$$

由系统 (3.3.7) 的第一、第二和第六个方程可得

$$i^*(0) = A - \mu S^* - \mu V^*.$$

进一步由系统 (3.3.7) 的第三个方程可得

$$i^*(a) = i^*(0)\rho_1(a) = (A - \mu S^* - \mu V^*)\rho_1(a). \tag{3.3.8}$$

从而由系统 (3.3.7) 的最后一个方程和 (3.3.8), 我们有

$$p^*(0) = (A - \mu S^* - \mu V^*) \int_0^\infty \xi(a)\rho_1(a)\mathrm{d}a. \tag{3.3.9}$$

求解系统 (3.3.7) 的第五个方程, 并结合 (3.3.9), 我们有

$$p^*(b) = p^*(0)\rho_2(b) = (A - \mu S^* - \mu V^*)\rho_2(b) \int_0^\infty \xi(a)\rho_1(a)\mathrm{d}a. \tag{3.3.10}$$

将 (3.3.8) 和 (3.3.10) 代入系统 (3.3.7) 的前两个方程, 可得

$$f(S^* + V^*) := A - \mu(S^* + V^*) - (S^* + \sigma V^*)[A - \mu(S^* + V^*)]N(S^* + V^*) = 0,$$
$$\tag{3.3.11}$$

其中

$$N(S^* + V^*) = \int_0^\infty \frac{\beta_1(a)\rho_1(a)}{1 + \alpha\rho_1(a)[A - \mu(S^* + V^*)]}\mathrm{d}a$$
$$+ \int_0^\infty \frac{c\beta_2(b)\rho_2(b)}{k + c\rho_2(b)[A - \mu(S^* + V^*)]}\mathrm{d}b,$$

这里

$$c = \int_0^\infty \xi(a)\rho_1(a)\mathrm{d}a.$$

注意到 $0 < S^* + V^* < A/\mu$, 即 $A - \mu S^* - \mu V^* \neq 0$, 于是方程 (3.3.11) 可化为

$$g(S^* + V^*) := (S^* + \sigma V^*)N(S^* + V^*) - 1 = 0. \tag{3.3.12}$$

显然, 为证明地方病稳态解的存在性, 我们只需证下面的方程组有唯一的正解

$$(x + \sigma y)N(x + y) - 1 = 0,$$
$$A - (\mu + \phi)x - x(A - \mu(x + y))N(x + y) = 0,$$

其中 $x + y \leqslant A/\mu$, N 的定义见方程 (3.3.11).

    记

$$y = \frac{\phi x^2}{(\mu - \mu\sigma - \phi\sigma)x + A\sigma} \stackrel{\triangle}{=} \varphi(x).$$

另记

$$h(x) \stackrel{\triangle}{=} (x + \sigma\varphi(x))N(x + \varphi(x)), \quad x \in [0, A/(\mu + \phi)].$$

易知 $h(0) = 0$ 且

$$N'(x + \varphi(x)) = \left(1 + \frac{\phi x[2A\sigma + (\mu - \mu\sigma - \phi\sigma)x]}{[(\mu - \mu\sigma - \phi\sigma)x + A\sigma]^2} \right)$$

$$\times \left(\int_0^\infty \frac{\alpha\mu\beta_1(a)(\rho_1(a))^2}{[1 + \alpha\rho_1(a)(A - \mu x - \mu\varphi(x))]^2} da \right.$$

$$\left. + \int_0^\infty \frac{\mu c^2 \beta_2(b)(\rho_2(b))^2}{[k + c\rho_2(b)(A - \mu x - \mu\varphi(x))]^2} db \right) > 0,$$

即 $h(x)$ 是一个单调递增函数. 由此可知当 $h(A/(\mu + \phi)) > 1$ 时, $h(x) = 1$ 有唯一的正解.

定义系统 (3.3.1) 的基本再生数为

$$\mathscr{R}_0 = h\left(\frac{A}{\mu + \phi} \right) = \frac{\mu + \sigma\phi}{\mu + \phi} \left(\frac{A}{\mu} \int_0^\infty \beta_1(a)\rho_1(a) da + \frac{cA}{k\mu} \int_0^\infty \beta_2(b)\rho_2(b) db \right).$$

综上所述, 当 $\mathscr{R}_0 > 1$ 时, 除无病稳态解 E_0 外, 系统 (3.3.1) 存在唯一的地方病稳态解 $E^*(S^*, V^*, i^*(\cdot), R^*, p^*(\cdot))$.

下面, 通过分析特征方程根的分布, 我们研究系统 (3.3.1) 的无病稳态解 E_0 和地方病稳态解 E^* 的局部渐近稳定性.

定理 3.3.3 对于系统 (3.3.1), 若 $\mathscr{R}_0 < 1$, 则无病稳态解 E_0 是局部渐近稳定的; 若 $\mathscr{R}_0 > 1$, 则 E_0 不稳定, 而地方病稳态解 E^* 是局部渐近稳定的.

证明 令 $u_1(t) = S(t) - S^0$, $u_2(t) = V(t) - V^0$, $u_3(a,t) = i(a,t)$, $u_4(t) = R(t)$, $u_5(b,t) = p(b,t)$, 则系统 (3.3.1) 在 E_0 处的线性化系统为

$$\frac{du_1(t)}{dt} = -(\mu + \phi)u_1(t) - S^0 \left(\int_0^\infty \beta_1(a)u_3(a,t) da + \int_0^\infty \frac{\beta_2(b)u_5(b,t)}{k} db \right),$$

$$\frac{du_2(t)}{dt} = \phi u_1(t) - \mu u_2(t) - \sigma V^0 \left(\int_0^\infty \beta_1(a)u_3(a,t) da + \int_0^\infty \frac{\beta_2(b)u_5(b,t)}{k} db \right),$$

$$\frac{\partial u_3(a,t)}{\partial t} + \frac{\partial u_3(a,t)}{\partial a} = -\theta(a)u_3(a,t),$$

$$\frac{du_4(t)}{dt} = \int_0^\infty \gamma(a)u_3(a,t) da - \mu u_4(t),$$

$$\frac{\partial u_5(b,t)}{\partial t} + \frac{\partial u_5(b,t)}{\partial b} = -\delta_p(b)u_5(b,t),$$

$$u_3(0,t) = (S^0 + \sigma V^0) \left(\int_0^\infty \beta_1(a)u_3(a,t) da + \int_0^\infty \frac{\beta_2(b)u_5(b,t)}{k} db \right),$$

$$u_5(0,t) = \int_0^\infty \xi(a)u_3(a,t) da.$$

$$(3.3.13)$$

通过计算, 可得系统 (3.3.1) 在 E_0 处的特征方程为

$$(\lambda + \mu) F(\lambda) = 0, \tag{3.3.14}$$

其中

$$
\begin{aligned}
F(\lambda) = 1 &- \frac{\mu + \sigma\phi}{\mu + \phi} \left(\frac{A}{\mu} \int_0^\infty e^{-a\lambda} \beta_1(a) \rho_1(a) \mathrm{d}a \right. \\
&+ \left. \frac{A}{k\mu} \int_0^\infty e^{-a\lambda} \xi(a) \rho_1(a) \mathrm{d}a \int_0^\infty e^{-b\lambda} \beta_2(b) \rho_2(b) \mathrm{d}b \right).
\end{aligned}
$$

显然 (3.3.14) 总有一个负实根 $\lambda = -\mu$, 其余根由方程 $F(\lambda) = 0$ 所确定. 若 $\mathscr{R}_0 < 1$, 假设方程 $F(\lambda) = 0$ 所有的根均具有负实部. 若否, 则存在一个根 $\lambda_1 = x_1 + \mathrm{i}y_1$ 满足 $x_1 \geqslant 0$, 使得

$$
\begin{aligned}
&\left| \frac{\mu + \sigma\phi}{\mu + \phi} \left(\frac{A}{\mu} \int_0^\infty e^{-a\lambda_1} \beta_1(a) \rho_1(a) \mathrm{d}a \right.\right. \\
&\quad \left.\left. + \frac{A}{k\mu} \int_0^\infty e^{-a\lambda_1} \xi(a) \rho_1(a) \mathrm{d}a \int_0^\infty e^{-b\lambda_1} \beta_2(b) \rho_2(b) \mathrm{d}b \right) \right| \\
&\leqslant \frac{\mu + \sigma\phi}{\mu + \phi} \left(\frac{A}{\mu} \int_0^\infty \beta_1(a) \rho_1(a) \mathrm{d}a + \frac{cA}{k\mu} \int_0^\infty \beta_2(b) \rho_2(b) \mathrm{d}b \right) \\
&= \mathscr{R}_0 < 1, \tag{3.3.15}
\end{aligned}
$$

与假设相矛盾. 因此, 若 $\mathscr{R}_0 < 1$, 则 E_0 是局部渐近稳定的.

记 $H(\lambda) = (\lambda + \mu) F(\lambda)$. 若 $\mathscr{R}_0 > 1$, 则有

$$H(0) = \mu (1 - \mathscr{R}_0) < 0, \quad \lim_{\lambda \to +\infty} H(\lambda) = +\infty. \tag{3.3.16}$$

因此, 当 $\mathscr{R}_0 > 1$ 时, 方程 (3.3.14) 至少存在一个正实根, 故 E_0 是不稳定的.

系统 (3.3.1) 在地方病稳态解 E^* 处的线性化系统为

$$
\begin{aligned}
\frac{\mathrm{d}S(t)}{\mathrm{d}t} = &- (\mu + \phi) S(t) - S(t) \left(\int_0^\infty \frac{\beta_1(a) i^*(a)}{1 + \alpha i^*(a)} \mathrm{d}a + \int_0^\infty \frac{\beta_2(b) p^*(b)}{k + p^*(b)} \mathrm{d}b \right) \\
&- S^* \left(\int_0^\infty \frac{\beta_1(a) i(a,t)}{(1 + \alpha i^*(a))^2} \mathrm{d}a + \int_0^\infty \frac{\beta_2(b) k p(b,t)}{(k + p^*(b))^2} \mathrm{d}b \right), \\
\frac{\mathrm{d}V(t)}{\mathrm{d}t} = &\, \phi S(t) - \mu V(t) - \sigma V(t) \left(\int_0^\infty \frac{\beta_1(a) i^*(a)}{1 + \alpha i^*(a)} \mathrm{d}a + \int_0^\infty \frac{\beta_2(b) p^*(b)}{k + p^*(b)} \mathrm{d}b \right) \\
&- \sigma V^* \left(\int_0^\infty \frac{\beta_1(a) i(a,t)}{(1 + \alpha i^*(a))^2} \mathrm{d}a + \int_0^\infty \frac{\beta_2(b) k p(b,t)}{(k + p^*(b))^2} \mathrm{d}b \right), \\
\frac{\partial i(a,t)}{\partial t} + \frac{\partial i(a,t)}{\partial a} = &-\theta(a) i(a,t),
\end{aligned}
$$

$$\frac{\mathrm{d}R(t)}{\mathrm{d}t} = \int_0^\infty \gamma(a)i(a,t)\mathrm{d}a - \mu R(t),$$

$$\frac{\partial p(b,t)}{\partial t} + \frac{\partial p(b,t)}{\partial b} = -\delta_p(b)p(b,t),$$

$$i(0,t) = (S(t) + \sigma V(t))\left(\int_0^\infty \frac{\beta_1(a)i^*(a)}{1+\alpha i^*(a)}\mathrm{d}a + \int_0^\infty \frac{\beta_2(b)p^*(b)}{k+p^*(b)}\mathrm{d}b\right)$$

$$+ (S^* + \sigma V^*)\left(\int_0^\infty \frac{\beta_1(a)i(a,t)}{(1+\alpha i^*(a))^2}\mathrm{d}a + \int_0^\infty \frac{\beta_2(b)kp(b,t)}{(k+p^*(b))^2}\mathrm{d}b\right),$$

$$p(0,t) = \int_0^\infty \xi(a)i(a,t)\mathrm{d}a.$$

$$(3.3.17)$$

将 $S(t) = \tilde{x}_1 e^{\lambda t}, V(t) = \tilde{x}_2 e^{\lambda t}, i(a,t) = \tilde{x}_3(a)e^{\lambda t}, R(t) = \tilde{x}_4 e^{\lambda t}, p(b,t) = \tilde{x}_5(b)e^{\lambda t}$ 代入 (3.3.17), 其中 $\tilde{x}_1, \tilde{x}_2, \tilde{x}_3(a), \tilde{x}_4$ 和 $\tilde{x}_5(b)$ 待定, 由此可得系统在 E^* 处的特征方程为

$$1 + \frac{\tilde{x}_1 + \sigma \tilde{x}_2}{(\lambda + \mu)(\tilde{x}_1 + \tilde{x}_2)}\left(\int_0^\infty \frac{\beta_1(a)i^*(a)}{1+\alpha i^*(a)}\mathrm{d}a + \int_0^\infty \frac{\beta_2(b)p^*(b)}{k+p^*(b)}\mathrm{d}b\right)$$

$$= (S^* + \sigma V^*)\left(\int_0^\infty \frac{e^{-a\lambda}\beta_1(a)\rho_1(a)}{(1+\alpha i^*(a))^2}\mathrm{d}a\right.$$

$$\left. + \int_0^\infty \frac{ke^{-b\lambda}\beta_2(b)\rho_2(b)}{(k+p^*(b))^2}\mathrm{d}b \int_0^\infty e^{-a\lambda}\xi(a)\rho_1(a)\mathrm{d}a\right). \qquad (3.3.18)$$

以下证明, 当 $\mathscr{R}_0 > 1$ 时, 方程 (3.3.18) 的所有根均具有负实部. 若否, 则方程 (3.3.18) 至少存在一个根 $\lambda_2 = x_2 + \mathrm{i}y_2$ 满足 $x_2 \geqslant 0$. 此时, 我们有

$$\left|(S^* + \sigma V^*)\left(\int_0^\infty \frac{e^{-a\lambda_2}\beta_1(a)\rho_1(a)}{(1+\alpha i^*(a))^2}\mathrm{d}a\right.\right.$$

$$\left.\left. + \int_0^\infty \frac{ke^{-b\lambda_2}\beta_2(b)\rho_2(b)}{(k+p^*(b))^2}\mathrm{d}b \int_0^\infty e^{-a\lambda_2}\xi(a)\rho_1(a)\mathrm{d}a\right)\right|$$

$$\leqslant (S^* + \sigma V^*)\left(\int_0^\infty \frac{\beta_1(a)\rho_1(a)}{1+\alpha i^*(a)}\mathrm{d}a + \int_0^\infty \frac{c\beta_2(b)\rho_2(b)}{k+p^*(b)}\mathrm{d}b\right) = 1.$$

注意到

$$\left|1 + \frac{\tilde{x}_1 + \sigma \tilde{x}_2}{(\lambda_2 + \mu)(\tilde{x}_1 + \tilde{x}_2)}\left(\int_0^\infty \frac{\beta_1(a)i^*(a)}{1+\alpha i^*(a)}\mathrm{d}a + \int_0^\infty \frac{\beta_2(b)p^*(b)}{k+p^*(b)}\mathrm{d}b\right)\right| > 1$$

与之相矛盾. 因此, 当 $\mathscr{R}_0 > 1$ 时, E^* 是局部渐近稳定的. □

3.3.4 全局渐近稳定性

本小节, 通过构造适当的 Lyapunov 泛函并应用 LaSalle 不变性原理, 我们研究系统 (3.3.1) 的各可行稳态解的全局渐近稳定性.

定理 3.3.4 对系统 (3.3.1), 若 $\mathscr{R}_0 < 1$, 则无病稳态解 E_0 是全局渐近稳定的.

证明 设 $(S(t), V(t), i(a,t), R(t), p(b,t))$ 是系统 (3.3.1) 满足边界条件 (3.3.2) 和初始条件 (3.3.3) 的任一正解. 定义

$$V_1(t) = S^0 g\left(\frac{S(t)}{S^0}\right) + V^0 g\left(\frac{V(t)}{V^0}\right) + \int_0^\infty \varepsilon_1(a) i(a,t) \mathrm{d}a + \int_0^\infty \eta_1(b) p(b,t) \mathrm{d}b, \tag{3.3.19}$$

其中函数 $g(x) = x - 1 - \ln x, x > 0$,

$$\begin{aligned}
\varepsilon_1(a) &= \frac{A(\mu + \sigma\phi)}{\mu(\mu + \phi)} \int_a^\infty \beta_1(s) \exp\left(-\int_a^s \theta(\tau)\mathrm{d}\tau\right)\mathrm{d}s \\
&\quad + \eta_1(0) \int_a^\infty \xi(s) \exp\left(-\int_a^s \theta(\tau)\mathrm{d}\tau\right)\mathrm{d}s, \\
\eta_1(b) &= \frac{A(\mu + \sigma\phi)}{k\mu(\mu + \phi)} \int_b^\infty \beta_2(s) \exp\left(-\int_b^s \delta_p(\tau)\mathrm{d}\tau\right)\mathrm{d}s.
\end{aligned}$$

沿着系统 (3.3.1) 的解求 $V_1(t)$ 的全导数, 可得

$$\begin{aligned}
\frac{\mathrm{d}}{\mathrm{d}t} V_1(t) &= \mu S^0 \left(2 - \frac{S^0}{S(t)} - \frac{S(t)}{S^0}\right) \\
&\quad + \phi S^0 \left(3 - \frac{S^0}{S(t)} - \frac{V(t)}{V^0} - \frac{S(t)V^0}{S^0 V(t)}\right) \\
&\quad + (S^0 + \sigma V^0)\left(\int_0^\infty \frac{\beta_1(a)i(a,t)}{1 + \alpha i(a,t)}\mathrm{d}a + \int_0^\infty \frac{\beta_2(b)p(b,t)}{k + p(b,t)}\mathrm{d}b\right) \\
&\quad - (S(t) + \sigma V(t))\left(\int_0^\infty \frac{\beta_1(a)i(a,t)}{1 + \alpha i(a,t)}\mathrm{d}a + \int_0^\infty \frac{\beta_2(b)p(b,t)}{k + p(b,t)}\mathrm{d}b\right) \\
&\quad - \int_0^\infty \varepsilon_1(a)\theta(a)i(a,t)\mathrm{d}a - \int_0^\infty \varepsilon_1(a)\frac{\partial i(a,t)}{\partial a}\mathrm{d}a \\
&\quad - \int_0^\infty \eta_1(b)\delta_p(b)p(b,t)\mathrm{d}b - \int_0^\infty \eta_1(b)\frac{\partial p(b,t)}{\partial b}\mathrm{d}b. \tag{3.3.20}
\end{aligned}$$

利用分部积分法, 可得

$$\int_0^\infty \varepsilon_1(a)\frac{\partial i(a,t)}{\partial a}\mathrm{d}a = \varepsilon_1(a)i(a,t)\Big|_{a=\infty} - \varepsilon_1(0)i(0,t) - \int_0^\infty i(a,t)\mathrm{d}\varepsilon_1(a). \tag{3.3.21}$$

类似有

$$
\int_0^\infty \eta_1(b)\frac{\partial p(b,t)}{\partial b}\mathrm{d}b = \eta_1(b)p(b,t)\Big|_{b=\infty} - \eta_1(0)p(0,t) - \int_0^\infty p(b,t)\mathrm{d}\eta_1(b). \quad (3.3.22)
$$

从而, 由 (3.3.20)–(3.3.22) 可得

$$
\begin{aligned}
\frac{\mathrm{d}}{\mathrm{d}t}V_1(t) &= \mu S^0\left(2 - \frac{S^0}{S(t)} - \frac{S(t)}{S^0}\right) + \phi S^0\left(3 - \frac{S^0}{S(t)} - \frac{V(t)}{V^0} - \frac{S(t)V^0}{S^0V(t)}\right) \\
&\quad + (\mathscr{R}_0 - 1)\left(S(t)+\sigma V(t)\right)\left(\int_0^\infty \frac{\beta_1(a)i(a,t)}{1+\alpha i(a,t)}\mathrm{d}a + \int_0^\infty \frac{\beta_2(b)p(b,t)}{k+p(b,t)}\mathrm{d}b\right) \\
&\quad + \left(S^0+\sigma V^0\right)\left(\int_0^\infty \frac{\beta_1(a)i(a,t)}{1+\alpha i(a,t)}\mathrm{d}a - \int_0^\infty \beta_1(a)i(a,t)\mathrm{d}a\right) \\
&\quad + \left(S^0+\sigma V^0\right)\left(\int_0^\infty \frac{\beta_2(b)p(b,t)}{k+p(b,t)}\mathrm{d}b - \frac{1}{k}\int_0^\infty \beta_2(b)p(b,t)\mathrm{d}b\right). \quad (3.3.23)
\end{aligned}
$$

显然, 当 $\mathscr{R}_0 < 1$ 时, 有 $V_1'(t) \leqslant 0$, 且 $V_1'(t) = 0$ 当且仅当 $S(t) = S^0$, $V(t) = V^0$, $i(a,t) = p(b,t) = 0$. 注意到当 $i(a,t)$ 趋近于 0 时, $R(t)$ 也收敛于 0. 因此, $\{V_1'(t) = 0\}$ 的最大不变子集为单点集 $\{E_0\}$. 由定理 3.3.3 可知, 当 $\mathscr{R}_0 < 1$ 时, E_0 是局部渐近稳定的. 因此, 由 LaSalle 不变性原理可知, E_0 是全局渐近稳定的. □

以下讨论系统 (3.3.1) 的地方病稳态解 $E^*(S^*, V^*, i^*(\cdot), R^*, p^*(\cdot))$ 的全局渐近稳定性. 为此, 定义

$$
\bar{a} = \inf\left\{a : \int_a^\infty \theta(a)\mathrm{d}a = 0\right\}, \quad \bar{b} = \inf\left\{b : \int_b^\infty \delta_p(b)\mathrm{d}b = 0\right\}.
$$

注意到 $\theta(a)$, $\delta_p(b) \in L_+^1(0,\infty)$, 因此 $\bar{a}, \bar{b} > 0$. 另定义

$$
\tilde{\mathcal{Y}} = \left\{(\psi, z, \zeta)^{\mathrm{T}} \in L_+^1(0,\infty) \times \mathbb{R}^+ \times L_+^1(0,\infty) : \int_0^{\bar{a}}\psi(a)\mathrm{d}a > 0, \int_0^{\bar{b}}\zeta(b)\mathrm{d}b > 0\right\}
$$

和

$$
\mathcal{Y} = \mathbb{R}^+ \times \mathbb{R}^+ \times \tilde{\mathcal{Y}}.
$$

定理 3.3.5　对系统 (3.3.1), 若 $\mathscr{R}_0 > 1$, 则地方病稳态解 E^* 在 $\mathcal{Y}$ 中是全局渐近稳定的.

证明　设 $(S(t), V(t), i(a,t), R(t), p(b,t))$ 是系统 (3.3.1) 满足边界条件 (3.3.2) 和初始条件 (3.3.3) 的任一正解. 定义

$$
V_2(t) = S^* g\left(\frac{S(t)}{S^*}\right) + V^* g\left(\frac{V(t)}{V^*}\right)
$$

$$+ (S^* + \sigma V^*) \int_0^\infty \varepsilon_2(a) i^*(a) g\left(\frac{i(a,t)}{i^*(a)}\right) \mathrm{d}a$$

$$+ (S^* + \sigma V^*) \int_0^\infty \eta_2(b) p^*(b) g\left(\frac{p(b,t)}{p^*(b)}\right) \mathrm{d}b, \tag{3.3.24}$$

其中 $g(x) = x - 1 - \ln x, x > 0,$

$$\varepsilon_2(a) = \int_a^\infty \frac{\beta_1(s)}{1 + \alpha i^*(s)} \exp\left(-\int_a^s \theta(\tau)\mathrm{d}\tau\right)\mathrm{d}s$$

$$+ \eta_2(0) \int_a^\infty \xi(s) \exp\left(-\int_a^s \theta(\tau)\mathrm{d}\tau\right)\mathrm{d}s,$$

$$\eta_2(b) = \int_b^\infty \frac{\beta_2(s)}{k + p^*(s)} \exp\left(-\int_b^s \delta_p(\tau)\mathrm{d}\tau\right)\mathrm{d}s.$$

沿着系统 (3.3.1) 的解求 $V_2(t)$ 的全导数, 整理可得

$$\frac{\mathrm{d}}{\mathrm{d}t} V_2(t) = \mu S^* \left(2 - \frac{S^*}{S(t)} - \frac{S(t)}{S^*}\right) + \mu V^* \left(3 - \frac{S^*}{S(t)} - \frac{V(t)}{V^*} - \frac{S(t)V^*}{S^*V(t)}\right)$$

$$- S^* \int_0^\infty \frac{\beta_1(a)i^*(a)}{1 + \alpha i^*(a)} g\left(\frac{S^*}{S(t)}\right)\mathrm{d}a - S^* \int_0^\infty \frac{\beta_2(b)p^*(b)}{k + p^*(b)} g\left(\frac{S^*}{S(t)}\right)\mathrm{d}b$$

$$- S^* \int_0^\infty \frac{\beta_1(a)i^*(a)}{1 + \alpha i^*(a)} \left[g\left(\frac{S(t)i^*(0)i(a,t)\left(1 + \alpha i^*(a)\right)}{S^*i(0,t)i^*(a)\left(1 + \alpha i(a,t)\right)}\right)\right]\mathrm{d}a$$

$$- S^* \int_0^\infty \frac{\beta_2(b)p^*(b)}{k + p^*(b)} \left[g\left(\frac{S(t)i^*(0)p(b,t)\left(k + p^*(b)\right)}{S^*i(0,t)p^*(b)\left(k + p(b,t)\right)}\right)\right]\mathrm{d}b$$

$$- \sigma V^* \int_0^\infty \frac{\beta_1(a)i^*(a)}{1 + \alpha i^*(a)} \left[g\left(\frac{V(t)i^*(0)i(a,t)\left(1 + \alpha i^*(a)\right)}{V^*i(0,t)i^*(a)\left(1 + \alpha i(a,t)\right)}\right)\right]\mathrm{d}a$$

$$- \sigma V^* \int_0^\infty \frac{\beta_2(b)p^*(b)}{k + p^*(b)} \left[g\left(\frac{V(t)i^*(0)p(b,t)\left(k + p^*(b)\right)}{V^*i(0,t)p^*(b)\left(k + p(b,t)\right)}\right)\right]\mathrm{d}b$$

$$- \sigma V^* \int_0^\infty \left(\frac{\beta_1(a)i^*(a)}{1 + \alpha i^*(a)} + \frac{\beta_2(b)p^*(b)}{k + p^*(b)}\right)\left[g\left(\frac{S^*}{S(t)}\right) + g\left(\frac{S(t)V^*}{S^*V(t)}\right)\right]\mathrm{d}a,$$

$$- \eta_2(0)\left(S^* + \sigma V^*\right) \int_0^\infty \xi(a)i^*(a)g\left(\frac{i(a,t)p^*(0)}{i^*(a)p(0,t)}\right)\mathrm{d}a,$$

$$- \left(S^* + \sigma V^*\right) \int_0^\infty \frac{\beta_1(a)i^*(a)}{1 + \alpha i^*(a)} g\left(\frac{1 + \alpha i(a,t)}{1 + \alpha i^*(a)}\right)\mathrm{d}a$$

$$- \left(S^* + \sigma V^*\right) \int_0^\infty \frac{\beta_2(b)p^*(b)}{k + p^*(b)} g\left(\frac{k + p(b,t)}{k + p^*(b)}\right)\mathrm{d}b$$

$$- \left(S^* + \sigma V^*\right) \int_0^\infty \frac{\alpha\beta_1(a)(i(a,t) - i^*(a))^2}{(1 + \alpha i^*(a))^2(1 + \alpha i(a,t))}\mathrm{d}a$$

$$- \left(S^* + \sigma V^*\right) \int_0^\infty \frac{k\beta_2(b)(p(b,t) - p^*(b))^2}{(k + p^*(b))^2(k + p(b,t))}\mathrm{d}b.$$

由此可得, 当 $\mathscr{R}_0 > 1$ 时, $V_2'(t) \leqslant 0$, 当且仅当 $S(t) = S^*, V(t) = V^*, i(a,t) = i^*(a), p(b,t) = p^*(b)$ 时 $V_2'(t) = 0$. 注意到当 $i(a,t)$ 趋近于 $i^*(a)$ 时, $R(t)$ 趋近于 R^*. 由此可以证明 $\{V_2'(t) = 0\}$ 的最大不变子集是点集 $\{E^*\}$. 由定理 3.3.3 可知, 当 $\mathscr{R}_0 > 1$ 时, E^* 是局部渐近稳定的. 因此, 由 LaSalle 不变性原理可知, 当 $\mathscr{R}_0 > 1$ 时, E^* 全局渐近稳定. $\qquad\square$

3.3.5 最优控制策略研究

本小节, 基于类年龄结构霍乱传播动力学模型 (3.3.1), 我们研究控制霍乱传播的最优策略. 目的在于寻求一种可行的解决方案使得在一定时间区间内使已感染的人数最少而控制策略代价最低, 这里控制策略代价主要包含疫苗接种策略的实际花费和副作用.

基于系统 (3.3.1), 我们考虑以下的状态系统:

$$
\begin{aligned}
\frac{\mathrm{d}S(t)}{\mathrm{d}t} &= A - (\mu + u(t))S(t) \\
&\quad - S(t)\left(\int_0^\infty \frac{\beta_1(a)i(a,t)}{1+\alpha i(a,t)}\mathrm{d}a + \int_0^\infty \frac{\beta_2(b)p(b,t)}{k+p(b,t)}\mathrm{d}b\right), \\
\frac{\mathrm{d}V(t)}{\mathrm{d}t} &= u(t)S(t) - \mu V(t) \\
&\quad - \sigma V(t)\left(\int_0^\infty \frac{\beta_1(a)i(a,t)}{1+\alpha i(a,t)}\mathrm{d}a + \int_0^\infty \frac{\beta_2(b)p(b,t)}{k+p(b,t)}\mathrm{d}b\right), \\
\frac{\partial i(a,t)}{\partial t} + \epsilon\frac{\partial i(a,t)}{\partial a} &= -\theta(a)i(a,t), \\
\frac{\partial p(b,t)}{\partial t} + \epsilon\frac{\partial p(b,t)}{\partial b} &= -\delta_p(b)p(b,t),
\end{aligned}
\tag{3.3.25}
$$

其中控制变量 $u(t)$ 是依赖于时间的函数, 表示疫苗接种措施. 参数 ϵ 用来平衡时间和年龄间的尺度. 系统 (3.3.25) 满足的初始条件和边界条件分别由 (3.3.2) 和 (3.3.3) 给定.

下面, 定义目标泛函为

$$
\mathcal{J}(u) = \int_0^{t_{\max}}\int_0^{a_{\max}} (a_1 i(a,t) + a_2 u(t)S(t) + a_3 u^2(t))\mathrm{d}a\mathrm{d}t,
$$

其中 a_1, a_2 和 a_3 分别表示染病者、接种策略以及接种策略副作用的权重系数, 控制变量的平方表示接种策略出现副作用的严重程度.

定义可容许控制集为

$$
\Gamma = \left\{u(t) \in L^\infty(0, t_{\max})\,\Big|\, 0 \leqslant u(t) \leqslant u_{\max}\right\},
$$

其中 $t_{\max}$ 表示控制周期, $u_{\max}$ 表示接种率的上界, 这是基于在给定人群和给定时间段内接种疫苗的实际限制. 因此, $\mathcal{J}(u)$ 表示 $(0, t_{\max})$ 控制周期内的染病人数和花费成本. 我们的目标是在霍乱流行期间在感染人数最少的情况下, 使得花费的成本最低, 即寻找最优控制 u^* 使得

$$\mathcal{J}(u^*) = \min_{u(t) \in \Gamma} \mathcal{J}(u).$$

记敏感性函数 $F = (S, V, i, p)$ 和解映射 $u \to F = F(u)$, 则由文献 [153] 可知此映射是可微的, 且当 $l(t) \in L^\infty(0, t_{\max})$ 时, 敏感性函数 F 的 Gateaux 导数为

$$(Q_S, Q_V, Q_i, Q_p) = \lim_{\varepsilon \to 0} \frac{F(u + \varepsilon l) - F(u)}{\varepsilon},$$

其中 (Q_S, Q_V, Q_i, Q_p) 满足

$$\begin{aligned}
\frac{\mathrm{d}Q_S(t)}{\mathrm{d}t} =& -(\mu + u(t))Q_S(t) - Q_S(t) \int_0^\infty \frac{\beta_1(a)i(a,t)}{1 + \alpha i(a,t)} \mathrm{d}a \\
& - S(t) \int_0^\infty \frac{\beta_1(a)Q_i(a,t)}{(1 + \alpha i(a,t))^2} \mathrm{d}a - Q_S(t) \int_0^\infty \frac{\beta_2(b)p(b,t)}{k + p(b,t)} \mathrm{d}b \\
& - S(t) \int_0^\infty \frac{k\beta_2(b)Q_p(b,t)}{(k + p(b,t))^2} \mathrm{d}b - l(t)Q_S, \\
\frac{\mathrm{d}Q_V(t)}{\mathrm{d}t} =& \, u(t)Q_S(t) - \mu Q_V(t) + l(t)Q_S \\
& - \sigma Q_V(t) \int_0^\infty \frac{\beta_1(a)i(a,t)}{1 + \alpha i(a,t)} \mathrm{d}a - \sigma V(t) \int_0^\infty \frac{\beta_1(a)Q_i(a,t)}{(1 + \alpha i(a,t))^2} \mathrm{d}a \\
& - \sigma Q_V(t) \int_0^\infty \frac{\beta_2(b)p(b,t)}{k + p(b,t)} \mathrm{d}b - \sigma V(t) \int_0^\infty \frac{k\beta_2(b)Q_p(b,t)}{(k + p(b,t))^2} \mathrm{d}b, \\
\frac{\partial Q_i(a,t)}{\partial t} + \epsilon \frac{\partial Q_i(a,t)}{\partial a} =& -\theta(a)Q_i(a,t), \\
\frac{\partial Q_p(b,t)}{\partial t} + \epsilon \frac{\partial Q_p(b,t)}{\partial b} =& -\delta_p(b)Q_p(b,t),
\end{aligned} \tag{3.3.26}$$

并满足边界条件

$$\begin{aligned}
Q_i(0,t) =& (Q_S(t) + \sigma Q_V(t)) \left(\int_0^\infty \frac{\beta_1(a)Q_i(a,t)}{1 + \alpha Q_i(a,t)} \mathrm{d}a + \int_0^\infty \frac{\beta_2(b)Q_p(b,t)}{k + Q_p(b,t)} \mathrm{d}b \right), \\
& t > 0, \\
Q_p(0,t) =& \int_0^\infty \xi(a)Q_i(a,t)\mathrm{d}a, \quad t > 0
\end{aligned} \tag{3.3.27}$$

和初始条件

$$
Q_S(0) = Q_{S0} > 0, \quad Q_V(0) = Q_{V0} > 0,
$$

$$
Q_i(a, 0) = Q_{i0}(a) \in L_+^1(0, \infty), \quad Q_p(b, 0) = Q_{p0}(b) \in L_+^1(0, \infty).
$$

(3.3.28)

记

$$
h_1(t) = \int_0^\infty \frac{\beta_1(a)}{(1 + \alpha i(a, t))^2} \mathrm{d}a, \quad h_2(t) = \int_0^\infty \frac{k\beta_2(b)}{(k + p(b, t))^2} \mathrm{d}b,
$$

则关于控制变量 $u(t)$ 和状态变量 $S(t)$, $V(t)$, $i(a, t)$, $p(b, t)$ 的伴随系统为

$$
\begin{aligned}
\frac{\mathrm{d}\lambda_1(t)}{\mathrm{d}t} &= \lambda_1(t)\left(\mu + u(t) + f_1(t) + f_2(t)\right) \\
&\quad - \lambda_2(t)u(t) - \lambda_3(0, t)\left(f_1(t) + f_2(t)\right) - a_2 u(t), \\
\frac{\mathrm{d}\lambda_2(t)}{\mathrm{d}t} &= \lambda_2(t)\left(\mu + \sigma f_1(t) + \sigma f_2(t)\right) - \sigma\lambda_3(0, t)\left(f_1(t) + f_2(t)\right), \\
\frac{\partial\lambda_3(a, t)}{\partial t} + \epsilon\frac{\partial\lambda_3(a, t)}{\partial a} &= \lambda_1(t)S(t)h_1(t) + \sigma\lambda_2(t)V(t)h_1(t) \\
&\quad + \theta(a)\lambda_3(a, t) - \lambda_3(0, t)\left(S(t) + \sigma V(t)\right)h_1(t) \\
&\quad - \lambda_4(0, t)\int_0^\infty \xi(a)\mathrm{d}a - a_1, \\
\frac{\partial\lambda_4(b, t)}{\partial t} + \epsilon\frac{\partial\lambda_4(b, t)}{\partial b} &= \lambda_1(t)S(t)h_2(t) + \sigma\lambda_2(t)V(t)h_2(t) \\
&\quad + \delta_p(b)\lambda_4(b, t) - \lambda_3(0, t)\left(S(t) + \sigma V(t)\right)h_2(t).
\end{aligned}
$$

(3.3.29)

应用文献 [154] 和 [155] 中类似的分析方法可知, 存在

$$
u^* = \max[0, \min(\tilde{u}, u_{\max})],
$$

其中

$$
\tilde{u} = \frac{(\lambda_1 - \lambda_2 - a_2)\, S}{2a_3}
$$

能最小化目标函数 $\mathcal{J}(u)$.

3.3.6　数值模拟

本小节, 我们将通过数值模拟说明系统 (3.3.1) 相关理论结果的可行性. 此外, 利用前推后代法得出最优控制策略的数值解, 并给出感染者在有无最优控制下的轨线对比图.

3.3.6.1　系统的动力学行为

基于文献 [24, 29, 31, 33, 98, 99, 152, 156] 的工作, 我们选取相应的参数取值如表 3.4 所示.

表 3.4 类年龄结构霍乱模型 (3.3.1) 的相关参数取值

参数	例 1	例 2	单位	来源
A	100	300	—	假定
μ	9.752%	1.526%	—	[156]
α	0.1	0.1	—	[152]
ϕ	75%	5%	—	假定
σ	25%	25%	—	[98]
k	10^6	10^6	弧菌数·毫升$^{-1}$	[24]
β_{1m}	0.00092	0.00011	天$^{-1}$	[29]
β_{2m}	0.008	0.075	天$^{-1}$	[29]
γ_m	0.2	0.2	天$^{-1}$	[99]
δ_{im}	0.004	0.004	天$^{-1}$	假定
δ_{pm}	0.033	0.033	弧菌数·毫升$^{-1}$·天$^{-1}$	[33]
ξ_m	10	10	弧菌数·毫升$^{-1}$·天$^{-1}$	[33]

霍乱的病程持续时间通常是 3–7 天. 在经过大致 6 天的治疗隔离后, 相关症状会逐渐消失. 若感染者粪便中所含的霍乱弧菌连续三次检查呈阴性, 即可认为该病已治愈. 基于此, 我们将感染年龄设定为 12.5 天, 并假定在最初感染的 3 天内, 感染者逐渐具有传染性; 在之后的 3–7 天内, 感染者处于高传染状态; 在最后的 3 天内, 感染者因该疾病或被治愈或者死亡, 因此传染率系数降至 0. 具体的函数表达式如下所示

$$\beta_1(a) = \begin{cases} \dfrac{\beta_{1m}}{3}a, & 0 \text{ 天} \leqslant a < 3 \text{ 天}, \\[2mm] \beta_{1m}, & 3 \text{ 天} \leqslant a < 7 \text{ 天}, \\[2mm] \dfrac{25}{11}\beta_{1m} - \dfrac{2}{11}\beta_{1m}a, & 7 \text{ 天} \leqslant a < 12.5 \text{ 天}. \end{cases}$$

注意到每个感染者对霍乱弧菌浓度的贡献率与 $\beta_1(a)$ 有关. 当易感者刚摄入弧菌时, 他们不会立即向环境中排入弧菌, 即不会促长弧菌的浓度; 通常在霍乱发病后 3 天, 贡献率会保持在较高的水平; 而由于治疗或死亡的原因, 贡献率会在最后阶段变小. 因此, 我们将 $\xi(a)$ 取为

$$\xi(a) = \begin{cases} \dfrac{\xi_m}{3}a, & 0 \text{ 天} \leqslant a < 3 \text{ 天}, \\[2mm] \xi_m, & 3 \text{ 天} \leqslant a < 7 \text{ 天}, \\[2mm] \dfrac{25}{11}\xi_m - \dfrac{2}{11}\xi_m a, & 7 \text{ 天} \leqslant a < 12.5 \text{ 天}. \end{cases}$$

此外, 霍乱弧菌在河水、井水或海水中大约可以存活 1–3 周, 而在新鲜的鱼类或贝类中可以存活 1–2 周. 因此, 我们类似地将霍乱弧菌生物年龄的长度设定为 12.5 天. 在最初的 5 小时内, 刚排泄出的粪便中的弧菌具有高度传染性; 而当

弧菌在环境中存活了 5 至 18 小时后, 它们的感染力会逐渐衰减, 即处于低传染状态; 在最后的一段时间内, 弧菌的传染性会继续降低直至不再具有传染能力. 为此, 我们取 $\beta_2(b)$ 如下

$$\beta_2(b) = \begin{cases} \beta_{2m}, & 0 \text{ 天} \leqslant b < \dfrac{5}{24} \text{ 天}, \\[2mm] \dfrac{258}{195}\beta_{2m} - \dfrac{1512}{975}\beta_{2m}b, & \dfrac{5}{24} \text{ 天} \leqslant b < \dfrac{3}{4} \text{ 天}, \\[2mm] \dfrac{12}{75}\beta_{2m}e^{-(b-\frac{3}{4})}, & \dfrac{3}{4} \text{ 天} \leqslant b < 12.5 \text{ 天}. \end{cases}$$

从霍乱疫情的实际情况来看, 如果感染者接受治疗的时间太晚, 那么康复率也会迅速下降. 因此, $\gamma(a)$ 可取为

$$\gamma(a) = \begin{cases} \gamma_m, & 0 \text{ 天} \leqslant a < 7 \text{ 天}, \\[2mm] \gamma_m - \dfrac{2}{11}\gamma_m \times (t-7), & 7 \text{ 天} \leqslant a < 12.5 \text{ 天}. \end{cases}$$

注意到 $\theta(a)$ 包含了恢复率、因病死亡率和自然死亡率, 而因病死亡的情况通常会发生在霍乱流行的中期. 因此, 可选取 $\theta(a)$ 为

$$\theta(a) = \begin{cases} \mu + \gamma_m, & 0 \text{ 天} \leqslant a < 3 \text{ 天}, \\[2mm] \mu + \delta_{im} + \gamma_m, & 3 \text{ 天} \leqslant a < 7 \text{ 天}, \\[2mm] \mu + \gamma_m - \dfrac{2}{11}\gamma_m \times (t-7), & 7 \text{ 天} \leqslant a < 12.5 \text{ 天}. \end{cases}$$

由于霍乱弧菌在环境中的抵抗力较弱, 其净死亡率在 5 小时后上升, 故 $\delta_p(b)$ 取为

$$\delta_p(b) = \begin{cases} \dfrac{24}{5}\delta_{pm}b, & 0 \text{ 天} \leqslant b < \dfrac{5}{24} \text{ 天}, \\[2mm] \delta_{pm}e^{0.5(b-\frac{5}{24})}, & \dfrac{5}{24} \text{ 天} \leqslant b < 12.5 \text{ 天}. \end{cases}$$

例 3.3.1　　系统 (3.3.1) 相应的参数取值如表 3.4 中例 1 所示. 经过计算可得, 基本再生数 $\mathscr{R}_0 = 0.9877 < 1$. 由定理 3.3.3 可知, 系统 (3.3.1) 的无病稳态解 E^0 是局部渐近稳定的 (见图 3.5, 其中 $S(t)$ 和 $V(t)$ 分别收敛于 $S^0 = 117.58$ 和 $V^0 = 897.10$, 而 $i(a,t)$ 和 $p(b,t)$ 都收敛到 0).

例 3.3.2　　系统 (3.3.1) 相应的参数取值如表 3.4 中例 2 所示. 此时, 基本再生数 $\mathscr{R}_0 = 2.8722 > 1$. 由定理 3.3.3 可知, 系统 (3.3.1) 的地方病稳态解 E^* 是局部渐近稳定的, 其中 $S^* = 2676.25, V^* = 4984.97, i^*(0) = 183.58, p^*(0) = 7869.49$ (见图 3.6).

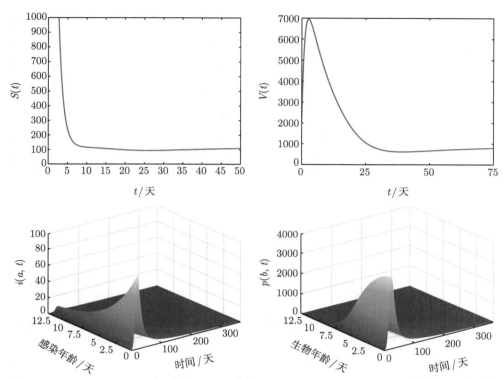

图 3.5 $\mathscr{R}_0 = 0.9877 < 1$ 时, 系统 (3.3.1) 中的 $S(t)$, $V(t)$, $i(a,t)$ 和 $p(b,t)$ 的轨线图, 其中初始条件为 $S(0) = 8000, V(0) = 2000, i_0(0) = 10, p_0(0) = 100$

3.3.6.2 最优控制问题的数值解

本小节, 应用前推回代法[122] 我们研究最优控制问题的数值解, 以评估控制策略的可行性. 首先将时间区间 $[t_0, t_1]$ 分割为 $N + 1$ 个. 记 $x = (x_1, \cdots, x_{N+1})$ 和 $\lambda = (\lambda_1, \cdots, \lambda_{N+1})$ 分别是系统 (3.3.25) 中状态向量和系统 (3.3.29) 中伴随向量的近似值. 下面给出具体的求解过程:

(1) 在整个时间区间内给出 u 的初始估测值;

(2) 利用初始条件 $x_1 = x(t_0)$ 和 u 的初始估测值, 对系统 (3.3.25) 在时间方向采取向前差分, 在年龄方向采用后向差分求解 x;

(3) 利用横截条件 $\lambda_{N+1} = \lambda(t_1) = 0$ 以及 u 和 x 的值, 对系统 (3.3.29) 在时间方向后向差分, 在年龄方向向前差分求解 λ;

(4) 将新的 x 和 λ 的值代入到最优控制的表达式中, 得到新的 u;

(5) 检查收敛性.

当上述所有步骤完成时, 我们可得相应的最优控制策略.

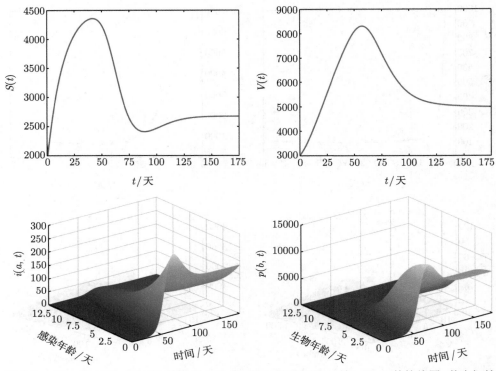

图 3.6　$\mathscr{R}_0 = 2.8722 > 1$ 时, 系统 (3.3.1) 中 $S(t)$, $V(t)$, $i(a,t)$ 和 $p(b,t)$ 的轨线图, 其中初始条件为 $S(0) = 2000, V(0) = 3000, i_0(0) = 10, p_0(0) = 1000$

图 3.7 (a) 给出了最优控制随时间变化的趋势图. 考虑到医疗技术和控制成本的限制, 我们令 $u_{\max} = 80\%$. 由图 3.7 (a) 观察发现, 从霍乱暴发开始至

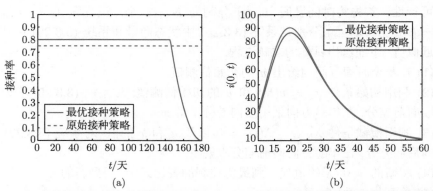

图 3.7　(a) 疫苗接种控制策略的轨迹图; (b) $i(a,t)$ 在最优疫苗接种策略和原始疫苗接种策略下的轨迹图

140 天后 $u(t)$ 逐渐减小, 这说明疫苗接种策略可有效地抑制霍乱的传播, 但同时在一定时间后可适当控制易感者的接种比例从而可有效地节约疫苗接种的费用. 图 3.7 (b) 进一步给出了实施最优接种策略和原始接种策略已感染的个体数随时间的变化对比图 (其中参数的取值如表 3.4 中例 1 所示). 显然, 虽然两种接种策略的成本相近, 但在最优接种控制策略的影响下, 已感染的个体数减少的更加明显.

3.4 具有生理年龄结构的霍乱传播动力学模型与最优控制

3.4.1 研究背景

目前霍乱的干预方法包括口服补液疗法、抗生素、水卫生和疫苗接种等, 其中口服补液疗法适用于治疗轻度或中度脱水患者, 并可将霍乱的总体病死率降低到 1% 以下. 重度脱水或者不能口服的中度脱水患者有休克的危险, 此时可采用静脉补液的方法治疗. 抗菌治疗是液体疗法的辅助治疗, 需要使用适当的抗生素, 以缩短腹泻时间, 但同时可能会增加抗微生物药物的耐药性 [12]. 此外, 净化水资源可能是降低环境中病原体浓度以提供安全饮用水的有效手段, 而疫苗接种也已在霍乱流行地区成功实施, 是预防霍乱的有效措施之一. 事实上, 霍乱疫苗的部署和提供更清洁的用水为遏制 2010–2012 年海地霍乱暴发做出了重要贡献 [157, 158].

近年来, 关于如何控制霍乱传播的研究已取得了许多重要进展, 特别是有关霍乱流行期间的疫苗接种最优策略的讨论 [126, 154, 155]. 然而, 目前设计有效的霍乱控制策略仍然面临挑战, 尤其是对基础设施不足和资源有限的发展中国家和地区而言, 许多因素如环境、经济和人口以及医疗资源等限制了疾病控制策略的实施. 此外, 在霍乱流行地区进行的大量实验研究表明, 霍乱的传染能力和流行程度与霍乱弧菌进入胃后产生肠毒素的程度和宿主自身免疫系统的抵抗能力有关, 不同年龄组的传染性和发病率会有所差异, 有霍乱症状的病例数量也会因年龄和疾病的流行性质而异. 例如在恒河三角洲等疾病流行地区, 儿童更有可能因重症而住院, 但两岁以下的农村儿童因霍乱住院的频率要低于 2 到 9 岁的儿童, 这是因为幼童可能会通过母乳喂养增加霍乱特异性 IgA 抗体而降低感染的风险 [159]. 因此, 霍乱传播中的一些关键因素, 如感染的严重程度、易感水平和传播率均与宿主的生理年龄密切相关 [9, 155, 160]. 在减缓霍乱传播和降低疾病控制成本方面, 设计与具体年龄有关的最优控制策略尤为重要.

最优控制是现代控制理论的重要分支, 最优控制问题的研究为使疾病传播的控制措施最优和其花费成本同时最低搭建了桥梁. 目前, 有关传染病最优控制策略的研究已引起许多学者的关注, 但考虑年龄结构影响的研究工作还相对较少.

与常微分方程和抛物方程相比, 年龄结构偏微分方程系统的伴随系统不可直接通过构建 Hamilton 函数得到 [122], 只能通过参数敏感性分析求得. 为此, 针对依赖于年龄的最优控制存在性问题, Barbu 和 Iannelli 在文献 [161] 中提出了解决年龄结构最优控制存在性的理论框架. 对一般的年龄结构种群最优控制问题, 利用 Ekeland 变分原理证明了最优解的存在唯一性. 随后 Fister 和 Lenhart 在文献 [162] 中拓展了他们的工作, 并在文献 [163] 中, 进一步研究了霍乱接种问题状态方程解的存在性及年龄结构最优控制问题解的存在性. 基于文献 [153] 和 [164] 的工作, 文献 [154] 中, Cai 等通过状态系统、伴随系统和最优性条件构建了一类具有疫苗接种策略的年龄结构霍乱传播最优控制模型, 得到了最优控制问题解存在的必要条件. 我们注意到, 上述研究工作只考虑了环境与人的间接传播途径而忽略了人与人直接传播的影响.

本节, 我们同时考虑环境与人的间接传播和人与人的直接传播以及宿主的生理年龄结构对霍乱传播的影响, 讨论以净化水资源和疫苗接种为主要控制措施的最优控制问题.

3.4.2　模型的建立

本小节, 根据霍乱的传播特点及流行病学特征 [154,155], 我们把总人口分成四类, 分别用 $S(t,a)$, $V(t,a)$, $I(t,a)$ 和 $R(t,a)$ 表示 t 时刻年龄为 a 的易感者类、接种者类、染病者类和康复者类的密度. $W(t)$ 表示 t 时刻环境中霍乱弧菌的浓度. 考虑到霍乱主要通过人与人接触直接传播或环境与人之间的间接接触传播 [29,165,166], 我们假设易感人群可同时被染病个体直接传播和霍乱弧菌间接感染. 针对人与人之间的传播, 假设其传染率函数为 [167]

$$\lambda_H(t,a) = k_1(a) \int_0^{a_\dagger} k_2(\sigma) I(t,\sigma) \mathrm{d}\sigma,$$

其中 $k_1(a)$ 表示特定年龄的接触率, $k_2(a)$ 为特定年龄的感染率. 另假定环境与人的传染率函数为饱和形式

$$\lambda_W(t,a) = \frac{\beta(a)W(t)}{W(t) + \kappa},$$

其中 $\beta(a)$ 表示年龄为 a 的易感个体与致病性霍乱弧菌之间的传播率, κ 是霍乱弧菌的半饱和率. 由此, 霍乱传播的总传染率函数可定义为

$$\hat{\lambda}(t,a) = \lambda_H(t,a) + \lambda_W(t,a).$$

假定易感个体以 $\psi(a)$ 的比例接种, 接种个体虽按 $1 - \sigma$ $(\sigma \in (0,1])$ 的比例获得免疫, 但可再次被感染, 染病个体以 $\gamma(a)$ 的比例治愈. 此外, 由于霍乱的死亡率通常

是很低的 [168], 因此我们在建模时忽略了疾病引起的死亡. 基于上述假设, 并考虑到年龄异质性的影响, 具有生理年龄结构的霍乱传播动力学模型可描述为

$$\frac{\partial S(t,a)}{\partial t} + \frac{\partial S(t,a)}{\partial a} = -\hat{\lambda}(t,a)S(t,a) - (\mu(a) + \psi(a))S(t,a),$$

$$\frac{\partial V(t,a)}{\partial t} + \frac{\partial V(t,a)}{\partial a} = \psi(a)S(t,a) - \mu(a)V(t,a) - \sigma\hat{\lambda}(t,a)V(t,a),$$

$$\frac{\partial I(t,a)}{\partial t} + \frac{\partial I(t,a)}{\partial a} = \hat{\lambda}(t,a)(S(t,a) + \sigma V(t,a)) - (\gamma(a) + \mu(a))I(t,a), \quad (3.4.1)$$

$$\frac{\partial R(t,a)}{\partial t} + \frac{\partial R(t,a)}{\partial a} = \gamma(a)I(t,a) - \mu(a)R(t,a),$$

$$\frac{\mathrm{d}W(t)}{\mathrm{d}t} = \int_0^{a_\dagger} \alpha(a)I(t,a)\mathrm{d}a - \mu_W W(t),$$

其中 $\mu(a)$ 表示年龄为 a 的个体的自然死亡率, $\alpha(a)$ 表示年龄为 a 的染病个体对环境中霍乱弧菌的贡献率, μ_W 表示环境中霍乱弧菌的清除率.

系统 (3.4.1) 满足的初始条件为

$$S(0,a) = S_0(a) \in L^1(0,a_\dagger), \quad V(0,a) = V_0(a) \in L^1(0,a_\dagger),$$

$$I(0,a) = I_0(a) \in L^1(0,a_\dagger), \quad R(0,a) = R_0(a) \in L^1(0,a_\dagger), \quad W(0) = W_0 \geqslant 0,$$

边值条件为

$$S(t,0) = \int_0^{a_\dagger} b(a)(S(t,a) + V(t,a) + I(t,a) + R(t,a))\mathrm{d}a,$$

$$V(t,0) = I(t,0) = R(t,a) = 0,$$

其中 $b(a)$ 表示年龄为 a 的出生率函数, $a_\dagger$ 是人类宿主的最大年龄. 系统 (3.4.1) 中所有变量和相关参数的定义如表 3.5 所示.

基于这些参数我们作出以下假设:

假设 3.4.1 (1) $\mu(a) \in L^1_{\mathrm{loc}}[0,a_\dagger]$, $\int_0^{a_\dagger} \mu(a) = \infty$;

(2) $b(a) \in L^\infty[0,a_\dagger] \bigcap L^1[0,a_\dagger]$, $\gamma(a)$, $\psi(a)$, $\beta(a)$, $k_1(a)$, $k_2(a)$, $\alpha(a) \in L^\infty[0,a_\dagger]$;

(3) 存在常数 $a_\theta \in [0,a_\dagger](\theta = \beta, k_1, k_2)$ 和严格正常数 $\underline{\theta}$, 使得在 a_θ 的邻域内满足 $\theta(a) \geqslant \underline{\theta} > 0$.

由假设 3.4.1 可知, 年龄函数 $\phi(\cdot) = \gamma, \psi, \beta, k_1, k_2$ 存在本征上界 $\bar{\phi}$ 使得

$$\mathrm{ess.} \sup_{a \in [0,a_\dagger]} \phi(a) \leqslant \bar{\phi}.$$

表 3.5　系统 (3.4.1) 中变量和相关参数的定义

参数	定义
$S(t,a)$	年龄为 a 的易感个体在 t 时刻的密度
$V(t,a)$	年龄为 a 的接种个体在 t 时刻的密度
$I(t,a)$	年龄为 a 的感染个体在 t 时刻的密度
$R(t,a)$	年龄为 a 的恢复个体在 t 时刻的密度
$W(t)$	t 时刻水中霍乱弧菌的浓度
$\hat{\lambda}(t,a)$	在 t 时刻年龄为 a 时的总感染力
$\psi(a)$	年龄 a 时的接种率
$\mu(a)$	年龄 a 时的自然死亡率
$\gamma(a)$	年龄 a 时的恢复率
$\alpha(a)$	年龄为 a 的感染个体的病毒释放率
κ	霍乱弧菌的半饱和率
σ	接种的免疫失效率
μ_W	霍乱弧菌的清除率
$a_\dagger$	人类宿主的最大生存年龄

3.4.3　预备知识

对系统 (3.4.1) 前四个方程求和, 可得关于总人口 $P(t,a)$ 的方程

$$
\begin{aligned}
&\frac{\partial P(t,a)}{\partial t} + \frac{\partial P(t,a)}{\partial a} = -\mu(a)P(t,a), \\
&P(t,a) = \int_0^{a_\dagger} b(a)P(t,a)\mathrm{d}a, \\
&P(0,a) = P_0(a) \in L^1(0,a_\dagger).
\end{aligned} \tag{3.4.2}
$$

不难发现方程 (3.4.2) 是一个经典的 Mckendrick–Von Foester 方程 [167]. 因此, 存在一个 Marthus 参数 r 使得

$$
\int_0^{a_\dagger} b(a)e^{ra}e^{-\int_0^a \mu(\tau)\mathrm{d}\tau}\mathrm{d}a = 1.
$$

这表明, 方程 (3.4.2) 存在一个稳态解

$$
P_\infty(a) = b_0 e^{-\int_0^a \mu(\tau)\mathrm{d}\tau}, \quad b_0 = \frac{\displaystyle\int_0^\infty P_\infty(a)\mathrm{d}a}{\displaystyle\int_0^{a_\dagger} e^{-\int_0^a \mu(\tau)\mathrm{d}\tau}\mathrm{d}a}.
$$

不失一般性, 我们假设

$$
P(t,a) = P_\infty(a) = b_0 e^{-\int_0^a \mu(\tau)\mathrm{d}\tau}.
$$

为便于研究, 作以下变换:

$$s(t,a) = \frac{S(t,a)}{P_\infty(a)}, \quad v(t,a) = \frac{V(t,a)}{P_\infty(a)}, \quad i(t,a) = \frac{I(t,a)}{P_\infty(a)}, \quad r(t,a) = \frac{R(t,a)}{P_\infty(a)},$$

则系统 (3.4.1) 变为

$$\frac{\partial v(t,a)}{\partial t} + \frac{\partial v(t,a)}{\partial a} = \psi(a)s(t,a) - \sigma\tilde{\lambda}(t,a)v(t,a),$$

$$\frac{\partial i(t,a)}{\partial t} + \frac{\partial i(t,a)}{\partial a} = \tilde{\lambda}(t,a)(1 - i(t,a) - r(t,a) + (\sigma - 1)v(t,a)) - \gamma(a)i(t,a),$$

$$\frac{\partial r(t,a)}{\partial t} + \frac{\partial r(t,a)}{\partial a} = \gamma(a)i(t,a),$$

$$\frac{\mathrm{d}W(t)}{\mathrm{d}t} = \int_0^{a_\dagger} \alpha(a)P_\infty(a)i(t,a)\mathrm{d}a - \mu_W W(t),$$

$$v(t,0) = 0, \quad i(t,0) = 0, \quad r(0,t) = 0, \quad W(0) = W_0 \geqslant 0,$$

$$(3.4.3)$$

其中

$$\tilde{\lambda}(t,a) = \lambda_W(t,a) + k_1(a)\int_0^{a_\dagger} k_2(a)P_\infty(a)i(t,a)\mathrm{d}a. \tag{3.4.4}$$

为研究解的适定性, 定义泛函空间如下

$$X = L^1([0,a_\dagger], \mathbb{R}), \quad Y = X \times X \times X \times \mathbb{R},$$

并具有范数

$$\|\phi\|_X = \int_0^{a_\dagger} |\phi(a)|\mathrm{d}a, \quad \phi \in X,$$

$$\|\hat{\phi}\|_Y = \sum_{i=1}^{3} \|\hat{\phi}_i\|_X + |\hat{\phi}_4|, \quad \hat{\phi} = (\hat{\phi}_1, \hat{\phi}_2, \hat{\phi}_3, \hat{\phi}_4)^\mathrm{T} \in Y,$$

其中上标 T 表示向量的转置. 记 X_+ 和 Y_+ 分别表示 X 和 Y 所对应的正锥, 并定义以下状态空间

$$\Omega = \left\{ (v, i, r, W)^\mathrm{T} \in Y_+ : 0 \leqslant v + i + r \leqslant 1, W \leqslant \frac{\bar{\alpha}N}{\mu_W} \right\}, \tag{3.4.5}$$

其中 $N = \int_0^{a_\dagger} P_\infty(a)\mathrm{d}a$ 为总人口规模.

下面讨论系统 (3.4.3) 解的存在性问题. 为此, 定义一个线性算子 $A : D(A) \subset Y \to Y$:

$$
\begin{cases}
A\phi(a) := \begin{pmatrix}
-\dfrac{\mathrm{d}}{\mathrm{d}a}\phi_1(a) \\[2mm]
-\dfrac{\mathrm{d}}{\mathrm{d}a}\phi_2(a) \\[2mm]
-\dfrac{\mathrm{d}}{\mathrm{d}a}\phi_3(a) \\[2mm]
-\mu_W\phi_4
\end{pmatrix}, \\[12mm]
D(a) := \big\{ \phi \in Y : \phi_j \text{ 是绝对连续的}, \\[2mm]
\qquad \phi_j'\ (j=1,2,3) \in L^1([0,a_\dagger],\mathbb{R}),\ \phi_1(0)=\phi_2(0)=\phi_3(0)=0 \big\}
\end{cases}
\tag{3.4.6}
$$

和一个非线性算子 $F : \Omega \subset Y \to Y$:

$$
F(\phi)(a) := \begin{pmatrix}
\psi(a)(1-\phi_1(a)-\phi_2(a)-\phi_3(a)) - \sigma\tilde{\lambda}(a)\phi_1(a) \\[2mm]
\tilde{\lambda}(a)(1-\phi_2(a)-\phi_3(a)+(\sigma-1)\phi_1(a)) - \gamma(a)\phi_2(a) \\[2mm]
\gamma(a)\phi_2(a) \\[2mm]
\displaystyle\int_0^{a_\dagger} \alpha(a)P_\infty(a)\phi_2(a)\,\mathrm{d}a
\end{pmatrix},
$$

其中

$$
\tilde{\lambda}(a) = \frac{\beta(a)\phi_4}{\phi_4+\kappa} + k_1(a)\int_0^{a_\dagger} k_2(\sigma)\phi_2(\sigma)\,\mathrm{d}\sigma.
$$

令 $u = (v,i,r,W)^{\mathrm{T}} \in Y$, 则系统 (3.4.3) 可化简为 Ω 上的抽象柯西问题

$$
\begin{cases}
\dfrac{\mathrm{d}}{\mathrm{d}t}u(t) = (A-kI)u(t) + (kI+F)[u](t), \\[3mm]
u(0) = u_0 \in \Omega,
\end{cases}
\tag{3.4.7}
$$

这里 k 是一个正常数, I 是一个单位算子. 注意到算子 $A-kI$ 生成一个 C_0-半群 $\{e^{t(A-kI)}\}_{t\geqslant 0} : Y \to Y$, 即

$$
e^{t(A-kI)}[\phi](a) = \begin{cases}
0, & t \geqslant a, \\[2mm]
e^{-kt}\phi(a-t), & t < a.
\end{cases}
$$

显然, 对任意 $t \geqslant 0$, 有 $e^{t(A-kI)}(\Omega) \subset \Omega$.

引理 3.4.2　非线性算子 $F : \Omega \to Y$ 是 Lipschitz 连续的, 且存在一个充分大的正常数 k 使得

$$
\int_0^t e^{-k(t-s)}(kI+F)(\Omega)\,\mathrm{d}s \subset \Omega.
$$

证明　由文献 [155] 定理 2 易证得 F 的 Lipschitz 连续性. 对任意 $(v,i,r)^{\mathrm{T}} \in \Omega$, 由假设 3.4.1 可得以下先验估计

$$
\tilde{\lambda}(t,a) \leqslant \bar{\beta} + \bar{k}_1\bar{k}_2 N := \tilde{\lambda}^+.
$$

对 $(\phi_1, \phi_2, \phi_3)^{\mathrm{T}} \in \Omega$, 令

$$
\begin{pmatrix} \hat{\phi}_1 \\ \hat{\phi}_2 \\ \hat{\phi}_3 \end{pmatrix} := \int_0^t e^{-k(t-s)}(kI+F) \begin{pmatrix} \phi_1(s) \\ \phi_2(s) \\ \phi_3(s) \end{pmatrix} \mathrm{d}s,
$$

则有

$$
\hat{\phi}_1 + \hat{\phi}_2 + \hat{\phi}_3 = \int_0^t e^{-k(t-s)} \left\{ [k - (\tilde{\lambda} + \psi)](\phi_1 + \phi_2 + \phi_3)(s) + (\psi + \tilde{\lambda}) \right\} \mathrm{d}s
$$
$$
\leqslant \int_0^t e^{-k(t-s)} \left\{ [k - (\tilde{\lambda}^+ + \bar{\psi})](\phi_1 + \phi_2 + \phi_3)(s) + (\bar{\psi} + \tilde{\lambda}^+) \right\} \mathrm{d}s \,.
$$

因此, 若选取 $k > \tilde{\lambda}^+ + \bar{\psi}$, 则有 $\hat{\phi}_1 + \hat{\phi}_2 + \hat{\phi}_3 \leqslant 1$. 此外, 对所有的 $\phi_4 \in \Omega$, 我们有

$$
\hat{\phi}_4 := \int_0^t e^{-(k+\mu_W)(t-s)} \left[k\phi_4 + \int_0^{a_\dagger} \alpha(a) P_\infty(a) \phi_2(a) \mathrm{d}a \right] \mathrm{d}s
$$
$$
\leqslant \left(\frac{k\bar{\alpha}N}{\mu_W} + \bar{\alpha}N \right) \int_0^t e^{-(k+\mu_W)(t-s)} \mathrm{d}s \leqslant \frac{\bar{\alpha}N}{\mu_W}.
$$

相应地, 若选取 $k > \tilde{\lambda}^+ + \bar{\psi}$, 则有 $\hat{\phi} \in \Omega$. $\qquad \Box$

利用常数变易法可求得抽象柯西问题 (3.4.7) 的解为

$$
u(t) = e^{At} e^{-kt} u_0 + \int_0^t e^{-k(t-s)} e^{A(t-s)} (kI+F) u(t-s) \mathrm{d}s. \tag{3.4.8}
$$

利用 Busenberg 等在文献 [169] 提出的迭代方法和引理 3.4.2, 容易得出系统 (3.4.7) 在 Ω 上存在一个弱解. 进一步, 由 F 的 Fréchet 可微性和假设 3.4.1 可得式 (3.4.8) 是柯西问题 (3.4.7) 的一个古典解. 因此, 系统 (3.4.7) 生成一个解半流: $U(t): \Omega \to \Omega$

$$
U[u_0](t) = (v(t, \cdot), i(t, \cdot), r(t, \cdot), W(t))^{\mathrm{T}}, \quad u_0 \in \Omega. \tag{3.4.9}
$$

命题 3.4.3 *定义形如 (3.4.9) 的解半流 $\{U(t)\}_{t \geqslant 0}$, 则以下结论成立:*
(1) *对于任意 $u_0 \in \Omega$, 柯西问题 (3.4.7) 有唯一的弱解 $U(t)u_0$;*
(2) *Ω 是关于半流 $U(t)$ 的一个正不变集;*
(3) *如果 $u_0 \in \Omega$, 则 $U(t)u_0$ 是柯西问题 (3.4.7) 的一个古典解.*

3.4.4 系统的动力学性质

为方便起见, 定义

$$
\pi_\psi(a) = e^{-\int_0^a \psi(s) \mathrm{d}s},
$$

这里 $\pi_\psi(\cdot)$ 表示一个易感者到年龄为 a 仍没有被接种的概率. 接下来研究以下标准化系统:

$$
\begin{aligned}
&\frac{\partial s(t,a)}{\partial t} + \frac{\partial s(t,a)}{\partial a} = -\tilde{\lambda}(t,a)s(t,a) - \psi(a)s(t,a), \\
&\frac{\partial v(t,a)}{\partial t} + \frac{\partial v(t,a)}{\partial a} = \psi(a)s(t,a) - \sigma\tilde{\lambda}(t,a)v(t,a), \\
&\frac{\partial i(t,a)}{\partial t} + \frac{\partial i(t,a)}{\partial a} = \tilde{\lambda}(t,a)(s(t,a) + \sigma v(t,a)) - \gamma(a)i(t,a), \\
&\frac{\mathrm{d}W(t)}{\mathrm{d}t} = \int_0^{a_\dagger} \alpha(a)P_\infty(a)i(t,a)\mathrm{d}a - \mu_W W(t), \\
&s(t,0) = 1, \quad v(t,0) = 0, \quad i(t,0) = 0, \quad W(0) = W_0 \geqslant 0.
\end{aligned}
\tag{3.4.10}
$$

易知, 系统 (3.4.10) 总存在一个无病稳态解

$$
E_0 = \left(s^0(a), v^0(a), i^0(a), W^0\right) = \left(\pi_\psi(a), \int_0^a \psi(s)\pi_\psi(s)\mathrm{d}s, 0, 0\right).
$$

记 $E^* = (s^*(a), v^*(a), i^*(a), W^*)$ 是系统 (3.4.10) 的任意一个非平凡稳态解, 则其必满足

$$
\begin{aligned}
&\frac{\mathrm{d}s^*(a)}{\mathrm{d}a} = -\tilde{\lambda}(a)s^*(a) - \psi(a)s^*(a), \\
&\frac{\mathrm{d}v^*(a)}{\mathrm{d}a} = -\psi(a)s^*(a) - \sigma\tilde{\lambda}(a)v^*(a), \\
&\frac{\mathrm{d}i^*(a)}{\mathrm{d}a} = \tilde{\lambda}(a)(s^*(a) + \sigma v^*(a)) - \gamma(a)i^*(a), \\
&0 = \int_0^{a_\dagger} \alpha(a)P_\infty(a)i^*(a)\mathrm{d}a - \mu_W W^*, \\
&s(0) = 1, \quad v(0) = 0, \quad i(0) = 0, \quad r(0) = 0.
\end{aligned}
\tag{3.4.11}
$$

求解 (3.4.11) 可得

$$
\begin{aligned}
s^*(a) &= \exp\left(-\int_0^a \tilde{\lambda}^*(\tau)\mathrm{d}\tau\right)\pi_\psi(a), \\
i^*(a) &= \int_0^a [s^*(\tau) + \sigma v^*(\tau)]\tilde{\lambda}^*(\tau)\exp\left(-\int_\tau^a \gamma(\eta)\mathrm{d}\eta\right)\mathrm{d}\tau, \\
v^*(a) &= \int_0^a \psi(\tau)s^*(\tau)\exp\left(-\sigma\int_\tau^a \tilde{\lambda}^*(\eta)\mathrm{d}\eta\right)\mathrm{d}\tau, \\
W^* &= \frac{\displaystyle\int_0^{a_\dagger} \alpha(a)P_\infty(a)i^*(a)\mathrm{d}a}{\mu_W}.
\end{aligned}
$$

令 $\lambda^* = [s^*(a) + \sigma v^*(a)]\tilde{\lambda}^*(a)$, 则有

$$i^*(a) = \int_0^a \lambda^*(\tau) \exp\left(-\int_\tau^a \gamma(\eta)\mathrm{d}\eta\right)\mathrm{d}\tau, \quad \forall a \in [0, a_\dagger]$$

且

$$\begin{aligned}
\tilde{\lambda}^*(a) &= \lambda_W^*(a) + \tilde{\lambda}_H^*(a) \\
&= \beta(a)\frac{W^*}{W^* + \kappa} + k_1(a)\int_0^{a_\dagger} k_2(a)i^*(a)\mathrm{d}a \\
&= \beta(a)\frac{\displaystyle\int_0^{a_\dagger}\alpha(a)P_\infty(a)i^*(a)\mathrm{d}a}{\displaystyle\int_0^{a_\dagger}\alpha(a)P_\infty(a)i^*(a)\mathrm{d}a + \mu_W\kappa} + k_1(a)\int_0^{a_\dagger} k_2(a)i^*(a)\mathrm{d}a \\
&=: H(\lambda^*)(a).
\end{aligned} \tag{3.4.12}$$

注意到 $s^*(a)$ 和 $v^*(a)$ 满足

$$s^*(a) = \pi_\psi(a)\exp\left(-\int_0^a H(\lambda^*)(s)\mathrm{d}s\right),$$

$$v^*(a) = \int_0^a \psi(\tau)\pi_\psi(\tau)\exp\left(-\int_0^\tau H(\lambda^*)(s)\mathrm{d}s\right)\exp\left(-\sigma\int_\tau^a H(\lambda^*(\eta))\mathrm{d}\eta\right)\mathrm{d}\tau.$$

把 $s^*(\cdot)$ 和 $v^*(\cdot)$ 代入到 $\lambda^*(\cdot)$ 中, 有

$$\begin{aligned}
\lambda^*(a) = H(\lambda^*)(a)&\left[\pi_\psi(a)\exp\left(-\int_0^a H(\lambda^*)(s)\mathrm{d}s\right) + \sigma\int_0^a \psi(\tau)\pi_\psi(\tau)\right. \\
&\left.\times\exp\left(-\int_0^\tau H(\lambda^*)(s)\mathrm{d}s\right)\exp\left(-\sigma\int_\tau^a H(\lambda^*(\eta))\mathrm{d}\eta\right)\mathrm{d}\tau\right] \\
&=: \Phi[\lambda^*](a).
\end{aligned}$$

下面, 定义系统 (3.4.10) 的基本再生算子 $\Phi'[0]: X \to X$:

$$\Phi'[0](\phi)(a) = \left(s^0(a) + \sigma v^0(a)\right)\left(\Phi'_W[0](\phi)(a) + \Phi'_H[0](\phi)(a)\right), \quad \phi \in X,$$

其中

$$\Phi'_W[0](\phi)(a) = \frac{\beta(a)}{\mu_W\kappa}\int_0^{a_\dagger}\alpha(\tau)P_\infty(\tau)\int_0^\tau \phi(s)e^{-\int_s^\tau \gamma(\eta)\mathrm{d}\eta}\mathrm{d}s\mathrm{d}\tau$$

和

$$\Phi'_H[0](\phi)(a) = k_1(a)\int_0^{a_\dagger} k_2(\tau)\int_0^\tau \phi(s)e^{-\int_s^\tau \gamma(\eta)\mathrm{d}\eta}\mathrm{d}s\mathrm{d}\tau.$$

由文献 [170] 有关基本再生数的定义可知, 系统 (3.4.10) 的基本再生数为

$$\mathscr{R}_0 = r(\Phi'[0](\phi)(a)), \quad \phi \in \Omega, \quad a \in [0, a_\dagger],$$

其中 r 表示算子 $\Phi'[0]$ 的谱半径.

引理 3.4.4　若假设 3.4.1 成立, 则对于 $\forall a \in \mathbb{R}_+$, $s^0(a)$ 和 $v^0(a)$ 是紧的且一致有界.

引理 3.4.5　若假设 3.4.1 成立, 则算子 $\Phi'_W[0]$ 和 $\Phi'_H[0]$ 是紧的且具有非支性.

证明　假设 $B \subset X$ 是任一有界集. 对任意的 $\phi \in B$, 总存在一个常数 $c > 0$ 使得 $\|\phi\|_B \leqslant c$. 由范数的定义可得

$$
\begin{aligned}
\|\Phi'_W[0](\phi)\| &= \frac{1}{\mu_W \kappa} \int_0^{a_\dagger} \beta(a) \int_0^{a_\dagger} \alpha(s) P_\infty(s) \int_0^s \phi(\tau) e^{-\int_\tau^s \gamma(\eta) \mathrm{d}\eta} \mathrm{d}\tau \mathrm{d}s \mathrm{d}a \\
&\leqslant \frac{\bar{\beta} a_\dagger}{\mu_W \kappa} \int_0^{a_\dagger} \alpha(s) P_\infty(s) \int_0^s \phi(\tau) e^{-\int_\tau^s \gamma(\eta) \mathrm{d}\eta} \mathrm{d}\tau \mathrm{d}s \\
&\leqslant \frac{\bar{\beta} \bar{\alpha} b_0 a_\dagger}{\mu_W \kappa} \int_0^{a_\dagger} \phi(\tau) \int_\tau^{a_\dagger} e^{-\int_\tau^s \gamma(\eta) \mathrm{d}\eta} \mathrm{d}s \mathrm{d}\tau \\
&\leqslant \frac{\bar{\beta} \bar{\alpha} b_0 a_\dagger}{\mu_W \kappa \underline{\gamma}} \|\phi\|_B \\
&\leqslant \frac{\bar{\beta} \bar{\alpha} b_0 c a_\dagger}{\mu_W \kappa \underline{\gamma}}.
\end{aligned}
\tag{3.4.13}
$$

因此, $\Phi'_W[0]$ 是一致有界的. 同理, $\Phi'_H[0]$ 也是一致有界的. 再次利用假设 3.4.1 可得不等式

$$
\begin{aligned}
&\lim_{h \to 0} \|\Phi'_W[0](\phi)(a+h) - \Phi'_W[0](\phi)(a)\|_X \\
&\leqslant \lim_{h \to 0} \frac{1}{\mu_W \kappa} \int_0^{a_\dagger} |\beta(a+h) - \beta(a)| \mathrm{d}a G = 0
\end{aligned}
\tag{3.4.14}
$$

成立, 其中

$$
G = \int_0^{a_\dagger} \alpha(s) P_\infty(s) \int_0^s \phi(\tau) e^{-\int_\tau^s \gamma(\eta) \mathrm{d}\eta} \mathrm{d}\tau \mathrm{d}s \leqslant \frac{\bar{\alpha} b_0 c}{\underline{\gamma}}, \quad \forall \phi \in B.
$$

因此有

$$
\lim_{h \to 0} \|\Phi'_H[0](\phi)(a+h) - \Phi'_H[0](\phi)(a)\|_X = 0,
\tag{3.4.15}
$$

即算子 $\Phi_j[0]$ $(j = W, H)$ 是紧的.

接下来讨论算子 $\Phi_j[0]$ $(j = W, H)$ 的非支性. 假设 X^* 是空间 X 所对应的对偶空间. 对于 $\forall f \in X^*, \phi \in X$, 假设 $\langle f, \phi \rangle$ 为希尔伯特空间的内积运算.

定义一个正的线性泛函

$$\langle \tilde{f}, \phi \rangle := \frac{\beta}{\mu_W \kappa} \int_0^{a_\dagger} \alpha(\tau) P_\infty(\tau) \int_0^\tau \phi(s) e^{-\int_s^\tau \gamma(\xi)\mathrm{d}\xi} \mathrm{d}s \mathrm{d}\tau.$$

易知, 对任意的 $\phi \in X_+ \backslash \{0\}$, 内积 $\langle \tilde{f}, \phi \rangle > 0$. 因此有

$$\Phi_W'[0](\phi) \geqslant \langle \tilde{f}, \phi \rangle.$$

从而, 由数学归纳法, 对于任意的正整数 $n \in \mathbb{N}$, 我们有

$$(\Phi_W'[0])^n(\phi) \geqslant \langle \tilde{f}, \phi \rangle \langle \tilde{f}, \phi \rangle^{n-1},$$

这意味着, 对于任意的 $\varphi \in X_+ \backslash \{0\}$, $f \in X_+^* \backslash \{0\}$, $\langle f, (\Phi_W'[0])^n \varphi \rangle > 0$. 由此可知, 算子 $\Phi_W'[0]$ 是非支的. 重复上面的过程且注意到 $k_1(a) \geqslant \underline{k_1} > 0$, 即可得到 $\Phi_H'[0]$ 的非支性. $\qquad \square$

定理 3.4.6 非线性算子 Φ 是紧的和非支的.

证明 首先引入一个线性算子 $H : X \to X$, 即

$$H(\phi) := \beta(a) \frac{\displaystyle\int_0^{a_\dagger} \alpha(a) P_\infty(a) \phi(a) \mathrm{d}a}{\displaystyle\int_0^{a_\dagger} \alpha(a) P_\infty(a) \phi(a) \mathrm{d}a + \mu_W \kappa} + k_1(a) \int_0^{a_\dagger} k_2(a) \phi(a) \mathrm{d}a.$$

显然, 对于任意 $\phi \in X_+$, $H(\phi) \leqslant \Phi_W'[0](\phi) + \Phi_H'[0](\phi)$. 因此 H 是紧的且是最终有界的. 从而, 存在一个正常数 c, 使得 $\|H\|_X \leqslant c$.

其次, 定义一个非线性算子 $L : X \to X$:

$$L(\phi)(a) := \pi_\psi(a) \exp\left(-\int_0^a H(\phi)(s)\mathrm{d}s\right) + \sigma \int_0^a \psi(\tau) \pi_\psi(\tau)$$

$$\times \exp\left(-\int_0^\tau H(\phi)(s)\mathrm{d}s\right) \exp\left(-\sigma \int_\tau^a H(\phi(\eta))\mathrm{d}\eta\right) \mathrm{d}\tau.$$

由算子 H 的一致有界性可得

$$\lim_{A \to a_\dagger} \int_A^{a_\dagger} L[\phi](a)\mathrm{d}a$$

$$= \lim_{A \to a_\dagger} \int_A^{a_\dagger} \left[\pi_\psi(a) \exp\left(-\int_0^a H(\phi)(s)\mathrm{d}s\right) + \sigma \int_0^a \psi(\tau) \pi_\psi(\tau) \right.$$

$$\left. \times \exp\left(-\int_0^\tau H(\phi)(s)\mathrm{d}s\right) \exp\left(-\sigma \int_\tau^a H(\phi(\eta))\mathrm{d}\eta\right) \mathrm{d}\tau \right] \mathrm{d}a$$

$$\leqslant \lim_{A \to a_\dagger} \int_A^{a_\dagger} \left[1 + \sigma \int_0^a \psi(\tau) \pi_\psi(\tau) \mathrm{d}\tau \right] \mathrm{d}a$$

$$= \lim_{A \to a_\dagger} \int_A^{a_\dagger} [1 + \sigma(1 - \pi_\psi(a))] \, \mathrm{d}a \tag{3.4.16}$$

$$\leqslant \lim_{A \to a_\dagger} [1 + \sigma] \, (a_\dagger - A) = 0.$$

接下来, 我们证明算子 L 是等度连续的, 即对于任意的 $\phi \in B \subset X$ 和 $\|\phi\|_B \leqslant c$, 有 $\lim_{h \to 0} \|L[\phi](a+h) - L[\phi](a)\|_X = 0$. 事实上,

$$\|L[\phi](a+h) - L[\phi](a)\|_X$$

$$\leqslant \int_0^{a_\dagger} |\pi_\psi(a+h)e^{-\int_0^{a+h} H(\phi)(s)\mathrm{d}s} - \pi_\psi(a)e^{-\int_0^a H(\phi)(s)\mathrm{d}s}| \mathrm{d}a$$

$$+ \sigma \left\{ \int_0^{a_\dagger} \left| \int_0^{a+h} \psi(\tau)\pi_\psi(\tau)e^{-\int_0^\tau H(\phi)(s)\mathrm{d}s} e^{-\sigma \int_\tau^{a+h} H(\phi(\eta))\mathrm{d}\eta} \mathrm{d}\tau \right. \right.$$

$$\left. \left. - \int_0^a \psi(\tau)\pi_\psi(\tau)e^{-\int_0^\tau H(\phi)(s)\mathrm{d}s} e^{-\sigma \int_\tau^a H(\phi(\eta))\mathrm{d}\eta} \mathrm{d}\tau \right| \mathrm{d}a \right\}$$

$$\leqslant (\bar{\psi} + c)ha^\dagger + \sigma(\sigma c + 1)a^\dagger h,$$

从而, 由 Fréchet–Kolmologov 定理可知 L 是紧的. 注意到非线性算子 Φ 可以写成算子 H 和 L 的复合, 即 $\Phi = H \circ L$. 因此, 由算子 H 的有界性和 L 的紧性可知 Φ 是一个紧算子. □

由文献 [170] 中命题 4.6 和文献 [171] 推论 7.6 及 Krasnoselskii 不动点定理, 我们可得到系统正稳态解的存在性结论.

命题 3.4.7　若 $\mathscr{R}_0 > 1$, 则算子 Φ 在集合 $X_+ \backslash \{0\}$ 中至少有一个非平凡的不动点.

定理 3.4.8　若 $\mathscr{R}_0 < 1$, 则无病稳态解 E_0 是局部渐近稳定的; 若否, 则 E_0 不稳定.

证明　在无病稳态解 E_0 处线性化系统 (3.4.10), 可得

$$\frac{\partial s(t,a)}{\partial t} + \frac{\partial s(t,a)}{\partial a} = -\bar{\lambda}(t,a)s^0(a) - \psi(a)s(t,a),$$

$$\frac{\partial v(t,a)}{\partial t} + \frac{\partial v(t,a)}{\partial a} = \psi(a)s(t,a) - \sigma\bar{\lambda}(t,a)v^0(a),$$

$$\frac{\partial i(t,a)}{\partial t} + \frac{\partial i(t,a)}{\partial a} = \bar{\lambda}(t,a)(s^0(a) + \sigma v^0(a)) - \gamma(a)i(t,a), \tag{3.4.17}$$

$$\frac{\mathrm{d}w(t)}{\mathrm{d}t} = \int_0^{a_\dagger} \alpha(a)P_\infty(a)i(t,a)\mathrm{d}a - \mu_W w(t),$$

$$s(t,0) = 0, \quad v(t,0) = 0, \quad i(t,0) = 0,$$

其中

$$\bar{\lambda} = \tilde{\lambda}_W(t,a) + \tilde{\lambda}_H(t,a), \quad \tilde{\lambda}_W(t,a) = \frac{\beta(a)}{\kappa}w(t).$$

定义 (3.4.17) 具有指数形式的解 $s(t,a) = \tilde{s}(a)e^{\eta t}, i(t,a) = \tilde{i}(a)e^{\eta t}, v(t,a) = \tilde{v}(a)e^{\eta t}, \tilde{w}(t) = \tilde{w}e^{\eta t}$, 将其代入 (3.4.17), 则有

$$\frac{\mathrm{d}\tilde{s}(a)}{\mathrm{d}t} = -\bar{\lambda}(a)s^0(a) - (\psi(a) + \eta)\tilde{s}(a),$$

$$\frac{\mathrm{d}\tilde{v}(a)}{\mathrm{d}t} = \psi(a)\tilde{s}(a) - \eta\tilde{v}(a) - \sigma\bar{\lambda}(a)v^0(a),$$

$$\frac{\mathrm{d}\tilde{i}(a)}{\mathrm{d}t} = \bar{\lambda}(a)(s^0(a) + \sigma v^0(a)) - (\gamma(a) + \eta)\tilde{i}(a), \qquad (3.4.18)$$

$$0 = \int_0^{a_\dagger} \alpha(a)P_\infty(a)\tilde{i}(a)\mathrm{d}a - (\mu_W + \eta)\tilde{w},$$

$$\tilde{s}(0) = 0, \quad \tilde{v}(0) = 0, \quad \tilde{i}(0) = 0.$$

求解 (3.4.18) 可得

$$\tilde{s}(a) = -\int_0^a \bar{\lambda}(\tau)s^0(\tau)e^{-\int_\tau^a (\psi(\xi)+\eta)\mathrm{d}\xi}\mathrm{d}\tau,$$

$$\tilde{v}(a) = \int_0^a \left[\psi(\tau)\tilde{s}(\tau) - \sigma\bar{\lambda}(\tau)v^0(\tau)\right]e^{-\eta(a-\tau)}\mathrm{d}\tau,$$

$$\tilde{i}(a) = \int_0^a \bar{\lambda}(\tau)\left[s^0(\tau) + \sigma v^0(\tau)\right]e^{-\int_\tau^a (\gamma(\xi)+\eta)\mathrm{d}\xi}\mathrm{d}\tau, \qquad (3.4.19)$$

$$\tilde{w} = \frac{1}{\mu_W + \eta}\int_0^{a_\dagger} \alpha(a)P_\infty(a)\tilde{i}(a)\mathrm{d}a.$$

记

$$J_W[\bar{\lambda}](\eta) := \int_0^{a_\dagger} \alpha(a)P_\infty(a)\tilde{i}(a)\mathrm{d}a,$$

$$J_H[\bar{\lambda}](\eta) := \int_0^{a_\dagger} k_2(a)P_\infty(a)\tilde{i}(a)\mathrm{d}a. \qquad (3.4.20)$$

另记

$$\bar{\lambda}(\eta) = \frac{\beta(a)}{(\mu + \eta)\kappa}J_W[\bar{\lambda}](\eta) + k_1(a)J_H[\bar{\lambda}](\eta). \qquad (3.4.21)$$

由 (3.4.19) 中第三个方程和 (3.4.20), 可得

$$J_W[\bar{\lambda}](\eta) = \int_0^{a_\dagger} \bar{\lambda}(\tau)\left[s^0(\tau) + \sigma v^0(\tau)\right]\int_\tau^{a_\dagger} \alpha(a)P_\infty(a)e^{-\int_\tau^a (\gamma(\xi)+\eta)\mathrm{d}\xi}\mathrm{d}a\mathrm{d}\tau,$$

$$J_H[\bar{\lambda}](\eta) = \int_0^{a_\dagger} \bar{\lambda}(\tau)\left[s^0(\tau) + \sigma v^0(\tau)\right]\int_\tau^{a_\dagger} k_2(a)P_\infty(a)e^{-\int_\tau^a (\gamma(\xi)+\eta)\mathrm{d}\xi}\mathrm{d}a\mathrm{d}\tau.$$

$$(3.4.22)$$

将 $J_W[\bar{\lambda}](\eta)$ 和 $J_H[\tilde{\lambda}](\eta)$ 代入到 (3.4.21), 则有

$$\bar{\lambda}(\eta)(a) = G(\eta), \tag{3.4.23}$$

这里

$$\begin{aligned}
G(\eta) =& \frac{\beta(a)}{(\mu_W + \eta)\kappa} \int_0^{a_\dagger} \bar{\lambda}(\tau) \left[s^0(\tau) + \sigma v^0(\tau)\right] \int_\tau^{a_\dagger} \alpha(a) P_\infty(a) e^{-\int_\tau^a (\gamma(\xi) + \eta) \mathrm{d}\xi} \mathrm{d}a \mathrm{d}\tau \\
&+ k_1(a) \int_0^{a_\dagger} \tilde{\lambda}(\tau) \left[s^0(\tau) + \sigma v^0(\tau)\right] \int_\tau^{a_\dagger} k_2(a) P_\infty(a) e^{-\int_\tau^a (\gamma(\xi) + \eta)\mathrm{d}\xi} \mathrm{d}a \mathrm{d}\tau.
\end{aligned}$$

若 η 是一个实数, 则 $G(\eta)$ 是一个关于 η 严格递减的函数, 且当 $\eta \to \infty$ 时 $G(\eta) \to 0$. 若 $\mathscr{R}_0 > 1$, 则存在一个 a 使得 $G(0) = \Phi'[0](\bar{\lambda})(a) > 1$. 从而, 方程 (3.4.23) 存在一个正根 η_0, 因此, E_0 不稳定.

接下来证明当 $\mathscr{R}_0 < 1$ 且 η 是一个实数时, E_0 是局部渐近稳定的. 我们用反证法证明该命题, 假设 $\eta \geqslant 0$, 对方程 (3.4.23) 两边取上极限, 有

$$\bar{\lambda}^\infty \leqslant \Phi'[0](\bar{\lambda}^\infty)(a) \leqslant \mathscr{R}_0 \bar{\lambda}^\infty. \tag{3.4.24}$$

因此, 当 $\mathscr{R}_0 < 1$ 且 η 是一个实数时, 方程 (3.4.23) 只有负实根, 从而稳态解 E_0 局部渐近稳定.

下面, 假设 $\eta = x + \mathrm{i}y$ 是方程 (3.4.23) 的一个复根且 $x \geqslant 0$. 将 η 代入方程 (3.4.23) 并分离实虚部可得

$$\begin{aligned}
\bar{\lambda}[x](a) =& \frac{\beta(a)(x + \mu_W)}{((\mu_W + x)^2 + y^2)\kappa} \int_0^{a_\dagger} \bar{\lambda}[x](\tau) \left[s^0(\tau) + \sigma v^0(\tau)\right] \\
&\times \int_\tau^{a_\dagger} \alpha(a) P_\infty(a) e^{-\int_\tau^a (\gamma(\xi) + x)\mathrm{d}\xi} \cos((a - \tau)ya) \mathrm{d}a \mathrm{d}\tau \\
&+ k_1(a) \int_0^{a_\dagger} \bar{\lambda}[x](\tau) \left[s^0(\tau) + \sigma v^0(\tau)\right] \\
&\times \int_\tau^{a_\dagger} k_2(a) P_\infty(a) e^{-\int_\tau^a (\gamma(\xi) + x)\mathrm{d}\xi} \cos((a - \tau)ya) \mathrm{d}a \mathrm{d}\tau. \tag{3.4.25}
\end{aligned}$$

注意到 $|\cos((a - \tau)ya)| \leqslant 1$ 且 $\dfrac{x + \mu_W}{(x + \mu_W)^2 + y^2} \leqslant \dfrac{1}{x + \mu_W}$, 由此可得

$$\bar{\lambda}^\infty \leqslant \Phi'[0](\bar{\lambda}^\infty)(a),$$

与 $\mathscr{R}_0 < 1$ 相矛盾. 综上所述, 当 $\mathscr{R}_0 < 1$ 时, 无病稳态解 E_0 是局部渐近稳定的.

$\square$

引理 3.4.9　对于任意 $(t, a) \in (\mathbb{R}_+)^2$, 如果初值满足 $s_0(a) \leqslant s^0(a)$ 和 $v_0(a) \leqslant v^0(a)$, 则 $s(t, a) \leqslant s^0(a)$, $v(t, a) \leqslant v^0(a)$.

证明 定义变量 $\hat{s}(t,a) = s(t,a) - s^0(a)$ 和 $\hat{v}(t,a) = v(t,a) - v^0(a)$. 由 (3.4.10) 的前两个方程得

$$\frac{\partial \hat{s}(t,a)}{\partial t} + \frac{\partial \hat{s}(t,a)}{\partial a} = -\left[\tilde{\lambda}(t,a) + \psi(a)\right]\hat{s}(t,a) - \tilde{\lambda}(t,a)s^0(a),$$

$$\frac{\partial \hat{v}(t,a)}{\partial t} + \frac{\partial \hat{v}(t,a)}{\partial a} = \psi(a)\hat{s}(t,a) - \sigma\tilde{\lambda}(t,a)v^0(a) - \sigma\tilde{\lambda}(t,a)\hat{v}(t,a), \tag{3.4.26}$$

$$\hat{s}(t,0) = 0, \quad \hat{v}(t,0) = 0,$$

$$\hat{s}(0,a) = s_0(a) - s^0(a), \quad \hat{v}(0,a) = v_0(a) - v^0(a).$$

沿着特征线 $t - a = c$ 求解 (3.4.26), 可得

$$\hat{s}(t,a) = \begin{cases} -\displaystyle\int_0^a \tilde{\lambda}(t-a+\tau,\tau)s^0(\tau)e^{-\int_\tau^a \left[\tilde{\lambda}(t-a+\xi,\xi)+\psi(\xi)\right]d\xi}d\tau, & t \geqslant a, \\[4mm] \hat{s}_0(a)e^{-\int_{a-t}^a(\tilde{\lambda}(a-t+\xi,\xi)+\psi(\xi))d\xi} \\[2mm] \quad -\displaystyle\int_{a-t}^a \tilde{\lambda}(a-t+\tau,\tau)s^0(\tau)e^{-\int_\tau^a(\tilde{\lambda}(a-t+\xi,\xi)+\psi(\xi))d\xi}d\tau, & t < a \end{cases}$$

和

$$\hat{v}(t,a) = \begin{cases} \displaystyle\int_0^a (\psi(\tau)\hat{s}(t-a+\tau,\tau) - \sigma\tilde{\lambda}(t-a+\tau,\tau)v^0(\tau)) \\[2mm] e^{-\sigma\int_\tau^a \tilde{\lambda}(t-a+\xi,\xi)d\xi}d\tau, & t \geqslant a, \\[4mm] \hat{v}_0(a)e^{-\sigma\int_{a-t}^a \tilde{\lambda}(a-t+\xi,\xi)d\xi} - \displaystyle\int_{a-t}^a (\psi(\tau)\hat{s}(a-t+\tau,\tau) \\[2mm] \quad - \sigma\tilde{\lambda}(a-t+\tau,\tau)v^0(\tau)e^{-\sigma\int_\tau^a \tilde{\lambda}(a-t+\xi,\xi)d\xi})d\tau, & t < a. \end{cases}$$

则由 $\hat{s}^0(a)$ 和 $\hat{v}^0(a)$ 的定义可知 $\hat{s}(t,a) \leqslant 0$ 且 $\hat{v}(t,a) \leqslant 0$ 成立. $\qquad\square$

定理 3.4.10 如果 $\mathscr{R}_0 < 1$, 则 E_0 是全局渐近稳定的.

证明 注意到我们主要关注系统 (3.4.10) 的长时间行为, 因此可假设 $t > a_\dagger$, 即 $t > a$. 求解系统 (3.4.10) 的第二个方程, 可得

$$i(t,a) \leqslant \int_0^a \lambda(t-a+\tau,\tau)(s^0(\tau) + \sigma v^0(\tau))e^{-\int_\tau^a \gamma(\eta)d\eta}d\tau.$$

利用波动引理[172] 和系统 (3.4.10) 的最后一个方程可知, 存在一个序列 $\{t_n\}_{n\in\mathbb{N}}$, 使得当 $n \to \infty$ 时, $W(t_n) \to W^\infty$, 且 $W'(t_n) \to 0$. 因此有

$$W^\infty \leqslant \frac{1}{\mu_W}\int_0^\infty \int_\tau^\infty \alpha(a)P_\infty(a)\lambda^\infty(\tau)\left[s^0(\tau) + \sigma v^0(\tau)\right]e^{-\int_\tau^a \gamma(\eta)d\eta}dad\tau.$$

另外, 注意到 J_H^∞ 和 J_W^∞ 满足以下不等式

$$J_H^\infty \leqslant \int_0^\infty \int_\tau^\infty k_2(a) P_\infty(a) \lambda^\infty(\tau) \left[s^0(\tau) + \sigma v^0(\tau) \right] e^{-\int_\tau^a \gamma(\eta)\mathrm{d}\eta} \mathrm{d}a\mathrm{d}\tau,$$

$$J_W^\infty \leqslant \frac{W^\infty}{W^\infty + \kappa} \leqslant \frac{W^\infty}{\kappa}$$

$$\leqslant \frac{1}{\mu_W \kappa} \int_0^\infty \int_\tau^\infty \alpha(a) P_\infty(a) \lambda^\infty(\tau) \left[s^0(\tau) + \sigma v^0(\tau) \right] e^{-\int_\tau^a \gamma(\eta)\mathrm{d}\eta} \mathrm{d}a\mathrm{d}\tau.$$

$$(3.4.27)$$

从而可得

$$\tilde{\lambda}^\infty(a) \leqslant \Phi'[0](\tilde{\lambda}^\infty)(a).$$

即当 $\mathscr{R}_0 < 1$ 且 $t \to \infty$ 时, 有 $\tilde{\lambda}(t,a) \to 0$. 根据系统 (3.4.10) 中 i 的方程可知, 当 $t \to \infty$ 时, $i(t,a) \to 0$ 且 $W(t) \to 0$. 进一步由系统 (3.4.10) 前两个方程可得

$$\lim_{t\to\infty} s(t,a) = s^0(a), \quad \lim_{t\to\infty} v(t,a) = v^0(a).$$

因此, 当 $\mathscr{R}_0 < 1$ 时, 无病稳态解 E_0 是全局吸引的. 结合定理 3.4.8 可知, 当 $\mathscr{R}_0 < 1$ 时, E_0 是全局渐近稳定的. □

3.4.5 最优控制策略

本小节, 我们主要讨论控制策略对霍乱传播的影响. 霍乱传播有效的控制策略主要包括: 宿主疫苗接种和环境中水的净化. 考虑到模型 (3.4.10) 中宿主人口的年龄结构和霍乱弧菌的时间依赖性, 我们假定疫苗接种和水净化策略都是随时间演化的变量. 因此, 系统 (3.4.1) 对应的状态方程满足

$$\left(\frac{\partial}{\partial t} + \frac{\partial}{\partial a} \right) S(t,a) = -\hat{\lambda}(t,a) S(t,a) - (\mu(a) + \psi(t,a)) S(t,a),$$

$$\left(\frac{\partial}{\partial t} + \frac{\partial}{\partial a} \right) V(t,a) = \psi(t,a) S(t,a) - \sigma \hat{\lambda}(t,a) V(t,a) - \mu(a) V(t,a),$$

$$\left(\frac{\partial}{\partial t} + \frac{\partial}{\partial a} \right) I(t,a) = \hat{\lambda}(t,a)(S(t,a) + \sigma V(t,a)) - (\gamma(a) + \mu(a)) I(t,a),$$

$$\left(\frac{\partial}{\partial t} + \frac{\partial}{\partial a} \right) R(t,a) = \gamma(a) I(t,a) - \mu(a) R(t,a), \qquad (3.4.28)$$

$$\frac{\mathrm{d}}{\mathrm{d}t} W(t) = \int_0^A \alpha(a) I(t,a)\mathrm{d}a - (\mu_W + u_W(t)) W(t),$$

$$S(t,0) = \int_0^A \beta(a) P(t,a)\mathrm{d}a, \quad V(t,0) = 0, \quad I(t,0) = 0,$$

$$R(t,0) = 0, \quad W(0) = W_0,$$

其中 $\psi(t,a)$ 是与时间和年龄有关的接种策略, $u_W(t)$ 是与时间有关的水的净化率. A 表示优化控制的目标年龄. 其他参数的生物学意义参见系统 (3.4.1).

3.4.5.1 最优控制问题

首先, 定义优化控制策略集为

$$\mathcal{U} = \{(\psi, u_W) \in (L^\infty((0,A) \times (0,T)), L^\infty(0,T)) \mid 0 \leqslant \psi \leqslant \psi_{\max},$$
$$0 \leqslant u_W \leqslant u_{W\max}\},$$

其中 $\psi_{\max}$ 和 $u_{W\max}$ 为正常数.

定义目标函数为

$$\mathcal{J}(\psi, u_W) = \int_0^T \int_0^A \left[a_1 I(t,a) + a_2 \psi(t,a) S(t,a) + \frac{1}{2} B_1 \psi^2(t,a) \right] \mathrm{d}a \mathrm{d}t$$
$$+ \int_0^T \left[a_3 W(t) + \frac{1}{2} B_2 u_W^2(t) \right] \mathrm{d}t. \tag{3.4.29}$$

其中正常数 a_1, a_2 是与疾病流行和霍乱病原体浓度相关的加权系数, a_3, B_1 和 B_2 表示控制的成本, 则上述优化问题转化成如何使目标成本最低的问题, 即寻求最优控制 ψ^* 和 u_W^*, 使得

$$\mathcal{J}(\psi^*, u_W^*) = \min_{\psi, u_W \in \mathcal{U}} \mathcal{J}(\psi, u_W).$$

3.4.5.2 伴随系统及最优控制问题的刻画

本小节, 我们通过参数敏感性分析方法得出状态方程和伴随系统. 为此, 引入参数扰动变量 $\psi(t,a) + \epsilon l_1(t,a)$ 和 $u_W(t) + \epsilon l_2$, 其中 ϵ 是一个标量, $l_1(t,a)$ 和 $l_2(t)$ 是任意的 (未知) 函数, 则系统 (3.4.28) 可变为

$$\left(\frac{\partial}{\partial t} + \alpha_1 \frac{\partial}{\partial a} \right) S(t,a) = -\hat{\lambda}(t,a)S(t,a) - (\psi(t,a) + \mu(a) + \epsilon l_1(t,a))S(t,a),$$

$$\left(\frac{\partial}{\partial t} + \alpha_1 \frac{\partial}{\partial a} \right) V(t,a) = (\psi(t,a) + \epsilon l_1(t,a))S(t,a) - \sigma\hat{\lambda}(t,a)V(t,a)$$
$$- \mu(a)V(t,a),$$

$$\left(\frac{\partial}{\partial t} + \alpha_1 \frac{\partial}{\partial a} \right) I(t,a) = \hat{\lambda}(t,a)(S(t,a) + \sigma V(t,a)) - (\gamma(a) + \mu(a))I(t,a),$$

$$\left(\frac{\partial}{\partial t} + \alpha_1 \frac{\partial}{\partial a} \right) R(t,a) = \gamma(a)I(t,a) - \mu(a)R(t,a),$$

$$\frac{\mathrm{d}}{\mathrm{d}t} W(t) = \int_0^A \alpha(a)I(t,a)\mathrm{d}a - (\mu_W + u_W(t) + \epsilon l_2(t))W(t),$$

$$S(t,0) = \int_0^A \beta(a)(S(t,a) + V(t,a) + I(t,a) + R(t,a))\mathrm{d}a,$$

$$V(t,0) = 0, \quad I(t,0) = 0, \quad R(t,0) = 0,$$
$$S(0,a) = S_0(a), \quad V(0,a) = V_0(a), \quad I(0,a) = I_0(a), \qquad (3.4.30)$$
$$R(0,a) = R_0(a), \quad W(0) = W_0,$$

其中参数 α_1 是用来平衡时间和年龄间的尺度, 系统 (3.4.30) 的解是关于 ϵ 的函数.

对系统 (3.4.30) 关于 ϵ 求 Gateaux 导数, 可得相应的敏感性系统为

$$\left(\frac{\partial}{\partial t} + \alpha_1 \frac{\partial}{\partial a}\right) A^S(t,a) = -\hat{\lambda}(t,a)A^S(t,a) - \lambda_A(t,a)S(t,a)$$
$$- (\psi(t,a) + \mu(a))A^S(t,a) - l_1(t,a)S(t,a),$$

$$\left(\frac{\partial}{\partial t} + \alpha_1 \frac{\partial}{\partial a}\right) A^V(t,a) = \psi(t,a)A^S(t,a) - \sigma\lambda_A(t,a)V(t,a) - \sigma\hat{\lambda}(t,a)A^V(t,a)$$
$$- \mu(a)A^V(t,a) + l_1(t,a)S(t,a),$$

$$\left(\frac{\partial}{\partial t} + \alpha_1 \frac{\partial}{\partial a}\right) A^I(t,a) = \lambda_A(t,a)(S(t,a) + \sigma V(t,a)) + \hat{\lambda}(t,a)(A^S(t,a)$$
$$+ \sigma A^V(t,a)) - (\gamma(a) + \mu(a))A^I(t,a),$$

$$\left(\frac{\partial}{\partial t} + \alpha_1 \frac{\partial}{\partial a}\right) A^R(t,a) = \gamma(a)A^I(t,a) - \mu(a)A^R(t,a),$$

$$\frac{\mathrm{d}}{\mathrm{d}t}A^W(t) = \int_0^A \alpha(a)A^I(t,a)\mathrm{d}a - (\mu_W + u_W(t))A^W(t) - l_2(t)W(t),$$

$$A^S(t,0) = \int_0^A b(a)(A^S(t,a) + A^V(t,a) + A^I(t,a) + A^R(t,a))\mathrm{d}a,$$

$$A^V(t,0) = 0, \quad A^I(t,0) = 0, \quad A^R(t,0) = 0,$$

$$A^S(0,a) = A^V(0,a) = A^I(0,a) = A^R(0,a) = 0, \quad A^W(0) = 0,$$

$$(3.4.31)$$

其中 A^S, A^V, A^I, A^R, A^W 表示状态变量 S, V, I, R, W 关于 ϵ 的导数, 感染率函数满足

$$\lambda_A(t,a) = \beta(a)\frac{\kappa A^W(t)}{(W(t) + \kappa)^2} + k_1(a)\int_0^A k_2(a)A^I(t,a)\mathrm{d}a.$$

定义

$$N(u)(t,a) = \big(S(t,a), V(t,a), I(t,a), R(t,a), W(t)\big)^{\mathrm{T}} \in Y.$$

定理 3.4.11　对于控制对 $(\psi + \epsilon l_1, u_W + \epsilon l_2) \in U$, 当 $\epsilon = 0$ 时, 在空间 L^∞ $((0,A) \times (0,T))^4 \times L^\infty(0,T)$ 上, 算子 $\Delta : u \in \mathcal{U} \to N(u) \in Y$ 在

$$\frac{N(u + \epsilon l) - N(u)}{\epsilon} \to (A^S, A^V, A^I, A^R, A^W)$$

是可微的, 且敏感性变量 $(A^S, A^V, A^I, A^R, A^W)$ 满足 (3.4.31).

下面, 我们来推导伴随系统. 为此, 需将系统 (3.4.31) 先改写成向量形式.

对任意 $u = (A^S, A^V, A^I, A^R, A^W)^{\mathrm{T}}$, 定义算子

$$\mathcal{L}u = Lu + Mu, \tag{3.4.32}$$

其中 $L = \dfrac{\partial}{\partial a} + \alpha_1 \dfrac{\partial}{\partial t}$ 和

$$M \begin{pmatrix} A^S \\ A^V \\ A^I \\ A^R \\ A^W \end{pmatrix} = M \begin{pmatrix} M^S \\ M^V \\ M^I \\ M^R \\ M^W \end{pmatrix}, \tag{3.4.33}$$

这里

$$
\begin{aligned}
M^S &= \lambda_A(t,a)S(t,a) + (\mu(a) + \psi(t,a) + \hat{\lambda}(t,a))A^S(t,a), \\
M^V &= \sigma\lambda_A(t,a)V(t,a) - \psi(t,a)A^S(t,a) + (\mu(a) + \sigma\hat{\lambda}(t,a))A^V(t,a), \\
M^I &= -\lambda_A(t,a)(S(t,a) + \sigma V(t,a)) + (\mu(a) + \gamma(a))A^I(t,a) \\
&\quad - \hat{\lambda}(t,a)(A^S(t,a) + \sigma A^V(t,a)), \\
M^R &= -\gamma(a)A^I(t,a) + \mu(a)A^R(t,a), \\
M^W &= (\mu_W + u_W(t))A^W(t) - \int_0^A \alpha(a)A^I(t,a)\mathrm{d}a.
\end{aligned}
$$

从而, 敏感性系统 (3.4.31) 可改写为

$$\mathcal{L}u = (-l_1(t,a)S(t,a),\ l_1(t,a)S(t,a),\ 0,\ 0,\ -l_2(t)W(t))^{\mathrm{T}}. \tag{3.4.34}$$

定义状态向量 $(S, V, I, R, W)^{\mathrm{T}}$ 对应的伴随变量为 $\lambda = (\lambda^S, \lambda^V, \lambda^I, \lambda^R, \lambda^W)^{\mathrm{T}}$. 用伴随算子作用方程 (3.4.31) 两边, 可得

$$
\int_0^T \int_0^A \lambda(t,a)\mathcal{L}u\mathrm{d}a\mathrm{d}t = \int_0^T \int_0^A \lambda(t,a)\left(\frac{\partial}{\partial t} + \alpha_1\frac{\partial}{\partial a}\right)u(t,a)\mathrm{d}a\mathrm{d}t
$$
$$
+ \int_0^T \int_0^A \lambda(t,a)Mu(t,a)\mathrm{d}a\mathrm{d}t. \tag{3.4.35}
$$

注意到 $\lambda^S(t,A) = \lambda^S(T,a) = 0$, $A^S(0,a) = 0$, 利用分部积分法, 并结合 (3.4.35) 和 (3.4.31) 的第一个方程, 我们有

$$\int_0^T \int_0^A \lambda^S(t,a) \left(\frac{\partial}{\partial t} + \alpha_1 \frac{\partial}{\partial a} \right) A^S(t,a) \mathrm{d}a\mathrm{d}t$$

$$= -\alpha_1 \int_0^T A^S(t,0)\lambda^S(t,0)\mathrm{d}t - \alpha_1 \int_0^T \int_0^A \lambda_a^S A^S(t,a)\mathrm{d}a\mathrm{d}t$$

$$- \int_0^T \int_0^A \lambda_t^S(t,a)A^S(t,a)\mathrm{d}a\mathrm{d}t. \tag{3.4.36}$$

进一步由 (3.4.33) 和

$$\int_0^T \int_0^A \lambda(t,a) \left(\frac{\partial}{\partial t} + \alpha_1 \frac{\partial}{\partial a} \right) u(t,a) \mathrm{d}a\mathrm{d}t$$

$$= \int_0^T \int_0^A u(t,a) \left\{ -\left(\frac{\partial}{\partial t} + \alpha_1 \frac{\partial}{\partial a} \right) \lambda(t,a) - \alpha_1 b(a)u(t,a)\lambda^S(t,0) \right\} \mathrm{d}a\mathrm{d}t, \tag{3.4.37}$$

可知

$$\int_0^T \int_0^A \lambda^S(t,a)MA^S(t,a)\mathrm{d}a\mathrm{d}t$$

$$= \int_0^T \int_0^A \lambda^S(t,a)(\hat{\lambda}(t,a) + \mu(a) + \psi(t,a))A^S(t,a) + \lambda^S(t,a)\lambda_A(t,a)S(t,a)\mathrm{d}a\mathrm{d}t$$

$$= \int_0^T \int_0^A A^S(t,a)[\hat{\lambda}(t,a) + \mu(a) + \psi(a,t)]\lambda^S(t,a)\mathrm{d}a\mathrm{d}t$$

$$+ \int_0^T \int_0^A A^W(t)\frac{\beta(a)\kappa S(t,a)}{(W(t)+\kappa)^2}\lambda^S(t,a)\mathrm{d}a\mathrm{d}t$$

$$+ \int_0^T \int_0^A k_2(\sigma)A^I(t,\sigma)\int_0^A k_1(a)\lambda^S(t,a)S(t,a)\mathrm{d}a\mathrm{d}\sigma\mathrm{d}t. \tag{3.4.38}$$

接下来, 对目标函数关于参数 ϵ 求导, 可得

$$\frac{d\mathcal{J}}{d\epsilon}\Big|_{\epsilon=0} = \int_0^T \int_0^A \big[a_1 A^I(t,a) + a_2\psi(t,a)A^S(t,a) + a_2 l_1(t,a)S(t,a)$$

$$+ B_1 l_1(t,a)\psi(t,a) \big] \mathrm{d}a\mathrm{d}t$$

$$+ \int_0^T [a_3 A^W(t) + B_2 u_W(t)l_2(t)]\mathrm{d}t. \tag{3.4.39}$$

因此, 伴随算子可以写成如下形式

$$\mathcal{L}^*\lambda(t,a) = (a_2\psi(t,a), 0, a_1, 0, a_3)^{\mathrm{T}}. \tag{3.4.40}$$

基于上述分析, 我们有以下结论成立.

引理 3.4.12 对于 $u \in \mathcal{U}$, 我们可得伴随系统

$$-\left(\frac{\partial}{\partial t} + \alpha_1 \frac{\partial}{\partial a}\right) \lambda^S(t,a) = \alpha_1 b(a) \lambda^S(t,0) - (\mu(a) + \psi(t,a) + \hat{\lambda}(t,a)) \lambda^S(t,a)$$
$$+ a_2 \psi(t,a) + \hat{\lambda}(t,a) \lambda^I(t,a) + \psi(t,a) \lambda^V(t,a),$$

$$-\left(\frac{\partial}{\partial t} + \alpha_1 \frac{\partial}{\partial a}\right) \lambda^V(t,a) = \alpha_1 b(a) \lambda^S(t,0) + \sigma \hat{\lambda}(t,a) \lambda^I(t,a)$$
$$- (\mu(a) + \sigma \hat{\lambda}(t,a)) \lambda^V(t,a),$$

$$-\left(\frac{\partial}{\partial t} + \alpha_1 \frac{\partial}{\partial a}\right) \lambda^I(t,a) = \alpha_1 b(a) \lambda^S(t,0) + a_1 - (\mu(a) + \gamma(a)) \lambda^I(t,a)$$
$$+ \gamma(a) \lambda^R(t,a) + \alpha(a) \lambda^W(t)$$
$$+ k_2(a) \int_0^A k_1(a) \left[(\lambda^I(t,a) - \lambda^S(t,a)) S(t,a) \right.$$
$$\left. + \sigma(\lambda^I(t,a) - \lambda^V(t,a)) V(t,a) \right] da,$$

$$-\left(\frac{\partial}{\partial t} + \alpha_1 \frac{\partial}{\partial a}\right) \lambda^R(t,a) = \alpha_1 b(a) \lambda^S(t,0) - \mu(a) \lambda^R(t,a),$$

$$-\frac{\mathrm{d}}{\mathrm{d}t} \lambda^W(t) = a_3 - (\mu_W + u_W(t)) \lambda^W(t)$$
$$+ \frac{\kappa}{(W(t)+\kappa)^2} \int_0^A \beta(a) \left[(\lambda^I(t,a) - \lambda^S(t,a)) S(t,a) \right.$$
$$\left. + \sigma(\lambda^I(t,a) - \lambda^V(t,a)) V(t,a) \right] da, \qquad (3.4.41)$$

且 (3.4.41) 满足横截条件

$$\lambda^S(T,a) = \lambda^V(T,a) = \lambda^I(T,a) = \lambda^R(T,a) = \lambda^W(T) = 0$$

和边界条件

$$\lambda^S(t,A) = \lambda^V(t,A) = \lambda^I(t,A) = \lambda^R(t,A) = 0.$$

此外, 系统 (3.4.41) 存在一个弱解

$$(\lambda^S, \lambda^V, \lambda^I, \lambda^R, \lambda^W) \in (L^\infty((0,T) \times (0,A)))^4 \times L^\infty(0,T)$$

且是 Lipschitz 连续的.

下面, 我们将最优控制问题描述如下.

定理 3.4.13 若 (ψ^*, u_W^*) 是 $\mathcal{J}(u)$ 关于状态和伴随变量的最优控制对, 则有

$$\psi^*(t,a) = \min\left\{\max\left\{0, \bar{\psi}\right\}, \psi_{\max}\right\},$$
$$u_W^*(t) = \min\left\{\max\left\{0, \bar{u}_W\right\}, u_{W\max}\right\}, \qquad (3.4.42)$$

这里 $(\psi^*, u_W^*) \in L^\infty((0,T) \times (0,A)) \times L^\infty(0,T)$, $\bar{\psi}$ 和 $\bar{u}_W$ 的定义见 (3.4.44).

证明 为证明此结论, 我们需将二重积分的第一部分从对敏感性的依赖转化为对伴随函数的依赖. 为此, 先把目标函数关于 ϵ 的导数写成向量形式

$$
\begin{aligned}
\frac{\mathrm{d}\mathcal{J}}{\mathrm{d}\epsilon} &= \int_0^T \int_0^A \lambda(t,a)^{\mathrm{T}} \left(a_2\psi(t,a), 0, a_1, 0, a_3\right)^{\mathrm{T}} \mathrm{d}a\mathrm{d}t + \int_0^T B_2 l_2(t) u_W(t) \mathrm{d}t \\
&\quad + \int_0^T \int_0^A \left(a_2 l_1(t,a) S(t,a) + B_1 l_1(t,a)\psi(t,a)\right) \mathrm{d}a\mathrm{d}t \\
&= \int_0^T \int_0^A l_1(t,a) \left[\left(a_2 - \lambda^S(t,a) + \lambda^V(t,a)\right)S(t,a) + B_1\psi(t,a)\right] \mathrm{d}a\mathrm{d}t \\
&\quad + \int_0^T l_2(t) \left[-W(t)\lambda^W(t) + B_2 u_W(t)\right] \mathrm{d}t.
\end{aligned}
\tag{3.4.43}
$$

从而, 可得最优控制对

$$
\begin{aligned}
\bar{\psi}(t,a) &= \frac{S(t,a)(\lambda^S(t,a) - \lambda^V(t,a) - a_2)}{B_1}, \\
\bar{u}_W(t) &= \frac{W(t)\lambda^W(t)}{B_2}.
\end{aligned}
\tag{3.4.44}
$$

因此, 我们有

$$
\psi_1^*(t,a) = \min\left\{\max\left\{0, \bar{\psi}\right\}, \psi_{\max}\right\}, \quad u_W^*(t) = \min\left\{\max\left\{0, \bar{u}_W\right\}, u_{W\max}\right\}.
\tag{3.4.45}
$$

其中 $\psi_{\max}$ 和 $u_{W\max}$ 分别是两种控制的上界. $\square$

现在我们讨论最优控制的存在性问题. 为了克服年龄结构 L^1 控制收敛性问题, 引入扰动目标泛函

$$
\mathcal{J}_\epsilon(u) = \mathcal{J}(u) + \sqrt{\epsilon}(\|\psi_\epsilon - \psi\|_{L^1((0,T)\times(0,A))} + \|u_{W\epsilon} - u_W\|_{L^1(0,T)}).
$$

定理 3.4.14 最优控制对 $(\psi_\epsilon, u_{W\epsilon})$ 满足

$$
\psi_\epsilon(t,a) = \min\left\{\max\left\{0, \frac{S_\epsilon(t,a)(\lambda_\epsilon^S(t,a) - \lambda_\epsilon^V(t,a) - a_2) - \sqrt{\epsilon}\theta_1^\epsilon}{B_1}\right\}, \psi_{\max}\right\},
$$

$$
u_{W\epsilon}(t) = \min\left\{\max\left\{0, \frac{W_\epsilon(t)\lambda_\epsilon^W(t) - \sqrt{\epsilon}\theta_2^\epsilon}{B_2}\right\}, u_{W\max}\right\},
$$

其中 $(\theta_1^\epsilon, \theta_2^\epsilon) \in L^\infty((0,T) \times (0,A)) \times L^\infty(0,T)$.

基于 Ekeland 变分原理 [173], 并结合 L^∞ 关于状态及伴随的 Lipschitz 估计, 我们可证明最优控制的存在性和唯一性.

定理 3.4.15 如果 T/B_1 和 T/B_2 充分小, 则存在一对最优控制 (ψ^*, u_W^*) 能最小化目标泛函 $\mathcal{J}(u)$.

证明 首先定义两个函数

$$F_1(\psi) = \min\left\{\max\left\{0, \frac{S(t,a)(\lambda^S(t,a) - \lambda^V(t,a) - a_2)}{B_1}\right\}, \psi_{\max}\right\}$$

和

$$F_2(u_W) = \min\left\{\max\left\{0, \frac{W(t)\lambda^W(t)}{B_2}\right\}, u_{W\max}\right\}.$$

利用函数 F_1 和 F_2 关于控制变量的 Lipschitz 连续性, 以及文献 [155] 中的定理 7, 可以得到以下估计

$$\|F_1(\psi) - F_1(\hat{\psi})\| \leqslant \frac{CT}{B_1}\|\psi - \hat{\psi}\|_{L^\infty},$$

$$\|F_2(u_W) - F_2(\hat{u}_W)\| \leqslant \frac{C_1 T}{B_2}\|u_W - \hat{u}_W\|_{L^\infty},$$

其中 C 和 C_1 是依赖于状态变量和伴随变量的 Lipschitz 常数. 因此, 当 T/B_1 和 T/B_2 充分小时, 我们有如下估计

$$\|\psi - \psi_\epsilon\| \leqslant \frac{\sqrt{\epsilon}}{B_1}\frac{1}{1 - C\dfrac{T}{B_1}}, \quad \|u_W - u_{W\epsilon}\| \leqslant \frac{\sqrt{\epsilon}}{B_2}\frac{1}{1 - C_1\dfrac{T}{B_2}}.$$

从而, 当 $\epsilon \to 0$ 时, 有 $(\psi_\epsilon, u_{W\epsilon}) \to (\psi^*, u_W^*)$. 再由 Ekeland 准则可知, 当 $\epsilon \to 0$ 时, $\mathcal{J}(u^*) \leqslant \inf\limits_{u \in \mathcal{U}} \mathcal{J}(u)$. $\qquad\square$

定理 3.4.15 表明当 T 充分小时, 系统 (3.4.28) 和伴随系统 (3.4.41) 存在唯一的最优解.

3.4.5.3 数值模拟

本小节, 我们对 3.4.5.2 节所提出并分析的最优控制问题进行数值模拟. 为此, 扩展了 ODE 模型的向前向后扫描法以计算年龄结构 PDE 模型中的状态和伴随系统. 这里, 首先对状态方程时间方向采用前向差分, 对年龄方向采用后向差分; 然后, 对伴随系统时间方向采用后向差分, 年龄方向采用前向差分. 这样, 控制变量随状态方程和伴随系统不断更新直到达到理想的估计. 最终目标时间和年龄分别取为 $A = 72, T = 100$, 模型其余参数的取值如表 3.6 所示.

表 3.6　数值模拟中相关参数的取值列表

参数	取值	单位	参数	取值	单位
A	72	人·天$^{-1}$	$\gamma(a)$	1/5	天$^{-1}$
$\mu(a)$	0.01619/365	天$^{-1}$	$\alpha(a)$	8	天$^{-1}$
κ	10^6	人/天	σ	0.3	——
μ_W	1/30	天$^{-1}$	T	100	天

我们选用与年龄有关的环境与人的传染力函数为

$$\beta(a) = \begin{cases} 0, & 0 \leqslant a < 2, \\ 0.3a - 0.6, & 2 < a \leqslant 7, \\ -0.169a + 2.683, & 7 < a \leqslant 15, \\ 0.06a - 0.75, & 15 < a \leqslant 25, \\ -0.016a + 1.152, & 25 < a \leqslant 72. \end{cases} \tag{3.4.46}$$

这表明 2 岁以下儿童受母体抗体保护不易感染霍乱, 老年人由于户外活动的减少也不易被感染. 取人与人之间的传染率为 $k_2(a) = ae^{-0.6a}$. 初始函数取值与文献 [154] 类似, 分别为

$$S(0,a) = \begin{cases} 450a, & 0 \leqslant a \leqslant 2, \\ -0.38198a^2 + 17.08376a + 867, & a > 2 \end{cases}$$

和

$$V(0,a) = 0.9S(0,a), \quad I(0,a) = 0.02S(0,a),$$
$$R(0,a) = 0.08S(0,a), \quad B(0) = 0.001\kappa.$$

取年龄有关的出生率函数为

$$b(a) = \begin{cases} 0.2\sin^2\left(\dfrac{a-20}{25}\pi\right), & 20 < a < 45, \\ 0, & \text{其他}. \end{cases}$$

由于 $\displaystyle\int_0^A b(a)\mathrm{d}a = \int_{20}^{45} 0.2\sin^2\left(\frac{a-20}{25}\pi\right)\mathrm{d}a = 2.5$, 这表明平均每个育龄妇女在育龄区间 $(20 \leqslant a \leqslant 45)$ 生育 2.5 个婴儿.

最优控制问题主要考察经济效应, 即加权参数对霍乱传播的影响. 为此, 我们固定参数 $a_1 = 500, a_3 = 100$, 变化其他加权参数的值. 假设 $a_2 = B_1 = B_2 = 1$ 为低成本情形, $a_2 = B_1 = B_2 = 100$ 为中等成本情形, $a_2 = B_1 = B_2 = 1000$ 为高成本情形. 由图 3.8 观察发现, 对于低成本情形, 霍乱感染在控制策略实施后会很快减缓甚至清零, 中等成本控制情形和低成本类似但疾病控制效果没低成本好.

图 3.9 给出在不同控制策略下年龄组为 $a = 1, 5, 10, 20, 30, 40, 50, 60$ 的变化趋势. 图 3.9 表明, 不论在何种控制策略下, 感染霍乱的风险都会有明显的降低, 其中 1 岁和 60 岁的人群感染风险最低, 而 5 岁儿童的感染风险则最高. 在高成本控制下, 控制效果比较弱 (参见图 3.9 (d)), 染病者的流行及发展趋势和无任何控制措施下的情况基本类似 (参见图 3.9 (a)). 相反, 在低成本控制下 (参见图 3.9 (b)), 控制效果相对较强, 各年龄段的感染曲线在初始阶段有小幅上升随后快速下降, 感染模式和图 3.9 (d) 有明显的差别. 在中等成本的控制策略下 (参见图 3.9

(c)), 每个年龄组的感染曲线在初始阶段达到一个峰值, 其中 5 岁和 40 岁的感染人数会经历另一个高峰.

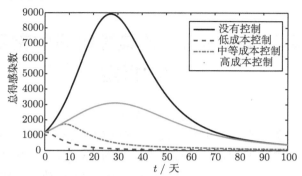

图 3.8 感染霍乱的病例数: (1) 低成本情形 $a_2 = B_1 = B_2 = 1$; (2) 中等成本情形 $a_2 = B_1 = B_2 = 100$; (3) 高成本情形 $a_2 = B_1 = B_2 = 1000$

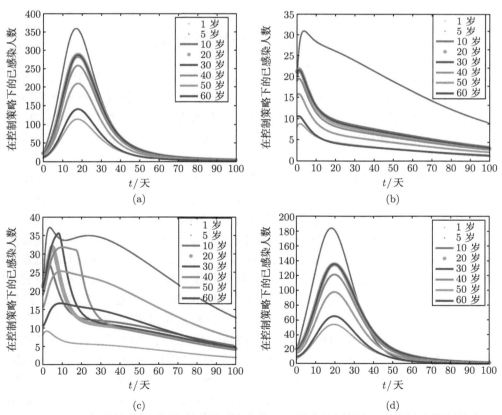

图 3.9 不同控制策略下不同年龄段的感染人数: (a) 没有控制策略; (b) 低成本控制策略; (c) 中等成本控制策略; (d) 高成本控制策略

第 4 章　具有细菌高传染性阶段的霍乱传播动力学模型

本章我们研究一类具有环境–人和人–人两种传播途径、高传染性和低传染性霍乱弧菌以及疫苗免疫衰减的霍乱传播动力学模型. 计算并验证基本再生数是决定模型全局动力学的重要阈值. 通过构造适当的 Lyapunov 函数, 分别给出模型的无病平衡点和地方病平衡点的全局渐近稳定性. 此外, 基于所建立的模型, 探究索马里霍乱疫情的发展动态, 并通过参数的敏感性分析, 给出短期控制霍乱疫情的相关措施.

4.1　研究背景和模型的建立

霍乱弧菌是霍乱的病原体, 可定植于人类宿主的小肠中, 产生导致大量水样腹泻和呕吐的肠毒素. 研究发现, 从已感染的人类宿主体内新脱落的霍乱弧菌会短暂处于一种高传染性状态, 其传染性是环境中弧菌的 700 倍 [9]. 文献 [174] 中, Pascual 等也指出新脱落弧菌的 "高度传染性" 是影响霍乱传播和流行的一个重要因素.

文献 [33] 中, 为模拟霍乱弧菌不同阶段传染性的这种差异性, Hartley 等拓展了文献 [24] 的工作, 首次将病原体霍乱弧菌的高传染性阶段纳入到霍乱传播动力学基础模型中, 建立了一类具有细菌高、低传染性阶段的霍乱传播动力学模型. 文献 [33] 没有给出严格的动力学分析, 但通过实验研究表明: 在流行早期, 高传染性阶段霍乱弧菌的传染强度是低传染性阶段的 5 倍之多. 因此, 为最大限度地控制霍乱的流行, 应采取适当的干预措施以降低短期、高传染性形式霍乱弧菌的传播风险. 在文献 [33] 工作的基础上, Liao 和 Wang 对其中所建模型 (1.2.2) 进行了详细的动力学研究, 讨论了无病平衡点的局部和全局稳定性以及地方病平衡点的局部稳定性 [175]. 文献 [34] 中, Shuai 等进一步建立了考虑感染个体的多感染阶段和霍乱弧菌不同传染性阶段的霍乱传播动力学模型. 利用 van den Driessche 和 Watmough 所提出的下一代矩阵的计算方法得到了系统的基本再生数. 在发生率函数满足一定条件的情形下, 通过构造适当的 Lyapunov 函数并应用 LaSalle 不变性原理证明了地方病平衡点的全局渐近稳定性. 文献 [99] 中, Modnak 建立了一类具有疫苗接种策略和霍乱弧菌高、低传染性阶段的霍乱传播动力学模型. 应用最优控制理论, 探讨了依赖于霍乱暴发时间的最优接种策略, 研究结果表明, 在霍乱暴发初期接种疫苗可显著减少已感染的人数. 在此基础上, 文献 [166] 中, Lin 等通过构造 Lyapunov 函数并应用 LaSalle 不变性原理, 完整解决了系统无病平衡点和地方病平衡点的全局稳定性问题.

我们注意到, 文献 [99,166] 中均假设霍乱疫苗接种人体内所产生的预防效果是完全有效的. 事实上, 以孟加拉国接种 Dukoral 口服霍乱灭活疫苗为例, 临床试验显示, 对 5 岁以上人群接种 3 剂后, 6 个月时保护率可达 85%, 但到 12 个月后, 保护率为 62%, 36 个月时降为 50%. 2–5 岁的儿童接种后 6 个月时保护力虽与成年人相同, 但 36 个月后下降得则更快, 仅为 26% [46,176]. 这表明, 接种疫苗的个体可能会因免疫力逐渐衰减而再次被感染, 重新回到易感者类.

基于文献 [33,99] 的工作, 本章, 我们将综合考虑因疫苗有效期导致的免疫衰减、环境–人和人–人两种传播途径以及高传染性和低传染性霍乱弧菌对霍乱传播动力学的影响. 为此, 我们考虑以下的常微分方程模型:

$$
\begin{aligned}
\dot{S}(t) &= A - \left(\beta_h I(t) + \frac{\beta_H B_H(t)}{k_H + B_H(t)} + \frac{\beta_L B_L(t)}{k_L + B_L(t)} \right) S(t) \\
&\quad - (\phi + \mu)S(t) + \eta V(t), \\
\dot{V}(t) &= \phi S(t) - \sigma \left(\beta_h I(t) + \frac{\beta_H B_H(t)}{k_H + B_H(t)} + \frac{\beta_L B_L(t)}{k_L + B_L(t)} \right) V(t) \\
&\quad - (\eta + \mu)V(t), \\
\dot{I}(t) &= \left(\beta_h I(t) + \frac{\beta_H B_H(t)}{k_H + B_H(t)} + \frac{\beta_L B_L(t)}{k_L + B_L(t)} \right) (S(t) + \sigma V(t)) \\
&\quad - (\gamma + d + \mu)I(t), \\
\dot{R}(t) &= \gamma I(t) - \mu R(t), \\
\dot{B}_H(t) &= \xi I(t) - \chi B_H(t), \\
\dot{B}_L(t) &= \chi B_H(t) - \delta_L B_L(t),
\end{aligned}
\tag{4.1.1}
$$

其中 $S(t), V(t), I(t)$ 和 $R(t)$ 分别表示 t 时刻易感者类、接种者类、染病者类和恢复者类的密度, $B_H(t)$ 和 $B_L(t)$ 分别表示 t 时刻污染环境中高传染性霍乱弧菌和低传染性霍乱弧菌的浓度. 系统 (4.1.1) 中所有参数均为正常数, 其生物学意义如表 4.1 所示. 系统 (4.1.1) 中霍乱传播的相应流程图如图 4.1 所示.

系统 (4.1.1) 满足的初始条件为

$$
\begin{aligned}
S(0) &> 0, \quad V(0) > 0, \quad I(0) > 0, \\
R(0) &> 0, \quad B_H(0) > 0, \quad B_L(0) > 0.
\end{aligned}
\tag{4.1.2}
$$

由常微分方程的基本理论[35] 可知, 系统 (4.1.1) 存在满足初始条件 (4.1.2) 的唯一解 (S, V, I, R, B_H, B_L).

表 4.1　系统 (4.1.1) 中参数的生物学意义

参数	含义
A	人的自然出生率
μ	人的自然死亡率系数
d	人的因病死亡率系数
β_h	人与人之间的传染率系数
β_H	人与高传染性霍乱弧菌之间的传染率系数
β_L	人与低传染性霍乱弧菌之间的传染率系数
k_H	感染概率为 50% 时, 被污染环境中高传染性霍乱弧菌的浓度
k_L	感染概率为 50% 时, 被污染环境中低传染性霍乱弧菌的浓度
ϕ	易感者的免疫率系数
η	疫苗的衰减率系数
$1 - \sigma$	疫苗的有效性
γ	感染者的恢复率系数
ξ	每个感染者对高传染性霍乱弧菌浓度的贡献率
χ	霍乱弧菌从高传染性变为低传染性的衰减率系数
δ_L	低传染性霍乱弧菌的死亡率系数

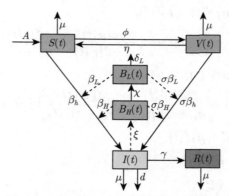

图 4.1　系统 (4.1.1) 中霍乱传播的流程图

4.2　解的正性和有界性

本小节, 我们将证明系统 (4.1.1) 满足初始条件 (4.1.2) 的任一解的正性和有界性.

定理 4.2.1　系统 (4.1.1) 满足初始条件 (4.1.2) 的任一解是正的.

证明　设 $(S(t), V(t), I(t), R(t), B_H(t), B_L(t))$ 是系统 (4.1.1) 满足初始条件 (4.1.2) 的任一正解. 定义

$$W(t) = \min\{S(t), V(t), I(t), R(t), B_H(t), B_L(t)\}.$$

显然, $W(0) > 0$. 假设存在 $t_1 > 0$, 使 $W(t_1) = 0$, 且对所有 $t \in [0, t_1)$, $W(t) > 0$ 成立.

若 $W(t_1) = S(t_1) = 0$, 则对所有 $t \in [0, t_1]$, 有 $V(t) \geqslant 0$, $I(t) \geqslant 0$, $R(t) \geqslant 0$, $B_H(t) \geqslant 0$ 和 $B_L(t) \geqslant 0$. 由系统 (4.1.1) 的第一个方程可知

$$\frac{\mathrm{d}S(t)}{\mathrm{d}t} \geqslant A - \left(\beta_h I(t) + \frac{\beta_H B_H(t)}{k_H + B_H(t)} + \frac{\beta_L B_L(t)}{k_L + B_L(t)} + \phi + \mu \right) S(t), \quad t \in [0, t_1],$$

即

$$\frac{\mathrm{d}}{\mathrm{d}t} \left[S(t) \exp \left\{ \int_0^t \left(\beta_h I(\varsigma) + \frac{\beta_H B_H(\varsigma)}{k_H + B_H(\varsigma)} + \frac{\beta_L B_L(\varsigma)}{k_L + B_L(\varsigma)} + \phi + \mu \right) \mathrm{d}\varsigma \right\} \right]$$

$$\geqslant A \exp \left\{ \int_0^t \left(\beta_h I(\varsigma) + \frac{\beta_H B_H(\varsigma)}{k_H + B_H(\varsigma)} + \frac{\beta_L B_L(\varsigma)}{k_L + B_L(\varsigma)} + \phi + \mu \right) \mathrm{d}\varsigma \right\}.$$

上述不等式两端同时积分可得

$$S(t_1) \geqslant S(0) \exp \left\{ - \int_0^{t_1} \left(\beta_h I(\varsigma) + \frac{\beta_H B_H(\varsigma)}{k_H + B_H(\varsigma)} + \frac{\beta_L B_L(\varsigma)}{k_L + B_L(\varsigma)} + \phi + \mu \right) \mathrm{d}\varsigma \right\}$$

$$+ \exp \left\{ - \int_0^{t_1} \left(\beta_h I(\varsigma) + \frac{\beta_H B_H(\varsigma)}{k_H + B_H(\varsigma)} + \frac{\beta_L B_L(\varsigma)}{k_L + B_L(\varsigma)} + \phi + \mu \right) \mathrm{d}\varsigma \right\}$$

$$\times A \int_0^{t_1} \exp \left\{ \int_0^s \left(\beta_h I(\varsigma) + \frac{\beta_H B_H(\varsigma)}{k_H + B_H(\varsigma)} + \frac{\beta_L B_L(\varsigma)}{k_L + B_L(\varsigma)} + \phi + \mu \right) \mathrm{d}\varsigma \right\} \mathrm{d}s$$

$$> 0,$$

与假设矛盾. 因此, 对所有 $t \geqslant 0$, 有 $S(t) > 0$. 用同样的方法, 可证明 $V(t) > 0$, $I(t) > 0$, $R(t) > 0$, $B_H(t) > 0$ 以及 $B_L(t) > 0$ 对所有 $t \geqslant 0$ 均成立. $\square$

定理 4.2.2 系统 (4.1.1) 满足初始条件 (4.1.2) 的任一解是有界的.

证明 设 $(S(t), V(t), I(t), R(t), B_H(t), B_L(t))$ 是系统 (4.1.1) 满足初始条件 (4.1.2) 的任一正解. 令

$$N(t) = S(t) + V(t) + I(t) + R(t) + \frac{d}{\xi} B_H(t) + \frac{d}{2\xi} B_L(t).$$

沿系统 (4.1.1) 的解计算 $N(t)$ 的全导数, 可得

$$\frac{\mathrm{d}N(t)}{\mathrm{d}t} = A - \mu(S(t) + V(t) + I(t) + R(t)) - \frac{\chi}{2} \frac{d}{\xi} B_H(t) - \delta_L \frac{d}{2\xi} B_L(t)$$

$$\leqslant A - \min\{\mu, \chi/2, \delta_L\} N(t).$$

因此, 系统 (4.1.1) 的正不变集为

$$\Omega = \left\{ (S, V, I, R, B_H, B_L) \Big| S + V + I + R + \frac{d}{\xi} B_H + \frac{d}{2\xi} B_L \leqslant \frac{A}{\min\{\mu, \chi/2, \delta_L\}} \right\}.$$

$\square$

4.3　基本再生数和可行平衡点

本节, 我们将研究系统 (4.1.1) 的基本再生数和可行平衡点的存在性.

系统 (4.1.1) 总存在一个无病平衡点 $E_0(S_0, V_0, 0, 0, 0, 0)$, 其中

$$S_0 = \frac{A(\mu + \eta)}{\mu(\mu + \eta + \phi)}, \quad V_0 = \frac{A\phi}{\mu(\mu + \eta + \phi)}.$$

接下来, 利用文献 [87] 中介绍的下一代矩阵方法计算系统 (4.1.1) 的基本再生数. 由文献 [87] 可知, 我们仅需考虑系统 (4.1.1) 中关于致病项的一组向量 $(I, B_H, B_L)^{\mathrm{T}}$. 为此, 分别定义仓室出现新发染病者的速率 $\mathcal{F}$ 以及仓室个体的转移速率 $\mathcal{V}$ 为

$$\mathcal{F} = \begin{pmatrix} \left(\beta_h I + \dfrac{\beta_H B_H}{k_H + B_H} + \dfrac{\beta_L B_L}{k_L + B_L} \right) (S + \sigma V) \\ 0 \\ 0 \end{pmatrix}$$

和

$$\mathcal{V} = \begin{pmatrix} (\gamma + d + \mu)I \\ -\xi I + \chi B_H \\ -\chi B_H + \delta_L B_L \end{pmatrix}.$$

下面, 分别计算 $\mathcal{F}$ 和 $\mathcal{V}$ 在无病平衡点 E_0 处关于向量 $(I, B_H, B_L)^{\mathrm{T}}$ 的导数, 可得

$$F = \begin{pmatrix} \beta_h(S_0 + \sigma V_0) & \dfrac{\beta_H}{k_H}(S_0 + \sigma V_0) & \dfrac{\beta_L}{k_L}(S_0 + \sigma V_0) \\ 0 & 0 & 0 \\ 0 & 0 & 0 \end{pmatrix}$$

和

$$V = \begin{pmatrix} \gamma + d + \mu & 0 & 0 \\ -\xi & \chi & 0 \\ 0 & -\chi & \delta_L \end{pmatrix}.$$

因此, 系统 (4.1.1) 的基本再生数由矩阵 FV^{-1} 的谱半径决定, 即

$$\mathscr{R}_0 = \rho(FV^{-1}) = \left(\beta_h + \frac{\beta_H \xi}{k_H \chi} + \frac{\beta_L \xi}{k_L \delta_L} \right) \frac{A(\mu + \eta + \sigma\phi)}{\mu(\mu + \eta + \phi)(\gamma + \mu + d)}.$$

其中, $\mathscr{R}_0$ 表示在一个全部是易感者的人群中, 进入一个感染者, 在其平均患病期内能传染的人数. 从表达式来看, 系统 (4.1.1) 的基本再生数包括三部分内容: 第一部分为感染者所传染的第二代感染者数目; 第二部分为环境中高传染性霍乱弧

菌所传染的第二代感染者数目; 第三部分为环境中低传染性霍乱弧菌所传染的第二代感染者数目.

容易验证, 当 $\mathscr{R}_0 > 1$ 时, 除了无病平衡点 E_0 外, 系统 (4.1.1) 至少存在一个地方病平衡点 $E^*(S^*, V^*, I^*, R^*, B_H^*, B_L^*)$, 满足

$$
\begin{aligned}
S^* &= \frac{A(\sigma X I^* + \eta + \mu)}{(X I^* + \phi + \mu)(\sigma X I^* + \mu) + \eta(X I^* + \mu)}, \\
V^* &= \frac{A\phi}{(X I^* + \phi + \mu)(\sigma X I^* + \mu) + \eta(X I^* + \mu)}, \\
R^* &= \frac{\gamma I^*}{\mu}, \quad B_H^* = \frac{\xi I^*}{\chi}, \quad B_L^* = \frac{\xi I^*}{\delta_L},
\end{aligned}
\tag{4.3.1}
$$

且 I^* 是方程

$$
P(I) = A_1 I^6 + A_2 I^5 + A_3 I^4 + A_4 I^3 + A_5 I^2 + A_6 I + A_7 = 0 \tag{4.3.2}
$$

的正实根, 这里

$$
\begin{aligned}
A_1 =\ & \sigma \beta_h^2 \xi^4 B_3, \\
A_2 =\ & 2\sigma \beta_h \xi^3 B_2 B_3 + \beta_h \xi^4 B_3 B_4 - A\sigma \beta_h^2 \xi^4, \\
A_3 =\ & 2\sigma \beta_h \xi^2 B_1 B_3 + \sigma \xi^2 B_2^2 B_3 + \xi^3(\chi k_H \beta_h + \delta_L k_L \beta_h + B_2) B_3 B_4 \\
& + \mu \xi^4 (\phi + \mu + \eta) B_3 - 2A\sigma \beta_h \xi^3 B_2 - A\beta_h \xi^4 (\phi\sigma + \eta + \mu), \\
A_4 =\ & 2\sigma \xi B_1 B_2 B_3 + \xi^2(\chi k_H + \delta_L k_L) B_2 B_3 B_4 + 2\mu \xi^3 (\phi + \eta + \mu)(\chi k_H + \delta_L k_L) B_3 \\
& + \xi^2 (\beta_h \chi \delta_L k_H k_L + B_1) B_3 B_4 - A\xi^3 (\phi\sigma + \eta + \mu)(\chi k_H \beta_h + \delta_L k_L \beta_h + B_2) \\
& - 2A\sigma \beta_h \xi^2 B_1 - A\sigma \xi^2 B_2^2, \\
A_5 =\ & \sigma B_1^2 B_3 + \mu \xi^2 (\phi + \mu + \eta)(\chi^2 k_H^2 + 4\chi k_H \delta_L k_L + \delta_L^2 k_L^2) B_3 \\
& + \xi \chi k_H \delta_L k_L B_2 B_3 B_4 + \xi(\chi k_H + \delta_L k_L) B_1 B_3 B_4 - 2A\sigma \xi B_1 B_2 \\
& - A\xi^2 (\phi\sigma + \eta + \mu)(\beta_h \chi k_H \delta_L k_L + B_1) \\
& - A\xi^2 (\phi\sigma + \eta + \mu)(\chi k_H + \delta_L k_L) B_2, \\
A_6 =\ & \chi k_H \delta_L k_L B_1 B_3 B_4 + 2\mu \chi k_H \delta_L k_L \xi(\phi + \mu + \eta)(\chi k_H + \delta_L k_L) B_3 - A\sigma B_1^2 \\
& - A\xi(\phi\sigma + \eta + \mu)(\chi k_H + \delta_L k_L) B_1 - A\xi \chi k_H \delta_L k_L (\phi\sigma + \eta + \mu) B_2, \\
A_7 =\ & \mu \chi^2 \delta_L^2 k_H^2 k_L^2 (\phi + \mu + \eta)(1 - \mathscr{R}_0) B_3,
\end{aligned}
$$

其中

$$
X = \beta_h + \frac{\beta_H \xi}{\chi k_H + \xi I^*} + \frac{\beta_L \xi}{\delta_L k_L + \xi I^*},
$$

$$B_1 = \beta_h \chi \delta_L k_H k_L + \beta_H \xi \delta_L k_L + \beta_L \chi \xi k_H,$$

$$B_2 = \chi k_H \beta_h + \delta_L k_L \beta_h + \xi \beta_L + \xi \beta_H,$$

$$B_3 = \gamma + d + \mu,$$

$$B_4 = \phi \sigma + \mu \sigma + \eta + \mu.$$

我们注意到, 当 $\mathscr{R}_0 > 1$ 时, 有 $\lim\limits_{I \to \infty} P(I) = +\infty$ 以及 $P(0) = A_7 < 0$. 因此, 当 $\mathscr{R}_0 > 1$ 时, 系统 (4.1.1) 至少存在一个正平衡点 E^*.

4.4　稳定性分析

本小节, 通过构造适当的 Lyapunov 函数, 我们研究系统 (4.1.1) 的可行平衡点的全局渐近稳定性.

定理 4.4.1　当 $\mathscr{R}_0 < 1$ 时, 系统 (4.1.1) 的无病平衡点 $E_0(S_0, V_0, 0, 0, 0, 0)$ 是全局渐近稳定的.

证明　设 $(S(t), V(t), I(t), R(t), B_H(t), B_L(t))$ 是系统 (4.1.1) 满足初始条件 (4.1.2) 的任一正解. 定义

$$V_1(t) = S_0 \left(\frac{S(t)}{S_0} - 1 - \ln \frac{S(t)}{S_0} \right) + V_0 \left(\frac{V(t)}{V_0} - 1 - \ln \frac{V(t)}{V_0} \right)$$

$$+ I(t) + \frac{A(\eta + \mu + \sigma \phi)}{\mu(\eta + \mu + \phi)} \left(\frac{\beta_H}{\chi k_H} + \frac{\beta_L}{\delta_L k_L} \right) B_H(t)$$

$$+ \frac{A(\eta + \mu + \sigma \phi)}{\mu(\eta + \mu + \phi)} \frac{\beta_L}{\delta_L k_L} B_L(t). \tag{4.4.1}$$

沿系统 (4.1.1) 的解计算 $V_1(t)$ 的全导数, 可得

$$\frac{\mathrm{d}}{\mathrm{d}t} V_1(t) = \mu S_0 \left(2 - \frac{S(t)}{S_0} - \frac{S_0}{S(t)} \right) + \mu V_0 \left(3 - \frac{S_0}{S(t)} - \frac{V(t)}{V_0} - \frac{S(t)}{S_0} \frac{V_0}{V(t)} \right)$$

$$+ \eta V_0 \left(2 - \frac{S_0}{S(t)} \frac{V(t)}{V_0} - \frac{S(t)}{S_0} \frac{V_0}{V(t)} \right) + (\mathscr{R}_0 - 1)(\gamma + \mu + d)I(t)$$

$$- \frac{A(\eta + \mu + \sigma \phi)}{\mu(\eta + \mu + \phi)} \frac{\beta_H B_H^2(t)}{k_H(k_H + B_H(t))}$$

$$- \frac{A(\eta + \mu + \sigma \phi)}{\mu(\eta + \mu + \phi)} \frac{\beta_L B_L^2(t)}{k_L(k_L + B_L(t))}. \tag{4.4.2}$$

于是, 由 (4.4.2) 可知, 当 $\mathscr{R}_0 < 1$ 时, 对所有 $(S(t), V(t), I(t), B_H(t), B_L(t)) \neq (S_0, V_0, 0, 0, 0)$, 均有 $V_1'(t) < 0$ 成立. 因此, 由文献 [85] 中的 Lyapunov 稳定性定理可知, 系统 (4.1.1) 的平衡点 E_0 是全局渐近稳定的.　　□

定理 4.4.2 当 $\mathscr{R}_0 > 1$ 时, 系统 (4.1.1) 的地方病平衡点 $E^*(S^*, V^*, I^*, R^*, B_H^*, B_L^*)$ 是全局渐近稳定的.

证明 设 $(S(t), V(t), I(t), R(t), B_H(t), B_L(t))$ 是系统 (4.1.1) 满足初始条件 (4.1.2) 的任一正解. 定义

$$
V_2(t) = S^*\left(\frac{S(t)}{S^*} - 1 - \ln\frac{S(t)}{S^*}\right) + V^*\left(\frac{V(t)}{V^*} - 1 - \ln\frac{V(t)}{V^*}\right)
$$
$$
+ I^*\left(\frac{I(t)}{I^*} - 1 - \ln\frac{I(t)}{I^*}\right)
$$
$$
+ \frac{(S^* + \sigma V^*)}{\chi}\left(\frac{\beta_H B_H^*}{k_H + B_H^*} + \frac{\beta_L B_L^*}{k_L + B_L^*}\right)\left(\frac{B_H(t)}{B_H^*} - 1 - \ln\frac{B_H(t)}{B_H^*}\right)
$$
$$
+ \frac{(S^* + \sigma V^*)}{\delta_L}\frac{\beta_L B_L^*}{k_L + B_L^*}\left(\frac{B_L(t)}{B_L^*} - 1 - \ln\frac{B_L(t)}{B_L^*}\right). \tag{4.4.3}
$$

沿系统 (4.1.1) 的解计算 $V_2(t)$ 的全导数, 可得

$$
\frac{\mathrm{d}}{\mathrm{d}t}V_2(t) = S^*(\mu + \beta_h I^*)\left(2 - \frac{S(t)}{S^*} - \frac{S^*}{S(t)}\right)
$$
$$
+ \eta V^*\left(2 - \frac{S^*}{S(t)}\frac{V(t)}{V^*} - \frac{S(t)}{S^*}\frac{V^*}{V(t)}\right)
$$
$$
+ V^*(\mu + \beta_h \sigma I^*)\left(3 - \frac{S^*}{S(t)} - \frac{V(t)}{V^*} - \frac{S(t)}{S^*}\frac{V^*}{V(t)}\right)
$$
$$
+ \frac{\beta_H S^* B_H^*}{k_H + B_H^*}\left(4 - \frac{S^*}{S(t)} - \frac{I(t)}{I^*}\frac{B_H^*}{B_H(t)} - \frac{k_H + B_H(t)}{k_H + B_H^*}\right.
$$
$$
\left. - \frac{S}{S^*}\frac{I^*}{I(t)}\frac{B_H(t)}{B_H^*}\frac{k_H + B_H^*}{k_H + B_H(t)}\right)
$$
$$
+ \frac{\beta_L S^* B_L^*}{k_L + B_L^*}\left(5 - \frac{S^*}{S(t)} - \frac{I(t)}{I^*}\frac{B_H^*}{B_H(t)} - \frac{B_L^*}{B_L(t)}\frac{B_H(t)}{B_H^*}\right.
$$
$$
\left. - \frac{k_L + B_L(t)}{k_L + B_L^*} - \frac{S(t)}{S^*}\frac{I^*}{I(t)}\frac{B_L(t)}{B_L^*}\frac{k_L + B_L^*}{k_L + B_L(t)}\right)
$$
$$
+ \frac{\sigma\beta_H V^* B_H^*}{k_H + B_H^*}\left(5 - \frac{S^*}{S(t)} - \frac{S(t)}{S^*}\frac{V^*}{V(t)} - \frac{I(t)}{I^*}\frac{B_H^*}{B_H(t)}\right.
$$
$$
\left. - \frac{k_H + B_H(t)}{k_H + B_H^*} - \frac{V(t)}{V^*}\frac{I^*}{I}\frac{B_H(t)}{B_H^*}\frac{k_H + B_H^*}{k_H + B_H(t)}\right)
$$
$$
+ \frac{\sigma\beta_L V^* B_L^*}{k_L + B_L^*}\left(6 - \frac{S^*}{S(t)} - \frac{S(t)}{S^*}\frac{V^*}{V(t)} - \frac{I(t)}{I^*}\frac{B_H^*}{B_H(t)} - \frac{B_L^*}{B_L(t)}\frac{B_H(t)}{B_H^*}\right.
$$
$$
\left. - \frac{k_L + B_L(t)}{k_L + B_L^*} - \frac{V(t)}{V^*}\frac{I^*}{I(t)}\frac{B_L(t)}{B_L^*}\frac{k_L + B_L^*}{k_L + B_L(t)}\right) - (S^* + \sigma V^*)
$$
$$
\times\left(\frac{\beta_H k_H(B_H(t) - B_H^*)^2}{(k_H + B_H^*)^2(k_H + B_H(t))} + \frac{\beta_L k_L(B_L(t) - B_L^*)^2}{(k_L + B_L^*)^2(k_L + B_L(t))}\right). \tag{4.4.4}
$$

于是, 由 (4.4.4) 可知, 当 $\mathscr{R}_0 > 1$ 时, 对所有的 $(S(t), V(t), I(t), B_H(t), B_L(t)) \neq (S^*, V^*, I^*, B_H^*, B_L^*)$, 均有 $V_2'(t) < 0$ 成立. 因此, 由文献 [85] 中的 Lyapunov 稳定性定理可知, 系统 (4.1.1) 的平衡点 E^* 是全局渐近稳定的. □

4.5　案例研究: 索马里霍乱疫情

2019 年 6 月 22 日至 30 日, 索马里启动了非洲最大的口服霍乱疫苗接种活动, 主要针对 65 万名年龄在 1 岁及以上的人群. 考虑到 6 月 30 日之后接种活动结束, 因此我们令 $\phi = 0$, 则索马里感染霍乱弧菌的发展动态可由以下常微分方程组描述:

$$
\begin{aligned}
\dot{S}(t) &= A - \left(\beta_h I(t) + \frac{\beta_H B_H(t)}{k_H + B_H(t)} + \frac{\beta_L B_L(t)}{k_L + B_L(t)}\right) S(t) - \mu S(t) + \eta V(t), \\
\dot{V}(t) &= -\sigma \left(\beta_h I(t) + \frac{\beta_H B_H(t)}{k_H + B_H(t)} + \frac{\beta_L B_L(t)}{k_L + B_L(t)}\right) V(t) - (\eta + \mu) V(t), \\
\dot{I}(t) &= \left(\beta_h I(t) + \frac{\beta_H B_H(t)}{k_H + B_H(t)} + \frac{\beta_L B_L(t)}{k_L + B_L(t)}\right) (S(t) + \sigma V(t)) \\
&\quad - (\gamma + d + \mu) I(t), \\
\dot{R}(t) &= \gamma I(t) - \mu R(t), \\
\dot{B}_H(t) &= \xi I(t) - \chi B_H(t), \\
\dot{B}_L(t) &= \chi B_H(t) - \delta_L B_L(t),
\end{aligned}
\tag{4.5.1}
$$

其中初始时刻疫苗接种者的数量为 $V(0) = 650000$.

下面, 基于 2019 年 7 月 1 日至 9 月 1 日 (即第 27 周至第 35 周) 索马里每周的累计霍乱病例数, 利用最小二乘法估计系统 (4.5.1) 的未知参数值.

4.5.1　参数估计

假设 $Q(t)$ 表示 t 时刻拟合的累计霍乱病例数, 其随时间的变化由以下常微分方程确定:

$$
\frac{\mathrm{d}Q(t)}{\mathrm{d}t} = \left(\beta_h I(t) + \frac{\beta_H B_H(t)}{k_H + B_H(t)} + \frac{\beta_L B_L(t)}{k_L + B_L(t)}\right) (S(t) + \sigma V(t)).
$$

假设 $\bar{Q}(t)$ 表示 t 时刻实际的累计霍乱病例数. 因此, 最小二乘法通过最小化目标函数

$$
J = \left(\sum_{t=1}^{n} (Q(t) - \bar{Q}(t))^2\right)^{\frac{1}{2}}
$$

来估计系统 (4.5.1) 的未知参数值. 其中, $n = 9$ 表示数据点的个数. 此外, 系统 (4.5.1) 中各变量的初始值以及参数的取值见表 4.2.

表 4.2 系统 (4.5.1) 中各变量的初始值和参数的取值

变量	取值	单位	来源
$S(0)$	14349974	人	[177]
$V(0)$	650000	人	[178]
$I(0)$	114	人	[178]
$R(0)$	8138	人	[178]
$B_H(0)$	$\xi I(0)$	人	假定
$B_L(0)$	$\chi B_H(0)$	人	假定
$Q(0)$	8252	人	[178]
参数	取值	单位	来源
A	8359	人·周$^{-1}$	[177]
μ	3.3×10^{-4}	周$^{-1}$	[177]
d	0	周$^{-1}$	[178]
k_H	$10^6/700$	弧菌数·毫升$^{-1}$	[33]
k_L	10^6	弧菌数·毫升$^{-1}$	[33]
η	0.01	周$^{-1}$	[129]
σ	0.5	—	[129]
γ	1.4	周$^{-1}$	[33]
ξ	70	弧菌数·毫升$^{-1}$人$^{-1}$周$^{-1}$	[33]
χ	33.6	周$^{-1}$	[33]
δ_L	0.23	周$^{-1}$	[33]
β_h	9.1161×10^{-9}	人$^{-1}$周$^{-1}$	拟合
β_H	1.2667×10^{-6}	周$^{-1}$	拟合
β_L	2.4301×10^{-5}	周$^{-1}$	拟合

图 4.2 为 2019 年第 27 周至第 35 周索马里累计霍乱病例数的拟合结果. 由图 4.2 可知, 拟合的累计霍乱病例数与实际的累计霍乱病例数之间绝对误差较小, 意味着在一定程度上该模型能够较好地诠释索马里疫情的历史变化趋势. 基于估计得到的参数值, 我们能够得到 2019 年第 27 周至第 35 周索马里感染者、疫苗接种者、高传染性霍乱弧菌以及低传染性霍乱弧菌的发展动态, 见图 4.3.

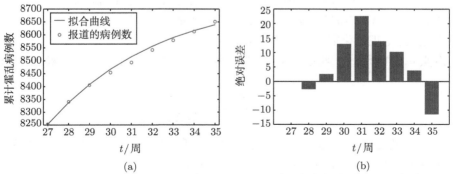

图 4.2 (a) 2019 年第 27 周至第 35 周索马里累计霍乱病例数的拟合结果. (b) 拟合的累计霍乱病例数与实际的累计霍乱病例数之间的绝对误差

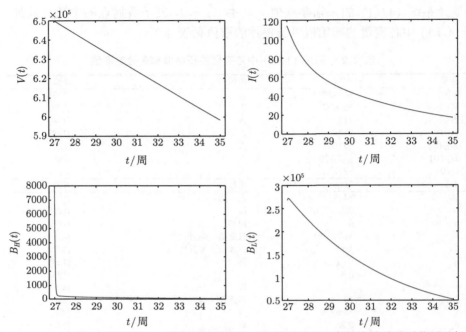

图 4.3   2019 年第 27 周至第 35 周索马里感染者、疫苗接种者、高传染性霍乱弧菌以及低传
          染性霍乱弧菌的发展动态. 其中, 变量的初值以及参数的取值见表 4.2

4.5.2   敏感性分析

由定理 4.4.1 和定理 4.4.2 可知, 基本再生数 $\mathscr{R}_0$ 是决定系统 (4.1.1) 全局动力学的阈值. 众所周知, 疫苗接种是短期预防和控制霍乱传播的有效措施. 因此, 本小节主要探究 $\mathscr{R}_0$ 关于易感人群的免疫率系数 ϕ、疫苗保护时间 $\tau = 1/\eta$、疫苗的有效性 $1 - \sigma$ 的敏感性, 由此探究不同参数对霍乱传播的影响. 这里状态变量随参数的相对变化用敏感指数 (或称弹性) 来衡量.

首先, 给出规范化前向敏感指数的定义.

定义 4.5.1 [85,179]   状态变量 X 关于参数 p 的规范化前向敏感指数 (弹性) 定义为

$$\varepsilon_X^p := \frac{\partial X}{\partial p} \frac{p}{X} \approx \frac{\%\Delta X}{\%\Delta p},$$

表示参数 p 改变 1% 引起状态变量 X 发生 $\varepsilon_X^p\%$ 的改变. 如果变量 X 是关于参数 p 的递增 (或递减) 函数, 则 ε_X^p 是正的 (或负的).

根据定义 4.5.1 和 $\mathscr{R}_0$ 的表达式, 我们可得 $\mathscr{R}_0$ 关于参数 $\phi, \tau = 1/\eta$ 和 $1 - \sigma$ 的敏感性指数的解析表达式

$$\varepsilon_{\mathscr{R}_0}^{\phi} = \frac{\partial \mathscr{R}_0}{\partial \phi}\frac{\phi}{\mathscr{R}_0} = \frac{\phi(\sigma-1)}{\mu+\eta+\sigma\phi}\frac{\mu+\eta}{\mu+\eta+\phi} < 0,$$

$$\varepsilon_{\mathscr{R}_0}^{\tau} = \frac{\partial \mathscr{R}_0}{\partial \tau}\frac{\tau}{\mathscr{R}_0} = \frac{\phi(\sigma-1)}{\mu+\eta+\sigma\phi}\frac{\eta}{\mu+\eta+\phi} < 0, \tag{4.5.2}$$

$$\varepsilon_{\mathscr{R}_0}^{1-\sigma} = \frac{\partial \mathscr{R}_0}{\partial(1-\sigma)}\frac{(1-\sigma)}{\mathscr{R}_0} = \frac{\phi(\sigma-1)}{\mu+\eta+\sigma\phi} < 0.$$

这表明提高易感人群的免疫率系数、延长疫苗保护时间或提高疫苗的有效性均会对控制霍乱传播产生积极影响. 此外, 注意到无论 $\mathscr{R}_0$ 表达式中参数如何取值, 均有

$$|\varepsilon_{\mathscr{R}_0}^{1-\sigma}| > |\varepsilon_{\mathscr{R}_0}^{\phi}| > |\varepsilon_{\mathscr{R}_0}^{\tau}|, \tag{4.5.3}$$

说明与其他免疫相关参数相比, 提高疫苗的有效性可以有效地降低 $\mathscr{R}_0$.

接下来, 我们研究免疫相关的参数 ϕ, τ 和 $1-\sigma$ 对 2019 年第 27 周至第 35 周索马里累计霍乱病例数的影响 (图 4.4). 注意到索马里口服霍乱疫苗接种活动于 6 月 22 日开始, 6 月 30 日结束. 因此, 我们通过选择初始时刻疫苗接种者的不同规模来探究参数 ϕ 对累计病例数的影响 (图 4.4 (a)).

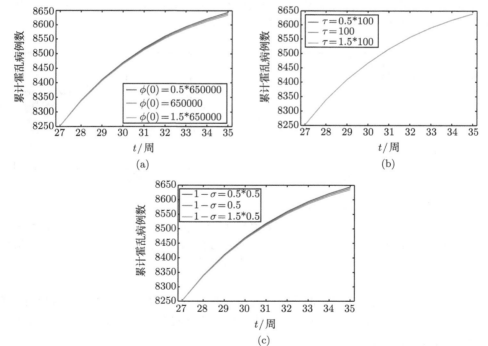

图 4.4 参数 ϕ, τ 和 $1-\sigma$ 对 2019 年第 27 周至第 35 周索马里累计霍乱病例数的影响. 其中, 变量的初值以及参数的取值见表 4.2

如图 4.4 所示, 提高易感人群的免疫率系数、延长疫苗保护时间或提高疫苗的有效性均对控制索马里累计霍乱病例数有积极的影响. 然而, 如图 4.4 (b) 所示, 与其他免疫相关参数相比, 延长疫苗保护时间对霍乱疫情的短期控制作用不大. 这与免疫相关参数对 $\mathscr{R}_0$ 的影响较为一致. 因此, 提高易感人群的免疫率系数、提高疫苗的有效性可能是短期内控制霍乱在人群中传播的有效措施.

4.6 讨   论

本节, 为进一步探究模型的合理性, 在系统 (4.5.1) 的基础上, 我们将人与环境之间霍乱的发生率取为双线性型, 比较两种发生率下模型的拟合效果. 为简便起见, 仍选取 2019 年 7 月 1 日至 9 月 1 日 (即第 27 周至第 35 周) 索马里每周的累计霍乱病例数. 利用最小二乘法, 可得修改后模型的待估计参数值为

$$\beta_h = 6.2 \times 10^{-10}, \quad \beta_H = 5.6 \times 10^{-11}, \quad \beta_L = 2.3 \times 10^{-11}.$$

各变量的初值以及其他参数的取值见表 4.2. 拟合结果和相应的绝对误差如图 4.5 所示. 通过计算发现, 当考虑饱和发生率时, 目标函数 J 的具体值为 33.7140; 为考虑双线性发生率时, 目标函数 J 的具体值为 38.9547. 对比而言, 在霍乱建模中我们考虑饱和发生率的影响可能是更加合理的.

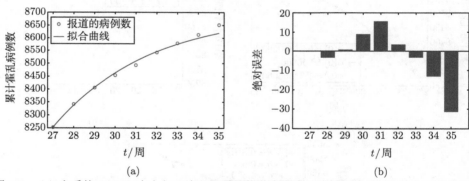

图 4.5   (a) 当系统 (4.5.1) 中人与环境之间霍乱的发生率为双线性形式时, 2019 年第 27 周至第 35 周索马里累计霍乱病例数拟合结果. (b) 拟合的累计霍乱病例数与实际的累计霍乱病例数之间的绝对误差

另一方面, 系统 (4.5.1) 假设疫苗的有效性 $1 - \sigma$ 为常数. 事实上, 疫苗的有效性可能是随时间递减的函数 [129]. 因此, 我们不妨设疫苗的有效性是随时间递减的函数, 具体表达式如下:

$$1 - \sigma(t) = 1 - [(\sigma_0 - \sigma_m)e^{-rt} + \sigma_m], \quad \sigma(0) = \sigma_0, \quad \lim_{t \to \infty} \sigma(t) = \sigma_m, \quad \sigma_0 < \sigma_m,$$

其中 $1-\sigma_0$ 表示初始时刻疫苗的有效性, $1-\sigma_m$ 表示疫苗的最低效果以及 r 表示疫苗有效性的指数递减率.

基于 2019 年 7 月 1 日至 9 月 1 日 (即第 27 周至 35 周) 索马里每周的累计霍乱病例数, 利用最小二乘法得到修改后模型的待估计参数值为

$$\sigma_0 = 1.5538 \times 10^{-8}, \quad \sigma_m = 1, \quad r = 0.0648.$$

各变量的初值以及其他参数的取值见表 4.2. 拟合结果和相应的绝对误差如图 4.6 所示. 由计算可知, 当疫苗的有效性为常数 $1-\sigma$ 时, 目标函数 J 的具体值为 33.7140; 为递减函数 $1-\sigma(t)$ 时, 目标函数 J 的具体值为 28.4403. 因此, 在霍乱建模中考虑疫苗有效性会随时间变化的情形是有必要的.

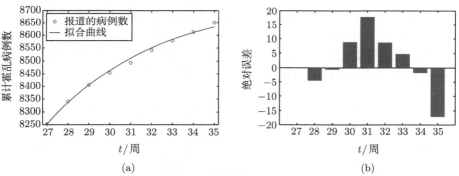

(a) (b)

图 4.6 (a) 当系统 (4.5.1) 中疫苗的有效性由常数 $1-\sigma$ 修改为递减函数 $1-\sigma(t)$ 时, 2019 年第 27 周至第 35 周索马里累计霍乱病例数拟合结果. (b) 拟合的累计霍乱病例数与实际的累计霍乱病例数之间的绝对误差

第 5 章 具有类年龄结构和扩散效应的霍乱传播动力学模型

近年来, 随着社会的发展、科技的进步和交通的便利, 人口跨地区、跨国界的流动越来越频繁. 世界各国经济、贸易和文化的交流日益密切, 同时也为包括霍乱在内的传染病的扩散和流行提供了可能. 霍乱弧菌可通过水道和河网等污染水域扩散, 也可通过患者和带菌者利用现代便利的交通等方式扩散. 目前, 扩散效应已成为影响霍乱传播和防控的重要因素, 建立并研究能更精确刻画霍乱传播动力学特性的反应扩散传染病模型具有重要的理论与实际意义.

本章, 我们先简要介绍具有扩散效应的霍乱传播动力学模型的研究进展, 然后重点讨论两类具有扩散效应和类年龄结构的霍乱传播模型的阈值动力学.

5.1 具有扩散效应的霍乱传播动力学模型研究进展

1981 年, 考虑到病原体和感染人群在空间的随机移动, Capasso 和 Maddalena 建立了一类刻画细菌类疾病在空间传播的反应扩散动力学模型 [180]:

$$
\begin{aligned}
\frac{\partial I(x,t)}{\partial t} &= d_I \Delta I(x,t) + g(B(x,t)) - a_{22} I(x,t), \\
\frac{\partial B(x,t)}{\partial t} &= d_B \Delta B(x,t) - a_{11} B(x,t) + a_{12} I(x,t).
\end{aligned}
\tag{5.1.1}
$$

系统 (5.1.1) 由两个非线性抛物方程组成, 其中 $I(x,t)$ 表示 t 时刻和位置 x 处社区中已感染的人数, $B(x,t)$ 表示在 t 时刻和位置 x 处社区中细菌的浓度. d_I 和 d_B 分别表示感染人群和霍乱弧菌的扩散率, 其余参数的生物学意义见模型 (1.2.1). 如果 $d_I = 0$, 则系统 (5.1.1) 可退化为

$$
\begin{aligned}
\frac{\partial I(x,t)}{\partial t} &= g(B(x,t)) - a_{22} I(x,t), \\
\frac{\partial B(x,t)}{\partial t} &= d_B \Delta B(x,t) - a_{11} B(x,t) + a_{12} I(x,t).
\end{aligned}
\tag{5.1.2}
$$

这个假设是因为相较于病原体可随废水或污染物实现长距离的运输传播, 已感染人群在空间上的小范围扩散可以忽略不计. 当系统 (5.1.1) 和 (5.1.2) 至多有一个非平凡稳态解时, 文献 [180,181] 证明了当阈值参数小于 1 时, 传染病最终会趋于

灭亡, 而当阈值参数大于 1 时, 系统存在一个全局渐近稳定的空间非平凡稳态解, 此时传染病会流行成为地方病. 文献 [182] 中, Zhao 和 Wang 利用单调迭代的方法研究了系统 (5.1.2) 行波解和最小波速的存在性. Xu 和 Zhao 进一步讨论了该系统在双稳态条件下行波解的存在性、唯一性和全局指数稳定性 [183]. 在此基础上, Thieme 和 Zhao 引入了时滞, 并研究了渐近波速和行波解的存在性问题 [184].

模型 (5.1.1) 也适用于研究欧洲地中海地区的粪口传播疾病, 例如霍乱、乙肝、伤寒症等. 文献 [180, 181] 的工作表明霍乱的传播与社区中个体与污染水源中细菌间的相互作用密切相关. 文献 [6] 也指出产毒霍乱弧菌可在某些水环境中存活数月至数年, 水生环境可能是疾病流行地区产毒霍乱弧菌的蓄积地. 文献 [185] 中, Capone 等拓展了文献 [180] 的工作, 将总人口分为易感者、染病者和康复者三类, 并考虑与污水中产毒霍乱弧菌的相互作用, 建立了以下具有扩散效应的霍乱传播动力学模型:

$$\frac{\partial S(x,t)}{\partial t} = d_S \Delta S(x,t) + \mu(N_0 - S(x,t)) - \beta\lambda(B(x,t))S(x,t),$$

$$\frac{\partial I(x,t)}{\partial t} = d_I \Delta I(x,t) + \beta\lambda(B(x,t))S(x,t) - (\mu+\gamma)I(x,t),$$

$$\frac{\partial B(x,t)}{\partial t} = d_B \Delta B(x,t) + \xi I(x,t) - (\mu_B - \pi_B)B(x,t),$$

$$\frac{\partial R(x,t)}{\partial t} = d_R \Delta R(x,t) + \gamma I(x,t) - \mu R(x,t),$$

$$(5.1.3)$$

其中 $S(x,t), I(x,t)$ 和 $R(x,t)$ 分别表示 t 时刻和位置 x 处易感者、染病者和康复者的密度, $B(x,t)$ 表示 t 时刻和位置 x 处污染水环境中霍乱弧菌的浓度. N_0 表示初始时刻的人群总数, μ 表示人口的出生率和死亡率, β 表示环境对人的传播率, γ 表示康复率, μ_B 和 π_B 分别表示水环境中霍乱弧菌的损失率和增长率, ξ 表示感染霍乱的个体对环境排放霍乱弧菌的速率. $\lambda(B) = B/(K_B + B)$, 这里 K_B 表示霍乱弧菌的半饱和率. d_S, d_I, d_R 和 d_B 分别是易感人群、感染人群、康复人群和霍乱弧菌的扩散率. 文献 [185] 给出了系统 (5.1.3) 的基本再生数, 分析了系统稳态解的存在性和稳定性并模拟了海地霍乱的传播. 文献 [77] 中, Misra 等将易感者和康复者都归类到未感染人群, 并假定他们具有相同的扩散率, 建立了具有暂时免疫的反应扩散霍乱传播动力学模型 (1.2.15), 研究了系统地方病稳态解的局部和全局渐近稳定性.

早期的研究工作多数假设总人口规模为常数, 这种假设仅当疾病在人群中传播速度很快且流行时间较短, 短期内没有出生和死亡或出生率和死亡率能够相互平衡, 且环境封闭等条件下才成立 [35]. 由于此类模型相对简单, 研究结果也较为完善. 在实际问题中, 人群的数量总会随外界 (如人口的迁入和迁出) 或内部 (如因病死亡) 的扰动而发生变化. 对流行时间较长或病死率较高的疾病, 建模时应考虑总人口规模的变化. 文献 [186] 中, Dwyer 只考虑了宿主在空间的随机移动, 并假定人口数基于 Logistic 增长, 建立了以下反应扩散霍乱传播动力学模型:

$$
\frac{\partial S(x,t)}{\partial t} = d\Delta S(x,t) + r\left(1 - \frac{S(x,t) + I(x,t)}{K}\right)S(x,t) - \beta S(x,t)B(x,t),
$$

$$
\frac{\partial I(x,t)}{\partial t} = d\Delta I(x,t) + \beta S(x,t)B(x,t) - \alpha I(x,t)
$$
$$
- r\frac{S(x,t) + I(x,t)}{K}I(x,t),
$$

$$
\frac{\partial B(x,t)}{\partial t} = \xi I(x,t) - \delta B(x,t),
$$

(5.1.4)

其中 r 及 K 分别表示内禀增长率和环境容纳量, α 为因病死亡率, d 为扩散率, 即宿主移动的速率. 文献 [186] 讨论了系统 (5.1.4) 行波解的存在性问题.

环境特征对于霍乱的传播和扩散具有显著影响, 包括生态和地理环境、人口规模、社会经济条件、水资源的可利用性、卫生条件等. 基于上述考虑, Wang 等假定疾病的传播率、人群的环境容纳量以及已感染宿主对病原体的贡献率均具有空间依赖性, 在文献 [186] 工作的基础上, 建立了以下考虑空间异质环境的宿主–病原体动力学模型 [187]:

$$
\frac{\partial S(x,t)}{\partial t} = d\Delta S(x,t) + r\left(1 - \frac{S(x,t) + I(x,t)}{K(x)}\right)S(x,t)
$$
$$
- \beta(x)S(x,t)B(x,t), \qquad (x,t) \in \Omega \times \mathbb{R}_+,
$$

$$
\frac{\partial I(x,t)}{\partial t} = d\Delta I(x,t) + \beta(x)S(x,t)B(x,t) - \alpha I(x,t)
$$
$$
- r\frac{S(x,t) + I(x,t)}{K(x)}I(x,t), \qquad (x,t) \in \Omega \times \mathbb{R}_+,
$$

$$
\frac{\partial B(x,t)}{\partial t} = \xi(x)I(x,t) - \delta B(x,t) - \beta(x)S(x,t)B(x,t)
$$
$$
- \beta(x)I(x,t)B(x,t), \qquad (x,t) \in \Omega \times \mathbb{R}_+,
$$

$$
\frac{\partial S(x,t)}{\partial n} = \frac{\partial I(x,t)}{\partial n} = 0, \qquad (x,t) \in \partial\Omega \times \mathbb{R}_+,
$$

(5.1.5)

其中 $\Omega \in \mathbb{R}^n$ 是一有界区域, $\partial S(I)/\partial n$ 表示 $S(I)$ 在边界 $\partial\Omega$ 外法向量处的导数, 依赖于空间位置 x 的函数 $\beta(x), \xi(x), K(x)$ 均是 Ω 上正的连续函数. 文献 [187] 表明系统 (5.1.5) 的阈值动力学可由基本再生数完全决定, 并利用分支理论讨论了系统非常数稳态解的存在性问题.

我们注意到系统 (5.1.4) 和 (5.1.5) 均假设易感人群和染病人群具有相同的扩散率, 这一假设是为了便于证明系统全局吸引子的存在性或系统的一致持久性.

基于此假设, 我们可将上述模型中前两个方程直接相加, 则总人口 $N = S + I$, 从而可证明 I 的一致最终有界性. 事实上, 这两类个体可能以不同的速率扩散移动, 因此上述假设并不符合实际. 为此, Wu 和 Zou 在文献 [188] 中提出了以下人群具有不同扩散率的霍乱传播动力学模型:

$$
\begin{aligned}
\frac{\partial S(x,t)}{\partial t} &= d_S \Delta S(x,t) + \Lambda(x) - \beta(x)S(x,t)B(x,t) \\
&\quad - \mu(x)S(x,t), & (x,t) \in \Omega \times \mathbb{R}_+, \\
\frac{\partial I(x,t)}{\partial t} &= d_I \Delta I(x,t) + \beta(x)S(x,t)B(x,t) - \alpha(x)I(x,t), & (x,t) \in \Omega \times \mathbb{R}_+, \\
\frac{\partial B(x,t)}{\partial t} &= \xi(x)I(x,t) - \delta(x)B(x,t), & (x,t) \in \Omega \times \mathbb{R}_+, \\
\frac{\partial S(x,t)}{\partial \boldsymbol{n}} &= \frac{\partial I(x,t)}{\partial \boldsymbol{n}} = 0, & (x,t) \in \partial\Omega \times \mathbb{R}_+,
\end{aligned}
\tag{5.1.6}
$$

其中 $\Lambda(x)$ 表示易感人群的输入率, $\beta(x)$ 为环境对人的传播率, $\mu(x)$ 为易感人群的自然死亡率, $\alpha(x)$ 为染病人群的因病死亡率. $\xi(x)$ 为已感染人群对病原体的贡献率, $\delta(x)$ 为病原体的清除率. d_S 和 d_I 分别为易感人群和染病人群的扩散率. Wu 和 Zou 研究了系统 (5.1.6) 的适定性, 确定了系统的基本再生数, 并证明了基本再生数是决定疾病是否消亡的阈值. 当易感或感染宿主的扩散率接近于零时, 即 d_S 或 d_I 分别趋于 0 时, 进一步研究了系统正稳态解的渐近行为. 在文献 [188] 工作的基础上, 文献 [84] 考虑了人与人和环境与人两种传播途径的影响, 建立了一类空间异质环境下具有双线性发生率的反应扩散霍乱传播动力学模型. 由下一代算子的谱半径得到了系统的基本再生数, 并在两个扩散率分别趋于零时研究了正稳态解的渐近行为. 文献 [189] 中, Wang 和 Cui 进一步建立了以下空间异质环境中具有两种传播途径和标准发生率的反应扩散霍乱传播动力学模型:

$$
\begin{aligned}
\frac{\partial S(x,t)}{\partial t} &= d_S \Delta S(x,t) + \Lambda(x) - \beta_h(x)\frac{S(x,t)I(x,t)}{S(x,t) + I(x,t)} \\
&\quad - \beta_e(x)S(x,t)B(x,t) - \mu(x)S(x,t), & (x,t) \in \Omega \times \mathbb{R}_+, \\
\frac{\partial I(x,t)}{\partial t} &= d_I \Delta I(x,t) + \beta_h(x)\frac{S(x,t)I(x,t)}{S(x,t) + I(x,t)} \\
&\quad + \beta_e(x)S(x,t)B(x,t) - \alpha(x)I(x,t), & (x,t) \in \Omega \times \mathbb{R}_+, \\
\frac{\partial B(x,t)}{\partial t} &= \xi(x)I(x,t) - \delta(x)B(x,t), & (x,t) \in \Omega \times \mathbb{R}_+, \\
\frac{\partial S(x,t)}{\partial \boldsymbol{n}} &= \frac{\partial I(x,t)}{\partial \boldsymbol{n}} = 0, & (x,t) \in \partial\Omega \times \mathbb{R}_+,
\end{aligned}
\tag{5.1.7}
$$

其中 β_h 和 β_e 分别表示人与人以及环境与人的传播率. 文献 [189] 计算了系统的基本再生数, 研究了系统的阈值动力学. 当 d_S, d_I 分别趋于 0 和 ∞ 时, 进一步研究了该系统正稳态解的渐近行为. Wang 等拓展了文献 [84] 的工作, 考虑了空间异质性和一般的非线性感染函数对一类霍乱扩散模型动力学性态的影响 [190]. 利用下一代算子的谱半径定义了系统的基本再生数并证明了当基本再生数小于 1 时, 系统的未感染稳态解是全局渐近稳定的, 当基本再生数大于 1 时, 系统是一致强持久的. 当所有参数是正常数时, 通过构造适当的 Lyapunov 泛函得到了正稳态解的全局稳定性结果. 数值模拟进一步表明, 当基本再生数大于 1 时, 在空间均匀的环境中, 扩散率的变化会影响稳态解的收敛速度, 而在空间异质环境中霍乱不能通过限制宿主个体的移动来控制. 在文献 [190] 工作的基础上, 文献 [191] 进一步讨论了基本再生数等于 1 时系统未感染稳态解的全局稳定性. 文献 [192] 中, Shu 等同时考虑了人群和霍乱病原体在空间的随机移动, 且假定扩散率也依赖于空间位置 x. 此外, 综合考虑了直接和间接两种传播途径以及更一般的非线性发生率对霍乱传播动力学性态的影响, 建立了具有非局部滞后的反应扩散霍乱传播动力学模型. 文献 [192] 给出了与环境中霍乱弧菌和宿主体内霍乱病菌相关的两个基本再生数, 进一步研究了系统的全局动力学, 探讨了空间扩散对霍乱传播的影响, 并由数值模拟表明, 空间扩散不仅可以将感染从高风险区域传播到低风险区域, 还可增加高风险区域的感染水平.

自然界中, 由于受生物或非生物因素, 如气候、风向、温度等因素的影响, 一些物种或疾病的扩散蔓延会具有某种偏向性. 例如蒲公英的种子会受到风速的影响, 西尼罗病毒的传播是鸟类空间扩散和对流的共同作用 [193, 194]. 海水或河流中的浮游生物会受洋流定向流动的影响, 而与浮游生物共存于此类水环境中的霍乱弧菌也会在洋流和潮汐的作用下, 漂流扩散至更远的地理位置 [69]. 为刻画霍乱弧菌可通过洋流的漂流传播这一现象, Yamazaki 和 Wang 将对流项纳入到常规的反应扩散霍乱传播模型中, 并考虑了霍乱弧菌在环境中自我繁殖的影响, 建立了以下反应–对流–扩散霍乱传播动力学模型 [195]:

$$
\begin{aligned}
\frac{\partial S(x,t)}{\partial t} &= d_S \frac{\partial^2 S(x,t)}{\partial x^2} + \Lambda - \beta_h S(x,t) I(x,t) \\
&\quad - \beta_e \frac{S(x,t) B(x,t)}{K + B(x,t)} - \mu S(x,t) + \sigma R(x,t), \qquad x \in [0,1],\ t > 0, \\
\frac{\partial I(x,t)}{\partial t} &= d_I \frac{\partial^2 I(x,t)}{\partial x^2} + \beta_h S(x,t) I(x,t) + \beta_e \frac{S(x,t) B(x,t)}{K + B(x,t)} \\
&\quad - (\mu + \gamma) I(x,t), \qquad x \in [0,1],\ t > 0, \\
\frac{\partial R(x,t)}{\partial t} &= d_R \frac{\partial^2 R(x,t)}{\partial x^2} + \gamma I(x,t) - (\mu + \sigma) R(x,t), \qquad x \in [0,1],\ t > 0,
\end{aligned}
$$

$$\frac{\partial B(x,t)}{\partial t} = d_B \frac{\partial^2 B(x,t)}{\partial x^2} - \upsilon \frac{\partial B(x,t)}{\partial x} + \xi I(x,t)$$
$$+ rB(x,t)\left(1 - \frac{B(x,t)}{K_B}\right) - \delta B(x,t), \qquad x \in [0,1], \ t > 0,$$

$$(5.1.8)$$

其中 υ 表示霍乱弧菌对流系数, r 为霍乱弧菌的内禀增长率, K_B 为环境中霍乱弧菌的最大容纳量, σ 表示恢复者的免疫丧失率. 其余参数的生物学意义见模型 (1.2.4). Yamazaki 和 Wang 研究了系统 (5.1.8) 的全局动力学性态. 文献 [196] 中, Wang 等假设疾病接触率、霍乱弧菌的增长和死亡率均依赖于空间位置, 建立了一类空间异质环境下的霍乱传播动力学模型. 利用主特征值理论, 定义并分析了该模型的基本再生数, 并在此基础上得到了空间异质环境中霍乱传播的阈值结论. Wang 和 Wang 在文献 [197] 中假设所有系数都与空间位置有关, 在一维空间下, 讨论了具有不同传染力且霍乱弧菌具有对流项的霍乱传播模型的阈值动力学.

从数学建模的角度看, 同时考虑扩散效应和不同阶段感染个体年龄异质性的影响, 可以更准确地刻画传染病的传播机理和流行规律. 文献 [198] 中, Liu 等将总人口分为易感者和染病者两类, 并考虑了染病个体的感染年龄和霍乱弧菌生物年龄的影响, 建立了以下具有感染年龄和空间扩散的霍乱传播动力学模型:

$$\frac{\partial S(t,x)}{\partial t} = d_S \Delta S(t,x) + \Lambda - \mu_S S(t,x) - i(t,0,x),$$
$$\left(\frac{\partial}{\partial t} + \frac{\partial}{\partial a}\right) i(t,a,x) = d_i \Delta i(t,a,x) - (\mu_i + \theta(a)) i(t,a,x),$$
$$i(t,0,x) = S(t,x)\left(\int_0^\infty \beta_h(a) i(t,a,x) \mathrm{d}a + \int_0^\infty \beta_e(b) p(t,b,x) \mathrm{d}b\right), \qquad (5.1.9)$$
$$\left(\frac{\partial}{\partial t} + \frac{\partial}{\partial a}\right) p(t,b,x) = d_p \Delta p(t,b,x) - (\mu_p + \delta(b)) p(t,b,x),$$
$$p(t,0,x) = \int_0^\infty \xi(a) i(t,a,x) \mathrm{d}a.$$

系统 (5.1.9) 满足以下初始条件

$$(S(0,x), i(0,a,x), p(0,b,x)) = (\phi_1(x), \phi_2(a,x), \phi_3(b,x)), \quad a,b \in \mathbb{R}_+, \ x \in \Omega$$

和边界条件

$$\frac{\partial S(t,x)}{\partial \boldsymbol{n}} = \frac{\partial i(t,a,x)}{\partial \boldsymbol{n}} = \frac{\partial p(t,b,x)}{\partial \boldsymbol{n}} = 0, \quad x \in \partial\Omega.$$

在系统 (5.1.9) 中, $S(t,x)$ 为 t 时刻和位置 x 处易感人群的密度, $i(t,a,x)$ 表示 t 时刻位置 x 处感染年龄为 a 的染病者类的密度, $p(t,b,x)$ 表示 t 时刻位置 x 处

生物年龄为 b 的霍乱弧菌的浓度. d_S 和 d_i 分别为易感个体和染病个体的扩散率, d_p 为水环境中霍乱弧菌的扩散率. Λ 和 μ_S 分别表示易感个体的常数增长率和自然死亡率, μ_i 是染病个体的自然死亡率. $\beta_h(a)$ 和 $\beta_e(b)$ 分别是衡量染病个体和霍乱弧菌在特定年龄的感染力, $\theta(a)$ 表示感染年龄为 a 的染病者的移出率. $\xi(a)$ 和 $\delta(b)$ 分别表示感染个体的弧菌脱落率和霍乱弧菌的清除率, μ_p 为霍乱弧菌的死亡率.

显然, 系统 (5.1.9) 总存在一个无病稳态解 $E_0(\Lambda/\mu_S, 0, 0) \in \mathbb{X}^+ \times \mathbb{Y}^+ \times \mathbb{Y}^+$, 其中 $\mathbb{X}^+$ 和 $\mathbb{Y}^+$ 分别为 Banach 空间 $\mathbb{X} = C(\bar{\Omega}, \mathbb{R})$ 和 $\mathbb{Y} = L^1(\mathbb{R}_+, \mathbb{X})$ 的正锥.

文献 [198] 定义了系统 (5.1.9) 的基本再生数

$$\mathscr{R}_0 = \frac{\Lambda}{\mu} \left(\int_0^\infty \beta_h(a)\pi_i(a)\mathrm{d}a + \int_0^\infty \beta_e(b)\pi_p(b)\mathrm{d}b \int_0^\infty \xi(a)\pi_i(a)\mathrm{d}a \right),$$

其中

$$\pi_i(a) = e^{-\int_0^a [\mu_i + \theta(\sigma)]\mathrm{d}\sigma}, \quad \pi_p(b) = e^{-\int_0^b [\mu_p + \delta(\sigma)]\mathrm{d}\sigma}.$$

当 $\mathscr{R}_0 > 1$ 时, 除无病稳态解 E_0 外, 系统 (5.1.9) 存在唯一的地方病稳态解 $E^*(S^*, i^*(a), v^*(b))$, 其中

$$S^* = \frac{\Lambda}{\mu \mathscr{R}_0}, \quad i^* = \Lambda \left(1 - \frac{1}{\mathscr{R}_0} \right) \pi_i(a), \quad v^*(b) = \pi_p(b) \int_0^\infty \xi(a)i^*(a)\mathrm{d}a.$$

对系统 (5.1.9), 文献 [198] 利用 Banach–Picard 不动点定理, 证明了系统解的存在唯一性. 利用反证法得到了解的正性和有界性结论. 通过构造 Lyapunov 泛函并应用 LaSalle 不变性原理, 得到了系统各可行稳态解的全局稳定性结论. 结果表明: 尽管模型考虑了霍乱弧菌的扩散和人类种群的随机移动因素, 但基本再生数 $\mathscr{R}_0$ 仍是影响霍乱动力学性态的重要阈值. 若 $\mathscr{R}_0 < 1$, 则系统 (5.1.9) 的无病稳态解 E_0 是全局渐近稳定的, 这表明摄入的弧菌不会引起霍乱感染. 若 $\mathscr{R}_0 > 1$, 系统 (5.1.9) 的地方病稳态解 E^* 全局渐近稳定, 在这种情况下, 弧菌会在宿主体内持续存在, 导致霍乱的流行.

在文献 [198] 工作的基础上, Liu 等进一步考虑了空间异质性对疾病传播的影响, 即假设所有参数均依赖于空间位置 x, 其中刻画染病个体和霍乱弧菌变化率的动力学方程分别为[199]

$$\left(\frac{\partial}{\partial t} + \frac{\partial}{\partial a} \right) i(t, a, x) = \nabla \cdot [d_i(a, x)\nabla i(t, a, x)] - (\mu_i(x) + \theta(a, x))i(t, a, x)$$

和

$$\left(\frac{\partial}{\partial t} + \frac{\partial}{\partial a} \right) p(t, b, x) = \nabla \cdot [d_p(b, x)\nabla p(t, b, x)] - (\mu_p(x) + \theta(b, x))p(t, b, x),$$

这里 ∇ 是关于空间变量 x 的梯度, 染病个体和霍乱弧菌的扩散率 $d_i(a,x)$ 和 $d_p(b,x)$ 既与空间位置有关又依赖于各自的感染年龄. 文献 [199] 中, Liu 等针对一类空间异质环境中具有一般发生率的类年龄结构反应扩散霍乱传播动力学模型, 利用单调动力系统和持久性理论, 建立了由线性非局部反应扩散方程主特征值完全确定的阈值动力学, 并对双线性和 Beddington–DeAngelis 两种特殊的发生率, 得到了系统基本再生数的显式表达式.

近年来, 有关反应扩散霍乱传播模型动力学性态的研究已经取得了一些进展, 除上述提到的工作外, 部分学者建模时还考虑了个体迁移、疾病潜伏期、非局部扩散、非局部时滞以及气候和季节性变化等因素的影响, 有兴趣的读者可参见文献 [79,200–203], 这里不再作详细介绍. 需要指出的是, 上述介绍的工作多数只考虑了扩散对疾病传播的影响, 忽略了宿主类年龄的异质性, 而类年龄结构也是影响霍乱传播和流行的重要因素 [198,199]. 因此, 综合考虑类年龄结构和空间扩散对霍乱传播动力学性态的影响也是目前值得研究的重要课题.

5.2　具有类年龄结构的霍乱传播反应扩散动力学模型

本节, 我们研究一类具有感染年龄和空间扩散的霍乱传播模型的时空动力学性质. 年龄结构的引入将使抛物问题变为一类双曲问题, 因此经典的抛物偏微分方程理论不再适用. 为此, 首先通过构造 Picard 迭代序列的方法讨论模型解的适定性. 其次, 通过更新方程计算与位置相关的基本再生算子, 而基本再生数 $\mathscr{R}_0$ 由基本再生算子的谱半径所定义, 是区分疾病是否流行的重要阈值. 最后通过构造 Lyapunov 泛函研究可行稳态解的全局动力学行为.

5.2.1　模型的建立

假定 $S(t,x)$ 表示在 t 时刻和位置 x 处易感人群的密度, $v(t,x)$ 表示在 t 时刻和位置 x 处环境中霍乱弧菌的浓度, $i(t,a,x)$ 表示在 t 时刻位置 x 处感染年龄为 a $(a \in \mathbb{R}_+)$ 的染病人群的密度, 则具有类年龄结构和空间扩散的霍乱传播动力学模型可描述为

$$
\begin{aligned}
\frac{\partial S(t,x)}{\partial t} &= d_S \Delta S(t,x) + \Lambda - \mu S(t,x) \\
&\quad - S(t,x)\left(\int_0^\infty \beta(a)i(t,a,x)\mathrm{d}a + \beta_v v(t,x)\right), \\
\frac{\partial i(t,a,x)}{\partial t} + \frac{\partial i(t,a,x)}{\partial a} &= d_i \Delta i(t,a,x) - (\mu + \alpha(a))i(t,a,x), \\
\frac{\partial v(t,x)}{\partial t} &= d_v \Delta v(t,x) + \int_0^\infty p(a)i(t,a,x)\mathrm{d}a - cv(t,x).
\end{aligned}
\tag{5.2.1}
$$

系统 (5.2.1) 满足边界条件

$$i(t,0,x) = S(t,x)\left(\int_0^\infty \beta(a)i(t,a,x)\mathrm{d}a + \beta_v v(t,x)\right), \quad x \in \Omega,$$

$$\frac{\partial S(t,x)}{\partial \boldsymbol{n}} = \frac{\partial i(t,a,x)}{\partial \boldsymbol{n}} = \frac{\partial v(t,x)}{\partial \boldsymbol{n}} = 0, \qquad\qquad x \in \partial\Omega \tag{5.2.2}$$

和初始条件

$$S(x,0) = \phi_S(x) \geqslant 0, \quad i(0,a,x) = \phi_i(a,x) \in L^1_+(\mathbb{R}_+, C(\Omega)),$$

$$v(0,x) = \phi_v(x) \geqslant 0, \quad x \in \bar{\Omega}, \tag{5.2.3}$$

其中 $\Omega \subset \mathbb{R}^n$ 是一个有界的连通区域. d_S, d_i 和 d_v 分别表示易感人群、染病人群和环境中霍乱弧菌的扩散率. Λ 表示人口的常数增长率, μ 和 α 分别表示人群的自然死亡率和因病死亡率, c 为霍乱弧菌的清除率. 易感个体可同时以 $\beta(a)$ 的速率被染病个体感染, 以 β_v 的速率被环境中的霍乱弧菌感染. 每个染病个体向环境释放霍乱弧菌的速率为 $p(a)$. $\partial/\partial \boldsymbol{n}$ 表示沿外法向量的导数.

5.2.2　预备知识

为便于研究, 我们首先作出以下假设:

假设 5.2.1　对于所有 $x \in \Omega$,

(i) $\Lambda > 0$, $\alpha(\cdot), \beta(\cdot), p(\cdot) \in L^\infty_+(\mathbb{R}_+)$, 且记

$$\bar{\alpha} := \text{ess.}\sup_{a\in\mathbb{R}_+} \alpha(a), \quad \bar{\beta} = \text{ess.}\sup_{a\in\mathbb{R}_+} \beta(a), \quad \bar{p} = \text{ess.}\sup_{a\in\mathbb{R}_+} p(a).$$

(ii) 存在两个正数 a_1 和 $a_2 \in \mathbb{R}_+$, 使得对于任意 $a \in [a_1, a_2]$, 有 $\beta(a) > 0$.

定义泛函空间 $X = C(\bar{\Omega}, \mathbb{R})$ 和 $Y = L^1(\mathbb{R}_+, X)$, 其对于 $\phi \in X, \varphi \in Y$ 分别具有范数

$$\|\phi\|_X = \sup_{x\in\bar{\Omega}} |\phi(x)|, \quad \|\varphi\|_Y = \int_0^\infty \|\varphi(a)\|_X \mathrm{d}a,$$

X 和 Y 的正锥分别为

$$\mathbb{X}_+ = \{\varphi \in \mathbb{X} | \varphi(x) \geqslant 0, \forall x \in \Omega\},$$

$$\mathbb{Y}_+ = \left\{\psi \in \mathbb{Y} \,\middle|\, \int_0^\infty \psi(a,x)\mathrm{d}a \geqslant 0, \forall x \in \Omega\right\}.$$

由文献 [204] 定理 1.5 可知, 具有 Neumann 边界条件的算子 $d_j\Delta$ $(j = S, i, v)$ 生成半群

$$(T_j(t)[\phi])(x) = \int_\Omega \Gamma_j(t,x,y)\phi(y)\mathrm{d}y, \quad j = 1, 2, 3,$$

其中 $\Gamma_j (j = 1, 2, 3)$ 表示算子 $d_j \Delta$ $(j = S, i, v)$ 对应的格林函数. 再由文献 [205] 推论 7.2.3 可知, 对任意的 $t > 0$, 半群 $T_j : X \to X$ $(j = 1, 2, 3)$ 是强正且紧的.

对 (5.2.1) 的第二个方程沿特征线积分可得

$$i(t, a, x) = \begin{cases} \displaystyle\int_\Omega \Gamma_2(a, x, y) i(t - a, 0, y) \mathrm{d}y \pi(a), & t \geqslant a, \\ \displaystyle\int_\Omega \Gamma_2(t, x, y) \phi_i(a - t, y) \mathrm{d}y \frac{\pi(a)}{\pi(a - t)}, & t < a, \end{cases} \tag{5.2.4}$$

其中 $\pi(a) = e^{-\int_0^a (\mu + \alpha(s)) \mathrm{d}s}$.

下面, 我们将给出系统 (5.2.1)–(5.2.3) 解的存在唯一性结论.

定理 5.2.2   令 $\phi = (\phi_S, \phi_i, \phi_v)^{\mathrm{T}} \in X \times Y \times X$, 则在 $[0, T) \times (X \times Y \times X)$ 上, 系统 (5.2.1)–(5.2.3) 存在唯一解.

证明   首先定义一类泛函空间 $Y_T = C([0, T], X)$, 且其具有范数

$$\|\phi\|_{Y_T} = \sup_{0 \leqslant t < T} \|\phi(t, \cdot)\|_X, \quad \phi \in Y_T.$$

对于任意的 $t \in \mathbb{R}_+$, 定义 $B(t, \cdot) = i(t, 0, \cdot)$. 对于 $(t, x) \in [0, T) \times \Omega$, 由 (5.2.4) 和 B 的定义可得

$$\begin{aligned} B(t, x) = S(t, x) \Big(& F_B(t, x) + \int_0^t \beta(a) \pi(a) \int_\Omega \Gamma_2(a, x, y) B(t - a, y) \mathrm{d}y \mathrm{d}a \\ & + \beta_v v(t, x) \Big), \end{aligned} \tag{5.2.5}$$

其中

$$F_B(t, x) = \int_0^\infty \beta(a + t) \frac{\pi(a + t)}{\pi(a)} \int_\Omega \Gamma_2(t, x, y) \phi_i(a, y) \mathrm{d}y \mathrm{d}a.$$

对于 $(t, x) \in [0, T) \times \Omega$, 分别求解系统 (5.2.1) 中 S 和 v 的方程, 可得

$$\begin{aligned} S(t, x) &= F_S(t, x) + \int_0^t e^{-\mu(t-a)} \int_\Omega \Gamma_1(t - a, x, y) \left(\Lambda - B(a, y) \right) \mathrm{d}y \mathrm{d}a, \\ v(t, x) &= F_v(t, x) + \int_0^t e^{-c(t-a)} \int_\Omega \Gamma_3(t - a, x, y) \int_0^\infty p(b) i(a, b, y) \mathrm{d}b \mathrm{d}y \mathrm{d}a, \end{aligned} \tag{5.2.6}$$

其中

$$F_S(t, x) = e^{-\mu t} \int_\Omega \Gamma_1(t, x, y) \phi_S(y) \mathrm{d}y,$$

$$F_v(t, x) = e^{-ct} \int_\Omega \Gamma_3(t, x, y) \phi_v(y) \mathrm{d}y.$$

另一方面, 由方程 (5.2.4), 我们有

$$\int_0^\infty p(a)i(t,a,x)\mathrm{d}a = \int_0^t p(a)\pi(a) \int_\Omega \Gamma_2(a,x,y)B(t-a,y)\mathrm{d}y\mathrm{d}a + F_p(t,x),$$
(5.2.7)

其中

$$F_p(t,x) = \int_0^\infty p(a+t)\frac{\pi(a+t)}{\pi(a)} \int_\Omega \Gamma_2(t,x,y)\phi_i(a,y)\mathrm{d}y\mathrm{d}a.$$

将 (5.2.6) 代入方程 (5.2.5), 则有

$$\begin{aligned}
B(t,x) = &\left(F_S(t,x) + \int_0^t e^{-\mu(t-a)} \int_\Omega \Gamma_1(t-a,x,y)\left(\Lambda - B(a,y)\right)\mathrm{d}y\mathrm{d}a \right) \\
&\times \left(F_i(t,x) + \beta_v \int_0^t e^{-c(t-a)} \int_\Omega \Gamma_3(t-a,x,y)F_p(a,y)\mathrm{d}y\mathrm{d}a \right. \\
&+ \int_0^t \beta(a)\pi(a) \int_\Omega \Gamma_2(a,x,y)B(t-a,y)\mathrm{d}y\mathrm{d}a \\
&+ \beta_v \int_0^t e^{-c(t-a)} \int_\Omega \Gamma_3(t-a,x,y) \int_0^a p(b)\pi(b) \\
&\left. \times \int_\Omega \Gamma_2(b,y,z)B(a-b,z)\mathrm{d}z\mathrm{d}b\mathrm{d}y\mathrm{d}a \right) \\
:= &\mathcal{F}[B](t,x),
\end{aligned}$$
(5.2.8)

其中 $F_i(t,x) = F_B(t,x) + \beta_v F_v(t,x)$. 由假设 5.2.1 可知, 非线性算子 $\mathcal{F}$ 有一个不动点, 由此可知系统 (5.2.1)–(5.2.3) 的解存在.

下面我们来证明算子 $\mathcal{F}$ 的不动点是唯一的. 为方便起见, 对于 $(t,x) \in [0,T) \times \Omega$, 定义

$$\begin{aligned}
F_{ip}(t,x) =& \beta_v \int_0^t e^{-c(t-a)} \int_\Omega \Gamma_3(t-a,x,y)F_p(a,y)\mathrm{d}y\mathrm{d}a + F_i(t,x), \\
\Theta_1(B) =& \int_0^t e^{-\mu(t-a)} \int_\Omega \Gamma_1(t-a,x,y)\left(\Lambda - B(a,y)\right)\mathrm{d}y\mathrm{d}a, \\
\Theta_2(B) =& \int_0^t \beta(a)\pi(a) \int_\Omega \Gamma_2(a,x,y)B(t-a,y)\mathrm{d}y\mathrm{d}a, \\
\Theta_3(B) =& \beta_v \int_0^t e^{-c(t-a)} \int_\Omega \Gamma_3(t-a,x,y) \int_0^a p(b)\pi(b) \\
&\times \int_\Omega \Gamma_2(b,y,z)B(a-b,z)\mathrm{d}z\mathrm{d}b\mathrm{d}y\mathrm{d}a.
\end{aligned}$$

于是有

$$\mathcal{F}(B) = \left(F_S + \Theta_1(B) \right)\left(F_{ip} + \Theta_2(B) + \Theta_3(B) \right).$$

对于任意 $B_1, B_2 \in Y_T$, 令 $\tilde{B} = B_1 - B_2$, 则有

$$\mathcal{F}(B_1) - \mathcal{F}(B_2) = F_S[\Theta_2(\tilde{B}) + \Theta_3(\tilde{B})] + F_{ip}\Theta_1(\tilde{B}) + [\Theta_2(B_1) + \Theta_3(B_1)]\Theta_1(\tilde{B})$$
$$+ (\Theta_2(\tilde{B}) + \Theta_3(\tilde{B}))\Theta_1(B_2)$$
$$\leqslant |(F_S + \Theta_1)(\hat{\Theta}_2 + \hat{\Theta}_3) + (F_{ip} + \Theta_2 + \Theta_3)\hat{\Theta}_1|\|\tilde{B}\|_{Y_T},$$

其中

$$\hat{\Theta}_1 = \int_0^t e^{-\mu(t-a)} \int_\Omega \Gamma_1(t-a, x, y) \mathrm{d}y\mathrm{d}a,$$

$$\hat{\Theta}_2 = \int_0^t \beta(a)\pi(a) \int_\Omega \Gamma_2(a, x, y)\mathrm{d}y\mathrm{d}a,$$

$$\hat{\Theta}_3 = \beta_v \int_0^t e^{-c(t-a)} \int_\Omega \Gamma_3(t-a, x, y) \int_0^a p(b)\pi(b) \int_\Omega \Gamma_2(b, y, z)\mathrm{d}z\mathrm{d}b\mathrm{d}y\mathrm{d}a$$
$$\leqslant \frac{\beta_v}{c} \int_0^T p(b)\pi(b)\mathrm{d}b.$$

注意到

$$\|F_S\|_{Y_T} \leqslant \|\phi_S\|_X, \quad \|F_B\|_{Y_T} \leqslant \bar{\beta}\|\phi_i\|_{Y_T}, \quad \|F_p\|_{Y_T} \leqslant \bar{p}\|\phi_i\|_Y,$$

$$\|F_v\|_{Y_T} \leqslant \|\phi_v\|_X, \quad \|F_i\|_{Y_T} \leqslant \|F_B\|_{Y_T} + \beta_v\|F_v\|_{Y_T} \leqslant \bar{\beta}\|\phi_i\|_{Y_T} + \beta_v\|\phi_v\|_X,$$

$$\|F_{ip}\|_{Y_T} \leqslant \frac{\beta_v}{c}\|F_p\|_{Y_T} + \|F_i\|_{Y_T} \leqslant \left(\frac{\beta_v\bar{p}}{c} + \bar{\beta}\right)\|\phi_i\|_Y + \beta_v\|\phi_v\|_X,$$

$$\|\Theta_1(B)\|_{Y_T} \leqslant \frac{\Lambda}{\mu}, \quad \|\Theta_2(B)\|_{Y_T} \leqslant \int_0^T \beta(a)\pi(a)\mathrm{d}a\|B\|_{Y_T},$$

$$\Theta_3(B)\|_{Y_T} \leqslant \frac{\beta_v}{c} \int_0^T p(b)\pi(b)\mathrm{d}b\|B\|_{Y_T}.$$

若定义

$$m(T) = (\|F_S\|_{Y_T} + \|\Theta_1\|_{Y_T})(\hat{\Theta}_2 + \hat{\Theta}_3) + (\|F_{ip}\|_{Y_T} + \|\Theta_2\|_{Y_T} + \|\Theta_3\|_{Y_T})\hat{\Theta}_1,$$

则有

$$\|\mathcal{F}[B_1] - \mathcal{F}[B_2]\|_{Y_T} \leqslant m(T)\|B_1 - B_2\|_{Y_T}.$$

易知, 当 T 充分小时, $\|\hat{\Theta}_j\|_{Y_T}$ $(j = 1, 2, 3)$ 均趋于零, 从而使得 $m(T) < 1$. 因此, 由压缩映射原理[206] 可知 $\mathcal{F}$ 只有唯一的不动点. $\quad\square$

命题 5.2.3 若 (S, i, v) 是系统 (5.2.1)–(5.2.3) 相应初值为 $(\phi_S, \phi_i, \phi_v) \in X_+ \times Y_+ \times X_+$ 的一个解, 则对于任意的 $(t, x) \in [0, T) \times \Omega$, 有 $S(t, x) > 0$, $B(t, x) > 0$ 和 $v(t, x) > 0$,

证明　由系统 (5.2.1) 的第一个方程可得

$$S(t,x) = \hat{F}_S(t,x) + \Lambda \int_0^t e^{-\int_a^t (\mu + Z(\tau,y))\mathrm{d}\tau} \int_\Omega \Gamma_1(t-a,x,y)\mathrm{d}y\mathrm{d}a,$$

其中

$$\hat{F}_S(t,x) = \int_t^\infty e^{-\int_{a-t}^a (\mu + Z(\tau,y))\mathrm{d}\tau} \int_\Omega \Gamma_1(t,x,y)\phi_S(y)\mathrm{d}y\mathrm{d}a,$$

且 $Z(t,\cdot) = B(t,\cdot)/S(t,\cdot)$. 由 Λ 和 ϕ_S 的正性可知, 对于任意的 $(t,x) \in [0,T) \times \Omega$, 有 $S(t,x) > 0$ 成立.

下面, 通过构造 Picard 迭代序列, 我们来证明变量 B 的正性.

显然, $B_0(t,x) = S(t,x)F_{ip}(t,x) > 0$. 假设对于任意的 $\phi_i > 0$ 且 $(t,x) \in [0,T) \times \Omega$, 有 $B_n(t,x) > 0$ $(n \in \mathbb{N})$ 成立, 则

$$\begin{aligned}
B_{n+1}(t,x) = {} & B_0(t,x) + S(t,x)\left(\int_0^t \beta(t-a)\pi(t-a) \right. \\
& \times \int_\Omega \Gamma_2(t-a,x,y)B_n(a,y)\mathrm{d}y\mathrm{d}a \\
& + \beta_v \int_0^t e^{-c(t-a)} \int_\Omega \Gamma_3(t-a,x,y) \int_0^a p(a-b) \\
& \left. \times \int_\Omega \Gamma_2(a-b,y,z)B_n(b,z)\mathrm{d}z\pi(a-b)\mathrm{d}b\mathrm{d}y\mathrm{d}a \right).
\end{aligned}$$

由参数 $\beta(\cdot)$, $\pi(\cdot)$ 和 $p(\cdot)$ 的非负性以及 Γ_2 和 Γ_3 的正性易证得 B_{n+1} 的正性.

接下来, 我们将再次利用压缩映射原理证明对于任意的 $(t,x) \in [0,T) \times \Omega$, 序列 $\{B_n\}_0^\infty$ 收敛于 $B(t,x)$. 首先重新定义一类等价变量

$$\hat{B}_n(t,x) = e^{-\lambda t} B_n(t,x), \quad \lambda \in \mathbb{R}_+, \ (t,x) \in [0,T) \times \Omega.$$

由 B_n 的定义可知

$$\begin{aligned}
\hat{B}_{n+1}(t,x) = {} & e^{-\lambda t} B_0(t,x) \\
& + S(t,x)\left(\int_0^t \beta(a)\pi(a) \int_\Omega \Gamma_2(a,x,y)e^{-\lambda a}\hat{B}_n(t-a,y)\mathrm{d}y\mathrm{d}a \right. \\
& + \beta_v \int_0^t e^{-ca} \int_\Omega \Gamma_3(a,x,y) \int_0^{t-a} p(b) \\
& \left. \times \int_\Omega \Gamma_2(b,y,z)e^{-\lambda(a+b)}\hat{B}_n(t-a-b,z)\mathrm{d}z\pi(b)\mathrm{d}b\mathrm{d}y\mathrm{d}a \right).
\end{aligned}$$

令 $\tilde{B}(t,\tilde{x}) = \max_{x \in \Omega}\{\hat{B}(t,x)\}$, 则对于任意的 $n \in \mathbb{N}$, 有

$$\|\tilde{B}_{n+1} - \tilde{B}_n\|_\infty \leqslant \frac{\hat{S}(\bar{\beta}\lambda + \beta_v\bar{p})}{\lambda^2}\|\tilde{B}_n - \tilde{B}_{n-1}\|_\infty,$$

其中 $\hat{S} = \|S(t, \cdot)\|_{Y_T}$. 重复以上步骤可得

$$\|\tilde{B}_{n+1} - \tilde{B}_n\|_\infty \leqslant M_\lambda \|\tilde{B}_n - \tilde{B}_{n-1}\|_\infty \leqslant M_\lambda^n \|\tilde{B}_1 - \tilde{B}_0\|_\infty,$$

其中 $M_\lambda = \hat{S}(\bar{\beta}\lambda + \beta_v \bar{p})/\lambda^2$. 因此, 对于任意的 $m, n \in \mathbb{N}$, 有

$$\|\tilde{B}_m - \tilde{B}_n\|_\infty \leqslant \frac{M_\lambda^n}{1 - M_\lambda} \|\tilde{B}_1 - \tilde{B}_0\|_\infty.$$

如果选择充分大的 λ 使得 $M_\lambda < 1$, 则当 $n \to \infty$ 时, 有 $\|\tilde{B}_m - \tilde{B}_n\|_\infty \to 0$. 因此, 当 $n \to \infty$ 时, 我们有 $\tilde{B}_n \to \tilde{B}$, 进一步可得 $B_n \to B(t)$, 由此可证得 B 的非负性.

下面, 我们将利用反证法证明 v 的正性. 对某个 $x \in \Omega$, 假定存在一个

$$t_0 = \inf\{t \in \mathbb{R}_+ | v(t, x) = 0\},$$

使得对于任意的 $t \in [0, t_0)$, 有

$$v(t_0, x) = 0, \quad v(t, x) > 0, \quad v_t'(t_0, x) < 0.$$

由系统 (5.2.1) 的最后一个方程可得

$$\frac{\partial v(t_0, x)}{\partial t} = F_p(t_0, x) + \int_0^{t_0} p(a)\pi(a) \int_\Omega \Gamma_2(a, x, y) B(t_0 - a, y) \mathrm{d}y \mathrm{d}a \geqslant 0,$$

与假设相矛盾. 因此, 对于任意 $(t, x) \in [0, T) \times \Omega$, 可知 $v(t, x) > 0$. 进一步, 根据式 (5.2.5) 可得 $B(t, x) > 0$. $\qquad\square$

接下来, 我们研究系统 (5.2.1)–(5.2.3) 解的全局存在性.

引理 5.2.4 [[206], 引理 1] *以下问题*

$$\begin{cases} \dfrac{\partial \omega(t, x)}{\partial t} = d_\omega \Delta \omega(t, x) + \Lambda - \mu \omega(t, x), & x \in \Omega, t > 0, \\ \dfrac{\partial \omega(t, x)}{\partial \boldsymbol{n}} = 0, & x \in \partial\Omega, t > 0 \end{cases} \tag{5.2.9}$$

在 X 上存在唯一全局吸引的正稳态解 $\omega^* = \Lambda/\mu$.

定理 5.2.5 *对于任意 $\phi = (\phi_S, \phi_i, \phi_v) \in X_+ \times Y_+ \times X_+$, 系统 (5.2.1)–(5.2.3) 存在唯一的全局解 (S, i, v). 此外, 系统 (5.2.1)–(5.2.3) 生成一个连续半流*

$$\Phi[\phi](t) = (S(t, \cdot), i(t, \cdot, \cdot), v(t, \cdot)), \quad \forall t \in \mathbb{R}_+,$$

且其在 $X_+ \times Y_+ \times X_+$ 上存在一个全局吸引子.

证明　由命题 5.2.3 及比较原理可知, 系统 (5.2.1)–(5.2.3) 中易感人群的变化可由以下标量方程控制

$$
\begin{cases}
\dfrac{\partial \omega(t,x)}{\partial t} = \Delta \omega(t,x) + \Lambda - \mu \omega(t,x), & x \in \Omega, t > 0, \\[2mm]
\dfrac{\partial \omega(t,x)}{\partial \boldsymbol{n}} = 0, & x \in \partial\Omega, t > 0.
\end{cases} \tag{5.2.10}
$$

引理 5.2.4 表明问题 (5.2.10) 存在唯一全局吸引的稳态解 $S^0 = \Lambda/\mu$. 因此, 存在 $t_S > 0$, 使得对每一个 $\phi \in X_+ \times Y_+ \times X_+$, 当 $t > t_S$ 时, 有 $S(t,\cdot) \leqslant \Lambda/\mu$.

由 S 的有界性, Γ_j $(j = 2, 3)$ 的性质以及 Gronwall 不等式可知, 存在 $t_B, M_B > 0$, 使得当 $t > t_B$ 时, 有 $B(t,x) \leqslant M_B$ 成立. 记 $\tilde{I}(t,x) = \displaystyle\int_0^\infty i(t,a,x)\mathrm{d}a$, 则当 $t > t_B$ 时, 由方程 (5.2.4) 可得

$$
\tilde{I}(t,x) \leqslant \int_0^\infty \int_\Omega \Gamma_2(a,x,y)\mathrm{d}y\pi(a)\mathrm{d}a M_B + \int_0^\infty \int_\Omega \Gamma_2(t,x,y)\phi_i(a,y)\mathrm{d}y\mathrm{d}a := M_I.
$$

因此, 存在正常数 M_I, 使得当 $t > t_i$ 时, 对任意的 $x \in \Omega$, 有 $\tilde{I}(t,x) \leqslant M_I$.

再由假设 5.2.1 和 Γ_3 的性质, 对任意的 $t > t_i$, 有

$$
v(t,x) \leqslant \frac{\bar{p}M_I}{c} + \|\phi_v\|_X := M_v.
$$

因此, 系统 (5.2.1)–(5.2.3) 的解 (S, i, v) 全局存在且解半流 $\Phi(t)$ 是点耗散的. 从而, 由文献 [208] 中定理 3.4.8 可知, $\Phi(t)$ 是紧的且有一个全局吸引子. □

记 $\hat{I}(t) = \displaystyle\int_\Omega \int_0^\infty i(t,a,x)\mathrm{d}a\mathrm{d}x$ 和 $\hat{S}(t) = \displaystyle\int_\Omega S(t,x)\mathrm{d}x$. 对系统 (5.2.1) 的 S 和 i 的方程积分可得

$$
\frac{\mathrm{d}(\hat{S}(t) + \hat{I}(t))}{\mathrm{d}t} \leqslant \Lambda|\Omega| - \mu(\hat{S} + \hat{I}), \quad \forall\, t \in \mathbb{R}_+.
$$

由此可知, 存在正常数 t_0, 使得当 $t > t_0$ 时, $\hat{S}(t) + \hat{I}(t) \leqslant \Lambda|\Omega|/\mu$. 另记 $\hat{v}(t) = \displaystyle\int_\Omega v(t,x)\mathrm{d}x$, 则有

$$
\frac{\mathrm{d}\hat{v}(t)}{\mathrm{d}t} \leqslant \frac{\bar{p}\Lambda|\Omega|}{\mu} - c\hat{v}(t).
$$

因此, 存在 $t_1 > t_0$, 使得当 $t > t_1$ 时, 有 $\hat{v}(t) \leqslant \bar{p}\Lambda|\Omega|/(c\mu)$, 从而可知

$$
D = \left\{ \phi \in X_+ \times Y_+ \times X_+ \,\Big|\, 0 < \hat{S}(t) + \hat{I}(t) < \frac{\Lambda|\Omega|}{\mu}, 0 < \hat{v}(t) < \frac{\bar{p}\Lambda|\Omega|}{c\mu} \right\} \tag{5.2.11}
$$

是系统 (5.2.1)–(5.2.3) 的一个正向不变集.

5.2.3 基本再生数

本小节, 我们利用更新方程的方法计算系统 (5.2.1)–(5.2.3) 的基本再生数.

易知, 系统 (5.2.1)–(5.2.3) 总存在一个无病稳态解 $E_0 = (\Lambda/\mu, 0, 0)$. 将系统 (5.2.1)–(5.2.3) 在 E_0 处线性化, 可得

$$
\begin{aligned}
&\frac{\partial i(t,a,x)}{\partial t} + \frac{\partial i(t,a,x)}{\partial a} = d_i \Delta i(t,a,x) - (\mu + \alpha(a)) i(t,a,x), \\
&\frac{\partial v(t,x)}{\partial t} = d_v \Delta v(t,x) + \int_0^\infty p(a) i(t,a,x) \mathrm{d}a - cv(t,x), \\
&i(t,0,x) = \frac{\Lambda}{\mu} \left(\int_0^\infty \beta(a) i(t,a,x) \mathrm{d}a + \beta_v v(t,y) \right) := \hat{B}(t,x), \\
&\frac{\partial i(t,a,x)}{\partial \boldsymbol{n}} = \frac{\partial v(t,x)}{\partial \boldsymbol{n}} = 0.
\end{aligned}
\tag{5.2.12}
$$

对系统 (5.2.12) 的第一个方程沿特征线积分, 我们有

$$
i(t,a,x) = \begin{cases}
\displaystyle \int_\Omega \Gamma_2(a,x,y) \hat{B}(t-a,y) \mathrm{d}y \pi(a), & t \geqslant a, \\
\displaystyle \int_\Omega \Gamma_2(t,x,y) \phi_i(a-t,y) \mathrm{d}y \frac{\pi(a)}{\pi(a-t)}, & t < a.
\end{cases}
\tag{5.2.13}
$$

由系统 (5.2.12) 中关于 $\hat{B}$ 和 v 的方程可得

$$
\begin{aligned}
\hat{B}(t,x) = \frac{\Lambda}{\mu} \Bigg[& F_B(t,x) + \int_0^t \beta(a)\pi(a) \int_\Omega \Gamma_2(a,x,y) \hat{B}(t-a,y) \mathrm{d}y \mathrm{d}a \\
& + \beta_v F_v(t,x) + \beta_v \int_0^t e^{-c(t-a)} \int_\Omega \Gamma_3(t-a,x,y) F_p(a,y) \mathrm{d}y \mathrm{d}a \\
& + \beta_v \int_0^t e^{-c(t-a)} \int_\Omega \Gamma_3(t-a,x,y) \int_0^a p(b)\pi(b) \\
& \times \int_\Omega \Gamma_2(b,y,z) \hat{B}(a-b,z) \mathrm{d}z \mathrm{d}b \mathrm{d}y \mathrm{d}a \Bigg],
\end{aligned}
\tag{5.2.14}
$$

其中 F_B, F_v 和 F_p 的定义见定理 5.2.2. 显然, 方程 (5.2.14) 是一类更新方程, 故下一代算子 $\mathscr{R}$ 可定义为

$$
\begin{aligned}
\mathscr{R}[\phi](x) = \frac{\Lambda}{\mu} \Bigg[& \int_0^\infty \beta(a)\pi(a) \int_\Omega \Gamma_2(a,x,y)\phi(y) \mathrm{d}y \mathrm{d}a + \beta_v \int_0^\infty e^{-ca} \int_\Omega \Gamma_3(a,x,y) \\
& \times \int_0^\infty p(b)\pi(b) \int_\Omega \Gamma_2(b,y,z)\phi(z) \mathrm{d}z \mathrm{d}b \mathrm{d}y \mathrm{d}a \Bigg].
\end{aligned}
\tag{5.2.15}
$$

从而, 由文献 [209] 和文献 [86] 可知, 系统 (5.2.1)–(5.2.3) 的基本再生数可定义为下一代算子 $\mathscr{R}$ 的谱半径, 即

$$\mathscr{R}_0 = r(\mathscr{R}).$$

引理 5.2.6　$\mathscr{R}$ 是一个正的紧算子.

证明　由假设 5.2.1 易证明算子 $\mathscr{R}$ 的正性.

下面, 在 X 中选取一类有界序列 $\{\phi_n\}_{n\in\mathbb{N}}$, 使得存在一个整数 M, 对任意 $n \in \mathbb{N}$, 有 $|\phi_n| \leqslant M$. 对所有的 $x \in \Omega$, 我们有

$$\mathscr{R}[\phi_n](x) \leqslant \frac{\Lambda M}{\mu} \left[\int_0^\infty \beta(a)\pi(a) \int_\Omega \Gamma_2(a,x,y)\mathrm{d}y\mathrm{d}a \right.$$
$$\left. + \beta_v \int_0^\infty e^{-ca} \int_\Omega \Gamma_3(a,x,y) \int_0^\infty p(b)\pi(b) \int_\Omega \Gamma_2(b,y,z)\mathrm{d}z\mathrm{d}b\mathrm{d}y\mathrm{d}a \right].$$

因此, $\mathscr{R}$ 是一致有界的.

接下来, 证明算子 $\mathscr{R}$ 的等度连续性. 对于任意的 $x, \hat{x} \in \Omega$, 我们有

$$\mathscr{R}[\phi_n](x) - \mathscr{R}[\phi_n](\hat{x}) \leqslant \frac{\Lambda M}{\mu} \left[\int_0^\infty \beta(a)\pi(a) \int_\Omega |\Gamma_2(a,x,y) - \Gamma_2(a,\hat{x},y)|\mathrm{d}y\mathrm{d}a \right.$$
$$+ \beta_v \int_0^\infty e^{-ca} \int_\Omega |\Gamma_3(a,x,y) - \Gamma_3(a,\hat{x},y)| \int_0^\infty p(b)\pi(b)$$
$$\left. \times \int_\Omega \Gamma_2(b,y,z)\mathrm{d}z\mathrm{d}b\mathrm{d}y\mathrm{d}a \right].$$

$$(5.2.16)$$

由 Laplace 算子 Δ 的紧性可知, 存在 $\epsilon, \delta > 0$, 使得当 $|x - \hat{x}| < \delta$ 且 $y \in \Omega$ 时, 有

$$|\Gamma_2(a,x,y) - \Gamma_2(a,\hat{x},y)| \leqslant \frac{\mu\epsilon}{2|\Omega|M\Lambda\bar{\beta}},$$
$$|\Gamma_3(a,x,y) - \Gamma_3(a,\hat{x},y)| \leqslant \frac{c\mu\epsilon}{2|\Omega|M\Lambda\bar{p}\beta_v}.$$

因此, 有 $|\mathscr{R}[\phi](x) - \mathscr{R}[\phi](\hat{x})| < \epsilon$ 成立. 于是, 由 Arzelà–Ascoli 引理可知算子 $\mathscr{R}$ 是紧的.　　　　　　　　　　　　　　　　　　　　　　　　　　　　　□

借助引理 5.2.6 和 Krein–Rutman 定理 (定理 3.2, [210]), 易知 $\mathscr{R}_0$ 有且仅有一个正的特征向量. 对于任意常向量 $\phi \in D\backslash\{0\}$, 根据 Γ_j $(j = 2, 3)$ 的性质, 可知基本再生数可表示为

$$\mathscr{R}_0 = r(\mathscr{R}(x)) = \frac{\Lambda}{\mu} \left[\int_0^\infty \beta(a)\pi(a)\mathrm{d}a + \frac{\beta_v}{c} \int_0^\infty p(b)\pi(b)\mathrm{d}b \right]. \quad (5.2.17)$$

通过直接计算, 我们可得以下结论.

引理 5.2.7 如果 $\mathscr{R}_0 > 1$, 则系统 (5.2.1)–(5.2.3) 存在唯一的地方病稳态解 $E^*(S^*, i^*(0)\,\pi(a), v^*)$, 其中

$$S^* = \frac{1}{K + \beta_v P/c}, \quad i^*(0) = \frac{\mu c}{cK + \beta_v P}(\mathscr{R}_0 - 1), \quad v^* = \frac{i^*(0)}{c}P,$$

这里

$$K = \int_0^\infty \beta(a)\pi(a)\mathrm{d}a, \quad P = \int_0^\infty p(a)\pi(a)\mathrm{d}a.$$

5.2.4 局部动力学

本小节, 通过分析相应的特征方程, 我们研究系统 (5.2.1)–(5.2.3) 各可行稳态解的局部渐近稳定性.

下面, 首先将系统 (5.2.1)–(5.2.3) 在 E^* 处线性化, 可得

$$\frac{\partial \hat{s}(t,x)}{\partial t} = d_S \Delta \hat{s}(t,x) - \mu \hat{s}(t,x) - S^* \left(\int_0^\infty \beta(a)\hat{i}(t,a,x)\mathrm{d}a + \beta_v \hat{v}(t,x) \right)$$

$$- \hat{s}(t,x) \left(\int_0^\infty \beta(a)i^*(a)\mathrm{d}a + \beta_v v^* \right),$$

$$\frac{\partial \hat{i}(t,a,x)}{\partial t} + \frac{\partial \hat{i}(t,a,x)}{\partial a} = d_i \Delta \hat{i}(t,a,x) - (\mu + \alpha(a))\hat{i}(t,a,x),$$

$$\hat{i}(t,0,x) = S^* \left(\int_0^\infty \beta(a)\hat{i}(t,a,x)\mathrm{d}a + \beta_v \hat{v}(t,x) \right)$$

$$+ \hat{s}(t,x) \left(\int_0^\infty \beta(a)i^*(a)\mathrm{d}a + \beta_v v^* \right),$$

$$\frac{\partial \hat{v}(t,x)}{\partial t} = d_v \Delta \hat{v}(t,x) + \int_0^\infty p(a)\hat{i}(t,a,x)\mathrm{d}a - c\hat{v}(t,x),$$

$$\frac{\partial \hat{s}(t,x)}{\partial \boldsymbol{n}} = \frac{\partial \hat{i}(t,a,x)}{\partial \boldsymbol{n}} = \frac{\partial \hat{v}(t,x)}{\partial \boldsymbol{n}} = 0.$$

$$\tag{5.2.18}$$

设 $\zeta_j (j = 1, 2, \cdots)$ 为算子 $-\Delta$ 在 Neumann 边界条件下的特征值, 且满足 $0 = \zeta_0 < \zeta_1 < \zeta_2 < \cdots$. $E(\zeta_i)$ $(i = 0, 1, 2, \cdots)$ 是由特征值 ζ_i 所对应的特征函数在 $C^1(\Omega)$ 空间上生成的子空间, $\{\phi_{ij} | j = 1, 2, \cdots, \dim E(\zeta_i)\}$ 是空间 $E(\zeta_i)$ 的一组正交基. 定义 $X_{ij} = \{c\phi_{ij} | c \in \mathbb{R}^3\}$, 则根据抛物方程的经典理论 [211] 可知, 由 X_i 张成的空间可表示为

$$X \times Y \times X = \bigoplus_{i=0}^\infty X_i, \quad X_i = \bigoplus_{j=1}^{\dim(E(\zeta_i))} X_{ij}.$$

假设

$$\partial y_t(t,x) = \Delta y(t,x), \quad \frac{\partial y(t,x)}{\partial \boldsymbol{n}} = 0 \tag{5.2.19}$$

具有指数形式的解 $y(t,x) = e^{\eta t}z(x), z(x) \in X_i$, 利用文献 [212] 中定理 3.1, 我们可得 $\Delta z(x) = -\zeta_i z(x)$. 另假定 $(\hat{s}(t,x), \hat{i}(t,a,x), \hat{v}(t,x)) = e^{\eta t}(\phi(x), \psi(a,x), \xi(x))$ 是线性系统 (5.2.18) 的解, 则有

$$\eta\phi(x) = -d_S\zeta_i\phi(x) - \mu\phi(x) - S^*\left(\int_0^\infty \beta(a)\psi(a,x)\mathrm{d}a + \beta_v\xi(x)\right)$$

$$- \phi(x)\left(\int_0^\infty \beta(a)i^*(a)\mathrm{d}a + \beta_v v^*\right),$$

$$\eta\psi(a,x) + \frac{\partial\psi(a,x)}{\partial a} = -d_i\zeta_i\psi(a,x) - (\mu + \alpha(a))\psi(a,x),$$

$$\psi(0,x) = S^*\left(\int_0^\infty \beta(a)\psi(a,x)\mathrm{d}a + \beta_v\xi(x)\right) + \phi(x)\left(\int_0^\infty \beta(a)i^*(a)\mathrm{d}a + \beta_v v^*\right),$$

$$\eta\xi(x) = -d_v\zeta_i\xi(x) + \int_0^\infty p(a)\psi(a,x)\mathrm{d}a - c\xi(x). \tag{5.2.20}$$

求解 (5.2.20) 中第二和第三个方程, 可得

$$\psi(a,x) = \psi(0,x)\hat{\pi}(a)e^{-\eta a}, \quad \hat{\pi}(a) = \pi(a)e^{-d_i\zeta_i a}.$$

以下证明 $\eta \neq -(c + d_v\zeta_i)$. 若否, 即有 $\eta = -(c + d_v\zeta_i)$, 由系统 (5.2.20) 的第四个方程可知 $\psi(0,x) = 0$. 进一步根据 (5.2.20) 的第三个方程, 我们有 $\phi = \xi = 0$, 由此导出矛盾. 类似可证明 $\eta \neq -(\mu + d_S\zeta_i)$.

当 $\eta \neq -(c + d_v\zeta_i)$ 且 $\eta \neq -(\mu + d_S\zeta_i)$ 时, 将 ψ 代入 (5.2.20) 的第一和第四个方程, 可得

$$\phi(x) = -\frac{\psi(0,x)}{\eta + d_S\zeta_i + \mu}, \quad \xi(x) = \frac{\psi(0,x)\widehat{P(\eta)}}{\eta + d_v\zeta_i + c},$$

其中 $\widehat{P(\eta)} = \int_0^\infty p(a)\hat{\pi}(a)e^{-\eta a}\mathrm{d}a$ 是 $p(\cdot)\hat{\pi}(\cdot)$ 的 Laplace 变换. 将 $\phi(\cdot)$ 和 $\xi(\cdot)$ 代入到 $\psi(0,\cdot)$, 然后等式左右两端同时除以 $\psi(0,x)$, 整理可得

$$1 + \frac{\int_0^\infty \beta(a)i^*(a)\mathrm{d}a + \beta_v v^*}{\eta + d_S\zeta_i + \mu} = S^*\left(\widehat{K(\eta)} + \frac{\beta_v\widehat{P(\eta)}}{\eta + c + d_v\zeta_i}\right), \tag{5.2.21}$$

其中 $\widehat{K}$ 是 $\beta(\cdot)\hat{\pi}(\cdot)$ 的 Laplace 变换. 由文献 [213] 中引理 2.2 可知, 特征方程 (5.2.21) 有一个主特征值 η^*.

定理 5.2.8　如果 $\mathscr{R}_0 < 1$, 则无病稳态解 E_0 是局部渐近稳定的; 如果 $\mathscr{R}_0 > 1$, 则地方病稳态解 E^* 是局部渐近稳定的.

证明 首先证明无病稳态解 E_0 的局部稳定性.

系统 (5.2.1)–(5.2.3) 在 E_0 处的特征方程为

$$1 = \frac{\Lambda}{\mu}\left(\widehat{K(\eta)} + \frac{\beta_v \widehat{P(\eta)}}{\eta + c + d_v\zeta_i}\right). \tag{5.2.22}$$

若方程 (5.2.22) 存在一个非负实根 η, 容易验证

$$\frac{\Lambda}{\mu}\left|\widehat{K(\eta)} + \frac{\beta_v \widehat{P(\eta)}}{\eta + c + d_v\zeta_i}\right| \leqslant \mathscr{R}_0.$$

当 $\mathscr{R}_0 < 1$ 时, 由方程 (5.2.22) 可直接导出矛盾.

若方程 (5.2.22) 存在一对共轭复根 $\eta = x \pm \mathrm{i}y$ 满足 $x \geqslant 0$, 计算整理可得

$$1 = \frac{\Lambda}{\mu}\left(\frac{A}{B} + \int_0^\infty \beta(a)\hat{\pi}(a)e^{-xa}\cos(ya)\mathrm{d}a\right) \leqslant \mathscr{R}_0, \tag{5.2.23}$$

其中

$$A = \beta_v(x + c + d_v\zeta_i)\int_0^\infty p(a)\hat{\pi}(a)e^{-xa}\cos(ya)\mathrm{d}a$$
$$- \beta_v y \int_0^\infty p(a)\hat{\pi}(a)e^{-xa}\sin(ya)\mathrm{d}a,$$
$$B = (x + c + d_v\zeta_i)^2 + y^2.$$

若 $\mathscr{R}_0 < 1$, 则由 (5.2.23) 式可直接导出矛盾. 因此, 当 $\mathscr{R}_0 < 1$ 时, 特征方程 (5.2.22) 的所有根均具有负实部, 从而无病稳态解 E_0 是局部渐近稳定的.

接下来, 我们考虑地方病稳态解 E^* 的局部稳定性.

假设特征方程 (5.2.21) 存在复根 $\eta = x + \mathrm{i}y$ 满足 $x \geqslant 0$, 则方程 (5.2.21) 的左端满足

$$\left|1 + \frac{\int_0^\infty \beta(a)i^*(a)\mathrm{d}a + \beta_v v^*}{\eta + d_S\zeta_i + \mu}\right| > 1, \tag{5.2.24}$$

而方程 (5.2.21) 的右端则满足

$$S^*\left|\widehat{K(\eta)} + \frac{\beta_v \widehat{P(\eta)}}{\eta + c + d_v\zeta_i}\right| \leqslant S^*\left(K + \frac{\beta_v P}{c}\right) = 1. \tag{5.2.25}$$

由此可知, 当 $\mathscr{R}_0 > 1$ 时, 特征方程 (5.2.21) 的所有根均具有负实部. 因此, 当 $\mathscr{R}_0 > 1$ 时, E^* 是局部渐近稳定的. $\qquad\square$

5.2.5 全局动力学

本小节, 我们主要研究系统 (5.2.1)–(5.2.3) 的全局动力学, 包括系统的一致持久性和各可行稳态解的全局渐近稳定性.

定理 5.2.9　如果 $\mathscr{R}_0 < 1$ 且 $\phi_0 \in D$, 则系统 (5.2.1)–(5.2.3) 的无病稳态解 E_0 是全局渐近稳定的.

证明　定义 Lyapunov 泛函

$$V(t) = \int_\Omega [V_S(t,x) + V_i(t,x) + V_v(t,x)]\,\mathrm{d}x,$$

其中

$$V_S(t,x) = S^0 g\left(\frac{S(t,x)}{S^0}\right),$$

$$V_i(t,x) = \int_0^\infty \Psi(a) i(t,a,x)\mathrm{d}a,$$

$$V_v(t,x) = \frac{\beta_v S^0}{c} v(t,x),$$

这里

$$g(x) = x - 1 - \ln x, \quad x > 0,$$

$$\Psi(a) = \int_a^\infty \left(S^0 \beta(\theta) + \frac{\beta_v S^0}{c} p(\theta)\right) \frac{\pi(\theta)}{\pi(a)} \mathrm{d}\theta.$$

沿着系统 (5.2.1)—(5.2.3) 的解计算 $V(t)$ 的全导数, 可得

$$\frac{\mathrm{d}V(t)}{\mathrm{d}t} = -d_S S^0 \int_\Omega \frac{|\nabla S(t,x)|^2}{S^2(t,x)} - \mu \int_\Omega \frac{(S(t,x) - S^0)^2}{S(t,x)}\mathrm{d}x$$

$$+ (\mathscr{R}_0 - 1)\int_\Omega B(t,x)\mathrm{d}x.$$

当 $\mathscr{R}_0 < 1$ 时, 借助文献 [214] 中定理 4.2 可知无病稳态解 E_0 在 D 内是全局吸引的. 进一步结合定理 5.2.8 可知, E_0 在 D 内是全局渐近稳定的.　　　　□

下面, 讨论系统 (5.2.1)–(5.2.3) 的一致持久性. 令

$$D_0 = \left\{(\phi_S, \phi_i, \phi_v) \in X_+ \times Y_+ \times X_+ \,\middle|\, \phi_S\left(\int_0^\infty \beta(a)\phi_i(a,x)\mathrm{d}a + \beta_v\phi_v\right) > 0, \right.$$

$$\left. \text{对某些 } x \in \Omega \right\}.$$

引理 5.2.10　如果 $\mathscr{R}_0 > 1$, 则对于所有的 $\phi \in D_0$, 存在一个正常数 ϵ, 使得

$$\limsup_{t \to \infty} \|B(t, \cdot)\|_X > \epsilon.$$

证明 若 $\mathscr{R}_0 > 1$, 则可选择充分小的 $\epsilon > 0$, 使得当 T_1 充分大时满足

$$\frac{\Lambda - \epsilon}{\mu}\left(1 - e^{-\mu T_1}\right)\left(\int_0^\infty \beta(a)\pi(a)\mathrm{d}a + \frac{\beta_v}{c}\int_0^\infty p(b)\pi(b)\mathrm{d}b\right) > 1. \tag{5.2.26}$$

由式 (5.2.26) 可知, 存在充分小的 $\lambda > 0$ 使得

$$\mathscr{R} := \frac{\Lambda - \epsilon}{\mu}\left(1 - e^{-\mu T_1}\right)\left(\int_0^\infty \beta(a)\pi(a)e^{-\lambda a}\mathrm{d}a + \beta_v\int_0^\infty e^{-(c+\lambda)a}\mathrm{d}a\right.$$
$$\left. \times \int_0^\infty p(b)\pi(b)e^{-\lambda b}\mathrm{d}b\right) > 1. \tag{5.2.27}$$

下面, 假设当 $\mathscr{R}_0 > 1$ 时, 对任意 $\phi \in D_0$, 有

$$\limsup_{t\to\infty}\|B(t, \cdot)\|_X < \epsilon.$$

因此, 存在 $T_1 > 0$, 使得当 $(t, x) \in [T_1, \infty) \times \Omega$ 时, 有 $B(t, x) \leqslant \epsilon$. 由系统 (5.2.1) 的第一和第四个方程可得

$$S(t, x) \geqslant \frac{\Lambda - \epsilon}{\mu}\left(1 - e^{-\mu T_1}\right),$$

$$v(t, x) \geqslant \int_0^t e^{-ca}\int_\Omega \Gamma_3(a, x, y)\int_0^a p(b)\int_0^{t-a}\Gamma_2(b, y, z)$$
$$\times B(t - a - b, z)\mathrm{d}z\pi(b)\mathrm{d}b\mathrm{d}y\mathrm{d}a.$$

将上述两个不等式代入系统 (5.2.1) 的第一个方程, 然后两边取 Laplace 变换, 整理可得

$$\widehat{B(\lambda, x)} \geqslant \frac{\Lambda - \epsilon}{\mu}(1 - e^{-\mu T_1})\left(\int_0^\infty \beta(a)\pi(a)e^{-\lambda a}\int_\Omega \Gamma_2(a, x, y)\widehat{B(\lambda, y)}\mathrm{d}y\mathrm{d}a\right.$$
$$+ \beta_v\int_0^\infty e^{-(c+\lambda)a}\int_\Omega \Gamma_3(a, x, y)\int_0^\infty p(b)\pi(b)e^{-\lambda b}$$
$$\left. \times \int_\Omega \Gamma_2(b, y, z)\widehat{B(\lambda, z)}\mathrm{d}z\mathrm{d}b\mathrm{d}y\mathrm{d}a\right),$$

其中 $\widehat{f(\cdot)}$ 表示 f 的 Laplace 变换. 记 $\tilde{B}(\lambda, \hat{x}) = \min_{x\in\Omega}\widehat{B(\lambda, x)}$, 则由上述不等式可得

$$\tilde{B}(\lambda, \hat{x}) \geqslant \mathscr{R}\tilde{B}(\lambda, \hat{x}),$$

进一步由 (5.2.27) 式可导出矛盾, 故假设不成立, 定理得证. $\square$

引理 5.2.11 如果 $\mathscr{R}_0 > 1$, 则存在一个正常数 ϵ, 使得对于 $\phi \in D_0$, 有

$$\liminf_{t\to\infty}\|B(t, \cdot)\|_X > \epsilon.$$

证明　假设对任意的 $\epsilon > 0$, 有 $\liminf\limits_{t\to\infty} \|B(t,\cdot)\|_X \leqslant \epsilon$. 于是, 存在一组递增序列 $\{t_n^1\}_{n=1}^\infty$ 和一组递减序列 $\{t_n^3\}_{n=1}^\infty$, 使得当 $n \in \mathbb{N}$ 时, 有

$$\liminf_{t\to\infty} \|B(t_n^1, \cdot)\| < t_n^3 < \epsilon, \quad t_n^3 > 0 \quad \text{和} \quad \lim_{n\to+\infty} t_n^3 = 0. \tag{5.2.28}$$

由引理 5.2.10 可知, 存在另一组递增序列 $\{t_n^2\}_{n=1}^\infty$, 使得对于所有 $n \in \mathbb{N}$, 当 $t \in (t_n^2, t_n^3)$ 时, 有

$$\|B(t_n^2, \cdot)\|_X = \epsilon \text{ 和 } \|B(t, \cdot)\|_X < \epsilon. \tag{5.2.29}$$

若令 $S_n = S(t_n^2, \cdot), B_n := B(t_n^2, \cdot)$ 和 $v_n := v(t_n^2, \cdot)$, 则由方程 (5.2.5)–(5.2.6), 并借助 Arzelà–Ascoli 定理, 可得

$$\lim_{n\to+\infty} S_n = S^*, \quad \lim_{n\to+\infty} B_n = B^*, \quad \lim_{n\to+\infty} v_n = v^*.$$

否则, 我们可选择一组子序列使上述不等式成立. 假设 $(\hat{S}(t,x), \hat{i}(t,a,x), \hat{v}(t,x))$ 是系统 (5.2.1) 满足以下初始条件

$$\phi_S(x) = S^*(x), \quad \phi_i(a,x) = \int_\Omega \Gamma_2(a,x,y)B^*(y)\mathrm{d}y\pi(a), \quad \phi_v = v^*(x)$$

的解, 其中 $\hat{i}(t,a,x) := \int_\Omega \Gamma_2(a,x,y)\hat{B}(t,y)\mathrm{d}y\pi(a)$, $\hat{B}(t,x) = i(t,0,x)$. 由引理 5.2.10 可知, 存在两个正常数 $\hat{t}$ 和 $\hat{\epsilon}$, 使得对所有的 $t \in (0, \hat{t})$, 有

$$\|\hat{B}(\hat{t}, \cdot)\|_X > \epsilon, \quad \|\hat{B}(t, \cdot)\|_X > \hat{\epsilon}. \tag{5.2.30}$$

定义 $\tilde{B}_n(t,\cdot) := B(t + t_n^2, \cdot), n \in \mathbb{N}$. 若选择 $\tilde{n}$ 充分大, 则可得

$$\|\tilde{B}_{\tilde{n}}(\hat{t}, \cdot)\|_X > \epsilon, \ \|\tilde{B}_{\tilde{n}}(t, \cdot)\|_X > \hat{\epsilon} > t_{\tilde{n}}^3, \quad \forall\, t \in (0, \hat{t}). \tag{5.2.31}$$

另一方面, 定义 $\tilde{t}_{\tilde{n}} = t_n^3 - t_{\tilde{n}}^2$, 由不等式 (5.2.28) 得

$$\|\tilde{B}(\tilde{t}_{\tilde{n}}, \cdot)\|_X < t_n^3 < \epsilon, \quad \|\tilde{B}(t, \cdot)\|_X < \epsilon, \quad \forall\, t \in (0, \tilde{t}_{\tilde{n}}). \tag{5.2.32}$$

显然, (5.2.31) 和 (5.2.32) 相互矛盾. 　□

推论 5.2.12　若 $\mathscr{R}_0 > 1$, 则系统 (5.2.1)–(5.2.3) 是一致持久的, 即对于任意 $\phi \in D_0$, 有

$$\liminf_{t\to\infty, x\in\Omega} S(t,x) > \epsilon, \quad \liminf_{t\to\infty, x\in\Omega} i(t,a,x) > \epsilon\pi(a), \quad \liminf_{t\to\infty, x\in\Omega} v(t,x) > \epsilon.$$

引理 5.2.13 若 $\mathscr{R}_0 > 1$, 则以下等式成立

$$\frac{\beta_v S^*}{c} \int_0^\infty p(a) i^*(a) \left(1 - \frac{S(t,x)}{S^*} \frac{v(t,x)}{v^*} \frac{i^*(0)}{i(t,0,x)}\right) \mathrm{d}a$$

$$+ S^* \int_0^\infty \beta(a) i^*(a) \left(1 - \frac{S(t,x)}{S^*} \frac{i(t,a,x)}{i^*(a)} \frac{i^*(0)}{i(t,0,x)}\right) \mathrm{d}a = 0. \tag{5.2.33}$$

接下来, 我们讨论系统 (5.2.1)–(5.2.3) 地方病稳态解 E^* 的全局渐近稳定性.

定理 5.2.14 如果 $\mathscr{R}_0 > 1$, 则系统 (5.2.1)–(5.2.3) 的地方病稳态解 E^* 全局渐近稳定.

证明 定义 Lyapunov 泛函

$$V(t) = \int_\Omega [V_S(t,x) + V_i(t,x) + V_v(t,x)] \,\mathrm{d}x,$$

其中

$$V_S(t,x) = G(S(t,x), S^*),$$
$$V_i(t,x) = \int_0^\infty \Psi_1(a) G(i(t,a,x), i^*(a)) \mathrm{d}a,$$
$$V_v(t,x) = \frac{\beta_v S^*}{c} G(v(t,x), v^*),$$

这里 $G(x,y) = x - y - y \ln \dfrac{x}{y}$, 且

$$\Psi_1(a) = \int_a^\infty \left(S^*\beta(\theta) + \frac{S^*\beta_v p(\theta)}{c}\right) \frac{\pi(\theta)}{\pi(a)} \mathrm{d}\theta.$$

根据 (5.2.4), 我们可将 V_i 改写为

$$V_i(t,x) = \int_0^t \Psi_1(t-a) G(u_1, v_1) \mathrm{d}a + \int_0^\infty \Psi_1(t+a) G(u_2, v_2) \mathrm{d}a,$$

其中

$$u_1 = \pi_i(t-a) \int_\Omega \Gamma_3(t-a,x,y) i(a,0,y) \mathrm{d}y, \quad v_1 = i^*(t-a),$$
$$u_2 = \frac{\pi_i(t+a)}{\pi_i(a)} \int_\Omega \Gamma_3(t,x,y) \varphi_i(a,y) \mathrm{d}y, \quad v_2 = i^*(t+a).$$

沿系统 (5.2.1) 的解分别对 $V_S(t,x), V_i(t,x)$ 和 $V_v(t,x)$ 求导, 可得

$$\frac{\partial V_S(t,x)}{\partial t} = -\frac{\mu}{S(t,x)}(S(t,x) - S^*)^2 + i^*(0) - i(t,0,x) - i^*(0)\frac{S^*}{S(t,x)}$$

$$+ i(t,0,x)\frac{S^*}{S(t,x)} + \left(1 - \frac{S^*}{S(t,x)}\right) d_S \Delta S(t,x),$$

$$\frac{\partial V_i(t,x)}{\partial t} = \int_0^\infty \left(\beta(a)S^* + \frac{\beta_v S^* p(a)}{c} \right) \left[i^*(a) - i(t,a,x) + i^*(a)\ln\frac{i(t,a,x)}{i^*(a)} \right] \mathrm{d}a$$
$$+ \int_0^\infty d_i \Psi_1(a)\Delta i(t,a,x)\left(1 - \frac{i^*(a)}{i(t,a,x)} \right) \mathrm{d}a + G(i(t,0,x), i^*(0)),$$
$$\frac{\partial V_v(t,x)}{\partial t} = \frac{v(t,x) - v^*}{v(t,x)} \left(\frac{d_v \beta_v S^*}{c}\Delta v(t,x) \right.$$
$$\left. + \frac{\beta_v S^*}{c}\int_0^\infty p(a)i(t,a,x)\mathrm{d}a - \beta_v S^* v(t,x) \right).$$

$$(5.2.34)$$

定义

$$\hat{V}(t,x) = V_S(t,x) + V_i(t,x) + V_v(t,x),$$

则沿系统 (5.2.1) 的解计算 $\hat{V}(t,x)$ 关于 t 的导数, 可得

$$\frac{\partial \hat{V}(t,x)}{\partial t} = d_S \frac{S(t,x) - S^*}{S(t,x)}\Delta S(t,x) - \frac{\mu}{S(t,x)}(S(t,x) - S^*)^2 + \frac{d_v \beta_v S^*}{c}\Delta v(t,x)$$
$$\times \left(1 - \frac{v^*}{v(t,x)} \right) + d_i\int_0^\infty \Psi_1(a)\Delta i(t,a,x)\left(1 - \frac{i^*(a)}{i(t,a,x)} \right)\mathrm{d}a$$
$$- S^*\int_0^\infty \beta(a)i^*(a)\left[g\left(\frac{S^*}{S(t,x)} \right) + g\left(\frac{S(t,x)i(t,a,x)i^*(0)}{S^* i^*(a)i(t,0,x)} \right) \right]\mathrm{d}a$$
$$- \frac{\beta_v S^*}{c}\int_0^\infty p(a)i^*(a)\left[g\left(\frac{S^*}{S(t,x)} \right) + g\left(\frac{v^* i(t,a,x)}{v(t,x)i^*(a)} \right) \right.$$
$$\left. + g\left(\frac{S(t,x)v(t,x)i^*(0)}{S^* v^* i(t,0,x)} \right) \right]\mathrm{d}a.$$

$$(5.2.35)$$

对等式 (5.2.35) 两端计算在 Ω 上的积分, 可得

$$\frac{\mathrm{d}V(t)}{\mathrm{d}t} = - d_S S^*\int_\Omega \frac{|\nabla S(t,x)|^2}{S^2(t,x)}\mathrm{d}x - \int_\Omega \frac{\mu}{S(t,x)}(S(t,x) - S^*)^2\mathrm{d}x$$
$$- d_i\int_\Omega\int_0^\infty \Psi_1(a)i^*(a)\frac{|\nabla i(t,a,x)|^2}{i^2(t,a,x)}\mathrm{d}x - \frac{d_v \beta_v S^* v^*}{c}\int_\Omega \frac{|\nabla v(t,x)|^2}{v^2(t,x)}\mathrm{d}x$$
$$- S^*\int_\Omega\int_0^\infty \beta(a)i^*(a)\left[g\left(\frac{S^*}{S(t,x)} \right) + g\left(\frac{S(t,x)i(t,a,x)i^*(0)}{S^* i^*(a)i(t,0,x)} \right) \right]\mathrm{d}a\mathrm{d}x$$
$$- \frac{\beta_v S^*}{c}\int_\Omega\int_0^\infty p(a)i^*(a)\left[g\left(\frac{S^*}{S(t,x)} \right) + g\left(\frac{v^* i(t,a,x)}{v(t,x)i^*(a)} \right) \right.$$
$$\left. + g\left(\frac{S(t,x)v(t,x)i^*(0)}{S^* v^* i(t,0,x)} \right) \right]\mathrm{d}a\mathrm{d}x.$$

$$(5.2.36)$$

因此, 当 $\mathscr{R}_0 > 1$ 时, $\dot{V}(t) \leqslant 0$. 由 (5.2.36) 易知, 当且仅当 $S(t,x) = S^*, v(t,x) = v^*$ 且 $i(t,a,x) = i^*(a)$ 时, 有 $\dot{V}(t) = 0$. 从而, 由 LaSalle 不变性原理可知, E^* 是全局渐近稳定的. $\qquad\square$

5.3 具有类年龄结构的退化反应扩散霍乱传播动力学模型

本节, 我们只考虑宿主个体在空间的随机移动, 建立一类具有类年龄结构和疫苗接种的霍乱传播反应扩散动力学模型, 研究该模型的全局动力学性态. 由于霍乱病原体浓度的动力学方程缺少扩散项, 这使得系统的解半流非紧. 为此, 我们利用 κ-压缩理论来验证解半流的渐近光滑性, 解决解半流缺乏紧性的问题, 从而得到解半流全局吸引子的存在性结论.

5.3.1 模型的建立

近年来, 不少工作都致力于探索感染年龄和连续生境空间对疾病传播的综合影响, 有关具有感染年龄和空间扩散的传染病动力学模型的研究也已引起许多学者的关注[198,215-217], 但同时考虑疫苗接种策略对预防霍乱传播影响的研究还相对较少. 事实上, 预防接种是有霍乱风险的地区或呈地方性流行的地区预防和控制霍乱传播的有效方法, 及时接种可有效降低新发感染者或染病者的数量. 但需要指出的是, 疫苗的保护作用有年龄相关性, 即使不同年龄组接种相同类型的疫苗, 其保护率也会有所差异, 且多数疫苗的保护率并没有达到完全有效. 因此, 在具有感染年龄和空间扩散的霍乱动力学模型中考虑疫苗不完全接种的影响更具实际意义.

下面, 我们将在一般连续有界空间区域中, 建立一类具有类年龄结构和疫苗接种的霍乱传播反应扩散动力学模型, 并假设:

(A.1) 霍乱主要通过人–人 (直接) 和环境–人 (间接) 两种途径传播, 其感染率函数分别用双线性型和饱和型表示;

(A.2) 霍乱弧菌具有高传染性和低传染性阶段, 高传染状态的弧菌会在数小时内逐渐衰减到低传染状态;

(A.3) 只考虑宿主人群在空间的随机移动, 并假定易感个体、免疫个体、染病个体和恢复个体具有不同的扩散率.

基于上述假设, 依据霍乱的传播机理, 具有疫苗接种的类年龄结构反应扩散霍乱传播动力学模型可描述为

$$\frac{\partial S(t,x)}{\partial t} = d_S \Delta S(t,x) + \Lambda - (\phi + \mu)S(t,x) - S(t,x)$$

$$\times \left(\int_0^\infty \beta_i(a)i(t,a,x)\mathrm{d}a + \frac{\beta_H B_H(t,x)}{k_H + B_H(t,x)} + \frac{\beta_L B_L(t,x)}{k_L + B_L(t,x)} \right),$$

$$\frac{\partial V(t,x)}{\partial t} = d_V \Delta V(t,x) + \phi S(t,x) - \mu V(t,x) - \sigma V(t,x)$$

$$\times \left(\int_0^\infty \beta_i(a)i(t,a,x)\mathrm{d}a + \frac{\beta_H B_H(t,x)}{k_H + B_H(t,x)} + \frac{\beta_L B_L(t,x)}{k_L + B_L(t,x)} \right),$$

$$\left(\frac{\partial}{\partial t} + \frac{\partial}{\partial a} \right) i(t,a,x) = d_i \Delta i(t,a,x) - (\mu + \theta(a))i(t,a,x),$$

$$i(t,0,x) = (S(t,x) + \sigma V(t,x)) \left(\int_0^\infty \beta_i(a)i(t,a,x)\mathrm{d}a + \frac{\beta_H B_H(t,x)}{k_H + B_H(t,x)} \right.$$

$$\left. + \frac{\beta_L B_L(t,x)}{k_L + B_L(t,x)} \right),$$

$$\frac{\partial R(t,x)}{\partial t} = d_R \Delta R(t,x) + \int_0^\infty \gamma(a)i(t,a,x)\mathrm{d}a - \mu R(t,x),$$

$$\frac{\partial B_H(t,x)}{\partial t} = \int_0^\infty \xi(a)i(t,a,x)\mathrm{d}a - \chi B_H(t,x),$$

$$\frac{\partial B_L(t,x)}{\partial t} = \chi B_H(t,x) - \delta B_L(t,x),$$

$$(5.3.1)$$

其中 $a \in \mathbb{R}_+$ 和 $x \in \Omega$. 模型 (5.3.1) 满足齐次 Neumann 边界条件

$$\frac{\partial S(t,x)}{\partial \boldsymbol{n}} = \frac{\partial V(t,x)}{\partial \boldsymbol{n}} = \frac{\partial i(t,a,x)}{\partial \boldsymbol{n}} = \frac{\partial R(t,x)}{\partial \boldsymbol{n}} = 0, \quad a \in \mathbb{R}_+, \ x \in \partial\Omega \quad (5.3.2)$$

和初始条件

$$S(0,x) = \varphi_S(x) \geqslant 0, \quad V(0,x) = \varphi_V(x) \geqslant 0,$$

$$i(0,a,x) = \varphi_i(a,x) \in L_+^1(\mathbb{R}_+, C(\Omega)), \quad R(0,x) = \varphi_R(x) \geqslant 0, \quad x \in \bar{\Omega}, \quad (5.3.3)$$

$$B_H(0,x) = \varphi_H(x) \geqslant 0, \quad B_L(0,x) = \varphi_L(x) \geqslant 0.$$

这里, $S(t,x)$, $V(t,x)$ 和 $R(t,x)$ 分别表示在 t 时刻和位置 $x \in \Omega$ 处的易感个体、免疫个体和恢复个体的密度, $i(t,a,x)$ 表示感染年龄为 a 的染病个体在 t 时刻和位置 $x \in \Omega$ 处的密度, 其中生境空间 $\Omega \subset \mathbb{R}^n$ 是有界且连通的. 此外, $B_H(t,x)$ 和 $B_L(t,x)$ 分别表示在 t 时刻和位置 x 处高传染性和低传染性霍乱弧菌的浓度. 参数 d_S, d_V, d_i 和 d_R 分别表示易感个体、免疫个体、染病个体和恢复个体的扩散速率, 其他参数的生物学意义如表 5.1 所示.

　　基于模型的生物学和数学背景, 我们对系统 (5.3.1) 的参数作出以下假设:

　　(B.1) d_S, d_V, d_i 和 d_R 为正常数;

(B.2) $\beta_i(\cdot)$, $\theta(\cdot)$, $\gamma(\cdot)$, $\xi(\cdot) \in L_+^\infty(\mathbb{R}_+)$, 且记

$$\bar{\beta}_i := \text{ess. sup}_{a \in \mathbb{R}_+} \beta_i(a), \quad \bar{\theta} := \text{ess. sup}_{a \in \mathbb{R}_+} \theta(a),$$

$$\bar{\gamma}_i := \text{ess. sup}_{a \in \mathbb{R}_+} \gamma(a), \quad \bar{\xi} := \text{ess. sup}_{a \in \mathbb{R}_+} \xi(a);$$

(B.3) 存在 a_1 和 $a_2 \in \mathbb{R}_+$, 使得对所有 $a \in [a_1, a_2]$, $\beta_i(a) > 0$ 均成立;

(B.4) $\beta_H \geqslant 0$, $\beta_L \geqslant 0$, $0 \leqslant \sigma \leqslant 1$, $\chi \neq \delta$, 且其他参数均为正.

注意到, $R(t, x)$ 的方程与其余变量 S, V, i, B_H 和 B_L 的方程是解耦的, 故在接下来的研究中, 为便于分析, 我们将忽略系统 (5.3.1) 中有关 $R(t, x)$ 的方程.

表 5.1　系统 (5.3.1) 中参数的生物学意义

参数	生物学意义
Λ	人的自然出生率
μ	人的自然死亡率系数
ϕ	易感者的免疫率系数
$\beta_i(a)$	感染年龄为 a 的染病者与易感者之间的传染率系数
β_H	高传染性霍乱弧菌与易感者之间的传染率系数
β_L	低传染性霍乱弧菌与易感者之间的传染率系数
k_H	感染概率为 50% 时, 被污染环境中高传染性霍乱弧菌的浓度
k_L	感染概率为 50% 时, 被污染环境中低传染性霍乱弧菌的浓度
$1 - \sigma$	疫苗的有效性
$\theta(a)$	感染年龄为 a 的染病者的移出率系数 (由恢复和因病死亡导致)
$\gamma(a)$	感染年龄为 a 的染病者的恢复率系数
$\xi(a)$	每个感染年龄为 a 的染病者对高传染性霍乱弧菌浓度的贡献率
χ	霍乱弧菌从高传染性变为低传染性的衰减率系数
δ	低传染性霍乱弧菌的死亡率系数

5.3.2　解的适定性

本节, 我们研究系统 (5.3.1) 满足初始条件 (5.3.3) 和边界条件 (5.3.2) 的解的适定性.

首先分别定义 Banach 空间 $\mathbb{X} = C(\bar{\Omega}, \mathbb{R})$ 和 $\mathbb{Y} = L^1(\mathbb{R}_+, \mathbb{X})$, 且具有范数

$$\|\varphi\|_{\mathbb{X}} = \sup_{x \in \bar{\Omega}} |\varphi(x)|, \quad \|\psi\|_{\mathbb{Y}} = \int_0^\infty \|\psi(a)\|_{\mathbb{X}} da, \quad \forall \varphi \in \mathbb{X}, \ \psi \in \mathbb{Y}.$$

$\mathbb{X}$ 和 $\mathbb{Y}$ 对应的正锥分别记为

$$\mathbb{X}_+ = \left\{ \varphi \in \mathbb{X} \mid \varphi(x) \geqslant 0, \forall x \in \Omega \right\},$$

$$\mathbb{Y}_+ = \left\{ \psi \in \mathbb{Y} \ \middle| \ \int_0^\infty \psi(a, x) da \geqslant 0, \forall x \in \Omega \right\}.$$

另定义空间 $\mathbb{Z} = \mathbb{X} \times \mathbb{X} \times \mathbb{Y} \times \mathbb{X} \times \mathbb{X}$, 其范数为

$$\|\varphi\|_{\mathbb{Z}} = \|\varphi_S\|_{\mathbb{X}} + \|\varphi_V\|_{\mathbb{X}} + \int_0^\infty \|\varphi_i(a)\|_{\mathbb{X}} \mathrm{d}a + \|\varphi_H\|_{\mathbb{X}} + \|\varphi_L\|_{\mathbb{X}}.$$

对于任意 $\varphi = (\varphi_S, \varphi_V, \varphi_i, \varphi_H, \varphi_L)^\mathrm{T} \in \mathbb{Z}$, 显然, $(\mathbb{Z}, \|\cdot\|_{\mathbb{Z}})$ 是赋范线性空间, $\mathbb{Z}_+ = \{\varphi \in \mathbb{Z} | \varphi \geqslant 0\}$ 是 $\mathbb{Z}$ 的正锥.

假设 $T_1(t), T_2(t), T_3(t) : \mathbb{X} \to \mathbb{X}$, $t > 0$ 是在 Neumann 边界条件下与算子 $d_S\Delta$, $d_V\Delta$ 和 $d_i\Delta$ 相对应的强连续半群. 显然

$$(T_j(t)[\varphi])(x) = \int_\Omega \Gamma_j(t, x, y)\varphi(y)\mathrm{d}y, \quad \varphi \in \mathbb{X}, \ j = 1, 2, 3,$$

其中, Γ_1, Γ_2 和 Γ_3 是相应于 $d_S\Delta$, $d_V\Delta$ 和 $d_i\Delta$ 的具有 Neumann 边界条件的格林函数. 由文献 [205] 中的推论 7.2.3 可知, 对任意 $t > 0$, 半群 $T_1(t)$, $T_2(t)$ 和 $T_3(t)$ 是紧的、强正的.

接下来, 我们需将系统 (5.3.1)–(5.3.3) 改写为一个具有反应扩散方程和 Volterra 积分方程的混合系统. 然后, 研究该混合系统解的存在性、唯一性、正性和有界性等基本性质. 最后, 讨论系统 (5.3.1)–(5.3.3) 相关解半流的渐近光滑性.

下面, 将系统 (5.3.1) 中 i 的方程沿特征线 $t - a = \mathrm{const.}$ 积分, 可得

$$i(t, a, x) = \begin{cases} \pi_i(a) \displaystyle\int_\Omega \Gamma_3(a, x, y)i(t - a, 0, y)\mathrm{d}y, & t \geqslant a, \\ \dfrac{\pi_i(a)}{\pi_i(a - t)} \displaystyle\int_\Omega \Gamma_3(t, x, y)\varphi_i(a - t, y)\mathrm{d}y, & t < a, \end{cases} \tag{5.3.4}$$

其中 $\pi_i(a) = e^{-\int_0^a (\mu + \theta(\varsigma))\mathrm{d}\varsigma}$. 显然

$$i(0, a, x) = \varphi_i(a, x) = \int_\Omega \Gamma_3(0, x, y)\varphi_i(a, y)\mathrm{d}y.$$

定义 $\mathcal{B}(t, x) = \mathcal{B}_1(t, x) + \mathcal{B}_2(t, x) = i(t, 0, x)$, 其中

$$\mathcal{B}_1(t, x) = S(t, x)\left(\int_0^\infty \beta_i(a)i(t, a, x)\mathrm{d}a + \frac{\beta_H B_H(t, x)}{k_H + B_H(t, x)} + \frac{\beta_L B_L(t, x)}{k_L + B_L(t, x)}\right),$$

$$\mathcal{B}_2(t, x) = \sigma V(t, x)\left(\int_0^\infty \beta_i(a)i(t, a, x)\mathrm{d}a + \frac{\beta_H B_H(t, x)}{k_H + B_H(t, x)} + \frac{\beta_L B_L(t, x)}{k_L + B_L(t, x)}\right).$$

由 (5.3.4) 可得

$$\int_0^\infty \beta_i(a)i(t, a, x)\mathrm{d}a = \mathbb{F}_i(\mathcal{B}_1, \mathcal{B}_2) + \mathbb{G}_i(t, x), \tag{5.3.5}$$

其中

$$\mathbb{F}_i(\mathcal{B}_1, \mathcal{B}_2) = \int_0^t \beta_i(a)\pi_i(a) \int_\Omega \Gamma_3(a, x, y)(\mathcal{B}_1(t-a, y) + \mathcal{B}_2(t-a, y))\mathrm{d}y\mathrm{d}a,$$

$$\mathbb{G}_i(t, x) = \int_0^\infty \beta_i(a+t)\frac{\pi_i(a+t)}{\pi_i(a)} \int_\Omega \Gamma_3(t, x, y)\varphi_i(a, y)\mathrm{d}y\mathrm{d}a.$$

类似地, 由系统 (5.3.1) 中 B_H 和 B_L 的方程可得

$$B_H(t, x) = \mathbb{F}_H(\mathcal{B}_1, \mathcal{B}_2) + \mathbb{G}_H(t, x),$$
$$B_L(t, x) = \mathbb{F}_L(\mathcal{B}_1, \mathcal{B}_2) + \mathbb{G}_L(t, x),$$

(5.3.6)

其中

$$\mathbb{F}_H(\mathcal{B}_1, \mathcal{B}_2) = \int_0^t e^{-\chi s} \int_0^{t-s} \xi(a)\pi_i(a) \int_\Omega \Gamma_3(a, x, y)(\mathcal{B}_1(t-s-a, y)$$
$$+ \mathcal{B}_2(t-s-a, y))\mathrm{d}y\mathrm{d}a\mathrm{d}s,$$

$$\mathbb{G}_H(t, x) = \varphi_H(x)e^{-\chi t} + \int_0^t e^{-\chi(t-s)} \int_0^\infty \xi(a+s)\frac{\pi_i(a+s)}{\pi_i(a)} \int_\Omega \Gamma_3(s, x, y)$$
$$\times \varphi_i(a, y)\mathrm{d}y\mathrm{d}a\mathrm{d}s,$$

$$\mathbb{F}_L(\mathcal{B}_1, \mathcal{B}_2) = \chi \int_0^t e^{-\delta s} \int_0^{t-s} e^{-\chi r} \int_0^{t-s-r} \xi(a)\pi_i(a) \int_\Omega \Gamma_3(a, x, y)$$
$$\times (\mathcal{B}_1(t-s-r-a, y) + \mathcal{B}_2(t-s-r-a, y))\mathrm{d}y\mathrm{d}a\mathrm{d}r\mathrm{d}s,$$

$$\mathbb{G}_L(t, x) = \varphi_L(x)e^{-\delta t} + \chi \int_0^t e^{-\delta(t-s)}\mathbb{G}_H(s, x)\mathrm{d}s.$$

将 (5.3.5) 和 (5.3.6) 代入系统 (5.3.1), 可得

$$\frac{\partial S(t, x)}{\partial t} = d_S\Delta S(t, x) + \Lambda - (\phi + \mu)S(t, x) - \mathcal{B}_1(t, x),$$

$$\frac{\partial V(t, x)}{\partial t} = d_V\Delta V(t, x) + \phi S(t, x) - \mu V(t, x) - \mathcal{B}_2(t, x),$$

$$\mathcal{B}_1(t, x) = S(t, x)\bigg(\mathbb{F}_i(\mathcal{B}_1, \mathcal{B}_2) + \mathbb{G}_i(t, x) + \beta_H\frac{\mathbb{F}_H(\mathcal{B}_1, \mathcal{B}_2) + \mathbb{G}_H(t, x)}{k_H + \mathbb{F}_H(\mathcal{B}_1, \mathcal{B}_2) + \mathbb{G}_H(t, x)}$$
$$+ \beta_L\frac{\mathbb{F}_L(\mathcal{B}_1, \mathcal{B}_2) + \mathbb{G}_L(t, x)}{k_L + \mathbb{F}_L(\mathcal{B}_1, \mathcal{B}_2) + \mathbb{G}_L(t, x)}\bigg),$$

$$\mathcal{B}_2(t, x) = \sigma V(t, x)\bigg(\mathbb{F}_i(\mathcal{B}_1, \mathcal{B}_2) + \mathbb{G}_i(t, x) + \beta_H\frac{\mathbb{F}_H(\mathcal{B}_1, \mathcal{B}_2) + \mathbb{G}_H(t, x)}{k_H + \mathbb{F}_H(\mathcal{B}_1, \mathcal{B}_2) + \mathbb{G}_H(t, x)}$$
$$+ \beta_L\frac{\mathbb{F}_L(\mathcal{B}_1, \mathcal{B}_2) + \mathbb{G}_L(t, x)}{k_L + \mathbb{F}_L(\mathcal{B}_1, \mathcal{B}_2) + \mathbb{G}_L(t, x)}\bigg),$$

(5.3.7)

其中 $x \in \Omega$. 系统 (5.3.7) 满足边界条件

$$\frac{\partial S(t,x)}{\partial \boldsymbol{n}} = \frac{\partial V(t,x)}{\partial \boldsymbol{n}}, \quad x \in \partial\Omega \tag{5.3.8}$$

和初始条件

$$S(0,x) = \varphi_S(x) \geqslant 0, \quad V(0,x) = \varphi_V(x) \geqslant 0,$$

$$\mathcal{B}_1(0,x) = \varphi_S(x)\left(\int_0^\infty \beta_i(a)\varphi_i(a,x)\mathrm{d}a + \frac{\beta_H\varphi_H(x)}{k_H + \varphi_H(x)} + \frac{\beta_L\varphi_L(x)}{k_L + \varphi_L(x)}\right) \geqslant 0,$$

$$\mathcal{B}_2(0,x) = \sigma\varphi_V(x)\left(\int_0^\infty \beta_i(a)\varphi_i(a,x)\mathrm{d}a + \frac{\beta_H\varphi_H(x)}{k_H + \varphi_H(x)} + \frac{\beta_L\varphi_L(x)}{k_L + \varphi_L(x)}\right) \geqslant 0. \tag{5.3.9}$$

5.3.2.1　解的全局存在性

本小节, 我们将证明系统 (5.3.7) 满足边界条件 (5.3.8) 和初始条件 (5.3.9) 的解的全局存在性.

引理 5.3.1　假设 (B.1)–(B.4) 成立. 对于任意初值 $(\varphi_S, \varphi_V, \varphi_i, \varphi_H, \varphi_L) \in \mathbb{Z}_+$, 令 $(S, V, \mathcal{B}_1, \mathcal{B}_2)$ 是系统 (5.3.7) 在最大存在区间 $[0,T)$ 的解, 其中 $T > 0$, 则对于 $\forall(t,x) \in [0,T) \times \Omega$, 有 $S(t,x) > 0$, $V(t,x) > 0$, $\mathcal{B}_1(t,x) \geqslant 0$ 和 $\mathcal{B}_2(t,x) \geqslant 0$.

证明　首先, 我们将利用反证法证明 $S(t,x)$ 和 $V(t,x)$ 的正性. 若否, 则存在 $t_0 > 0$ 和 $x_0 \in \Omega$, 使得 $S(t_0, x_0) = 0$, $\partial S(t_0, x_0)/\partial t \leqslant 0$. 另一方面, 由系统 (5.3.7) 的第一个方程可知

$$\left.\frac{\partial S(t,x)}{\partial t}\right|_{t=t_0, x=x_0} = \Lambda > 0,$$

这与假设相矛盾. 因此, 对于所有的 $(t,x) \in [0,T) \times \Omega$, 有 $S(t,x) > 0$. 类似可证得 $V(t,x) > 0$ 也成立.

以下证明 $\mathcal{B}_1(t,x) \geqslant 0$ 和 $\mathcal{B}_2(t,x) \geqslant 0$. 我们仅需验证在 $(t,x) \in [0,T) \times \Omega$ 上 $\mathcal{B}(t,x)$ 的非负性. 若否, 则存在 $t_1 > 0$ 和 $x_1 \in \Omega$ 使得

$$\begin{cases} \mathcal{B}(t,x) \geqslant 0, & t \in [0,t_1], \ x \in \Omega, \\ \mathcal{B}(t_1, x_1) = 0, \\ \mathcal{B}(t_1 + \epsilon, x_1) < 0, & 0 < \epsilon \ll 1. \end{cases}$$

根据 (5.3.5) 和 (5.3.6), 对于充分小的 ϵ, 我们有

$$
\int_0^\infty \beta_i(a)i(t_1+\epsilon,a,x_1)\mathrm{d}a \geqslant \int_0^{t_1+\epsilon} \beta_i(a)\pi_i(a)\int_\Omega \Gamma_3(a,x_1,y)
$$
$$
\times \mathcal{B}(t_1+\epsilon-a,y)\mathrm{d}y\mathrm{d}a \geqslant 0,
$$
$$
B_H(t_1+\epsilon,x_1) \geqslant \int_0^{t_1+\epsilon} e^{-\chi s}\int_0^{t_1+\epsilon-s} \xi(a)\pi_i(a)\int_\Omega \Gamma_3(a,x_1,y)
$$
$$
\times \mathcal{B}(t_1+\epsilon-s-a,y)\mathrm{d}y\mathrm{d}a\mathrm{d}s \geqslant 0
$$

和

$$
B_L(t_1+\epsilon,x_1) \geqslant \chi\int_0^{t_1+\epsilon} e^{-\delta s}\int_0^{t_1+\epsilon-s} e^{-\chi r}\int_0^{t_1+\epsilon-s-r} \xi(a)\pi_i(a)\int_\Omega \Gamma_3(a,x_1,y)
$$
$$
\times \mathcal{B}(t_1+\epsilon-s-r-a,y)\mathrm{d}y\mathrm{d}a\mathrm{d}r\mathrm{d}s \geqslant 0.
$$

进一步, 由系统 (5.3.1) 的第四个方程可得

$$
\mathcal{B}(t_1+\epsilon,x_1) = (S(t_1+\epsilon,x_1)+\sigma V(t_1+\epsilon,x_1))\left(\int_0^\infty \beta_i(a)i(t_1+\epsilon,a,x_1)\mathrm{d}a\right.
$$
$$
\left. + \frac{\beta_H B_H(t_1+\epsilon,x_1)}{k_H+B_H(t_1+\epsilon,x_1)} + \frac{\beta_L B_L(t_1+\epsilon,x_1)}{k_L+B_L(t_1+\epsilon,x_1)}\right) \geqslant 0,
$$

与假设矛盾. 因此, 对于所有的 $(t,x)\in[0,T)\times\Omega$, 有 $\mathcal{B}(t,x)\geqslant 0$, $\mathcal{B}_1(t,x)\geqslant 0$ 和 $\mathcal{B}_2(t,x)\geqslant 0$. $\qquad\square$

引理 5.3.2 对于任意初值 $(\varphi_S,\varphi_V,\varphi_i,\varphi_H,\varphi_L)\in\mathbb{Z}_+$, 系统 (5.3.7)-(5.3.9) 在 $[0,T)\times\Omega$ 且 $T\leqslant\infty$ 上存在唯一非负解 $(S,V,\mathcal{B}_1,\mathcal{B}_2)$.

证明 首先, 定义一个泛函空间 $\mathbb{Y}_T=C([0,T),\mathbb{X})$, 其范数为

$$
\|\varphi\|_{\mathbb{Y}_T} = \sup_{0\leqslant t<T} \|\varphi(t,\cdot)\|_{\mathbb{X}}, \quad \varphi\in\mathbb{Y}_T.
$$

进一步, 定义 $\mathbb{Y}_T\times\mathbb{Y}_T=\{(\varphi,\psi)|\varphi\in\mathbb{Y}_T,\psi\in\mathbb{Y}_T\}$, 具有范数

$$
\|(\varphi,\psi)\|_{\mathbb{Y}_T\times\mathbb{Y}_T} = \|\varphi\|_{\mathbb{Y}_T} + \|\psi\|_{\mathbb{Y}_T}.
$$

由系统 (5.3.7) 中 S 的方程可得

$$
S(t,x) = \mathbb{F}_S(\mathcal{B}_1)+\mathbb{G}_S(t,x), \quad (t,x)\in[0,T)\times\Omega, \tag{5.3.10}
$$

其中

$$
\mathbb{F}_S(\mathcal{B}_1) = \int_0^t e^{-(\phi+\mu)(t-s)}\int_\Omega \Gamma_1(t-s,x,y)[\Lambda-\mathcal{B}_1(s,y)]\mathrm{d}y\mathrm{d}s,
$$
$$
\mathbb{G}_S(t,x) = e^{-(\phi+\mu)t}\int_\Omega \Gamma_1(t,x,y)\phi_S(y)\mathrm{d}y.
$$

由系统 (5.3.7) 中 V 的方程可得

$$V(t,x) = \mathbb{F}_{V1}(\mathcal{B}_1) - \mathbb{F}_{V2}(\mathcal{B}_2) + \mathbb{G}_V(t,x), \quad (t,x) \in [0,T) \times \Omega, \tag{5.3.11}$$

其中

$$\mathbb{F}_{V1}(\mathcal{B}_1) = \phi \int_0^t e^{-\mu(t-s)} \int_\Omega \Gamma_2(t-s,x,y) \int_0^s e^{-(\phi+\mu)(s-a)} \int_\Omega \Gamma_1(s-a,y,z)$$
$$\times (\Lambda - \mathcal{B}_1(a,z)) \mathrm{d}z\mathrm{d}a\mathrm{d}y\mathrm{d}s,$$

$$\mathbb{F}_{V2}(\mathcal{B}_2) = \int_0^t e^{-\mu(t-s)} \int_\Omega \Gamma_2(t-s,x,y) \mathcal{B}_2(s,y) \mathrm{d}y\mathrm{d}s,$$

$$\mathbb{G}_V(t,x) = e^{-\mu t} \int_\Omega \Gamma_2(t,x,y) \phi_V(y) \mathrm{d}y + \phi \int_0^t e^{-\mu(t-s)} \int_\Omega \Gamma_2(t-s,x,y)$$
$$\times \mathbb{G}_S(s,y) \mathrm{d}y\mathrm{d}s.$$

将 (5.3.10) 代入系统 (5.3.7) 的第三个方程, 可得

$$\mathcal{B}_1(t,x) = \left(\mathbb{F}_i(\mathcal{B}_1,\mathcal{B}_2) + \mathbb{G}_i(t,x) + \beta_H \frac{\mathbb{F}_H(\mathcal{B}_1,\mathcal{B}_2) + \mathbb{G}_H(t,x)}{k_H + \mathbb{F}_H(\mathcal{B}_1,\mathcal{B}_2) + \mathbb{G}_H(t,x)} \right.$$
$$\left. + \beta_L \frac{\mathbb{F}_L(\mathcal{B}_1,\mathcal{B}_2) + \mathbb{G}_L(t,x)}{k_L + \mathbb{F}_L(\mathcal{B}_1,\mathcal{B}_2) + \mathbb{G}_L(t,x)} \right) (\mathbb{F}_S(\mathcal{B}_1) + \mathbb{G}_S(t,x))$$
$$:= \mathcal{F}_1[\mathcal{B}_1,\mathcal{B}_2](t,x).$$

将 (5.3.11) 代入系统 (5.3.7) 的第四个方程, 可得

$$\mathcal{B}_2(t,x) = \sigma \left(\mathbb{F}_i(\mathcal{B}_1,\mathcal{B}_2) + \mathbb{G}_i(t,x) + \beta_H \frac{\mathbb{F}_H(\mathcal{B}_1,\mathcal{B}_2) + \mathbb{G}_H(t,x)}{k_H + \mathbb{F}_H(\mathcal{B}_1,\mathcal{B}_2) + \mathbb{G}_H(t,x)} \right.$$
$$\left. + \beta_L \frac{\mathbb{F}_L(\mathcal{B}_1,\mathcal{B}_2) + \mathbb{G}_L(t,x)}{k_L + \mathbb{F}_L(\mathcal{B}_1,\mathcal{B}_2) + \mathbb{G}_L(t,x)} \right) (\mathbb{F}_{V1}(\mathcal{B}_1) - \mathbb{F}_{V2}(\mathcal{B}_2) + \mathbb{G}_V(t,x)),$$
$$:= \mathcal{F}_2[\mathcal{B}_1,\mathcal{B}_2](t,x).$$

定义算子 $\mathcal{F} = (\mathcal{F}_1, \mathcal{F}_2) : \mathbb{Y}_T \times \mathbb{Y}_T \to \mathbb{Y}_T \times \mathbb{Y}_T$. 接下来, 只需证明非线性算子 $\mathcal{F}$ 存在唯一的不动点. 根据 Banach–Picard 不动点定理, 即证 $\mathcal{F}$ 在空间 $\mathbb{Y}_T \times \mathbb{Y}_T$ 上严格压缩.

对于任意 $\mathcal{B}_1', \mathcal{B}_2', \mathcal{B}_1'', \mathcal{B}_2'' \in \mathbb{Y}_T$, 我们有

$$\mathcal{F}_1(\mathcal{B}_1', \mathcal{B}_2') - \mathcal{F}_1(\mathcal{B}_1'', \mathcal{B}_2'')$$
$$= (\mathbb{F}_S(\mathcal{B}_1') - \mathbb{F}_S(\mathcal{B}_1''))\left(\mathbb{F}_i(\mathcal{B}_1', \mathcal{B}_2') + \mathbb{G}_i(t,x) + \frac{\beta_H(\mathbb{F}_H(\mathcal{B}_1', \mathcal{B}_2') + \mathbb{G}_H(t,x))}{k_H + \mathbb{F}_H(\mathcal{B}_1', \mathcal{B}_2') + \mathbb{G}_H(t,x)} \right.$$

$$
+ \frac{\beta_L(\mathbb{F}_L(\mathcal{B}_1',\mathcal{B}_2') + \mathbb{G}_L(t,x))}{k_L + \mathbb{F}_L(\mathcal{B}_1',\mathcal{B}_2') + \mathbb{G}_L(t,x)} \bigg) + (\mathbb{F}_S(\mathcal{B}_1'') + \mathbb{G}_S(t,x))(\mathbb{F}_i(\mathcal{B}_1',\mathcal{B}_2')
$$

$$
- \mathbb{F}_i(\mathcal{B}_1'',\mathcal{B}_2'')) + \frac{(\mathbb{F}_S(\mathcal{B}_1'') + \mathbb{G}_S(t,x))\beta_H k_H(\mathbb{F}_H(\mathcal{B}_1',\mathcal{B}_2') - \mathbb{F}_H(\mathcal{B}_1'',\mathcal{B}_2''))}{(k_H + \mathbb{F}_H(\mathcal{B}_1',\mathcal{B}_2') + \mathbb{G}_H(t,x))(k_H + \mathbb{F}_H(\mathcal{B}_1'',\mathcal{B}_2'') + \mathbb{G}_H(t,x))}
$$

$$
+ \frac{(\mathbb{F}_S(\mathcal{B}_1'') + \mathbb{G}_S(t,x))\beta_L k_L(\mathbb{F}_L(\mathcal{B}_1',\mathcal{B}_2') - \mathbb{F}_L(\mathcal{B}_1'',\mathcal{B}_2''))}{(k_L + \mathbb{F}_L(\mathcal{B}_1',\mathcal{B}_2') + \mathbb{G}_L(t,x))(k_L + \mathbb{F}_L(\mathcal{B}_1'',\mathcal{B}_2'') + \mathbb{G}_L(t,x))}.
$$

经过详细计算, 有以下估计

$$
\bigg\| (\mathbb{F}_S(\mathcal{B}_1') - \mathbb{F}_S(\mathcal{B}_1'')) \bigg(\mathbb{F}_i(\mathcal{B}_1',\mathcal{B}_2') + \mathbb{G}_i(t,x) + \frac{\beta_H(\mathbb{F}_H(\mathcal{B}_1',\mathcal{B}_2') + \mathbb{G}_H(t,x))}{k_H + \mathbb{F}_H(\mathcal{B}_1',\mathcal{B}_2') + \mathbb{G}_H(t,x)}
$$

$$
+ \frac{\beta_L(\mathbb{F}_L(\mathcal{B}_1',\mathcal{B}_2') + \mathbb{G}_L(t,x))}{k_L + \mathbb{F}_L(\mathcal{B}_1',\mathcal{B}_2') + \mathbb{G}_L(t,x)} \bigg) \bigg\|_{\mathbb{Y}_T} \leqslant m_1(T) \sup_{0 \leqslant t \leqslant T} \|\mathcal{B}_1' - \mathcal{B}_1''\|_{\mathbb{X}},
$$

$$
\|(\mathbb{F}_S(\mathcal{B}_1'') + \mathbb{G}_S(t,x))(\mathbb{F}_i(\mathcal{B}_1',\mathcal{B}_2') - \mathbb{F}_i(\mathcal{B}_1'',\mathcal{B}_2''))\|_{\mathbb{Y}_T}
$$

$$
\leqslant m_2(T) \bigg(\sup_{0 \leqslant t \leqslant T} \|\mathcal{B}_1' - \mathcal{B}_1''\|_{\mathbb{X}} + \sup_{0 \leqslant t \leqslant T} \|\mathcal{B}_2' - \mathcal{B}_2''\|_{\mathbb{X}} \bigg),
$$

$$
\bigg\| \frac{(\mathbb{F}_S(\mathcal{B}_1'') + \mathbb{G}_S(t,x))\beta_H k_H(\mathbb{F}_H(\mathcal{B}_1',\mathcal{B}_2') - \mathbb{F}_H(\mathcal{B}_1'',\mathcal{B}_2''))}{(k_H + \mathbb{F}_H(\mathcal{B}_1',\mathcal{B}_2') + \mathbb{G}_H(t,x))(k_H + \mathbb{F}_H(\mathcal{B}_1'',\mathcal{B}_2'') + \mathbb{G}_H(t,x))} \bigg\|_{\mathbb{Y}_T}
$$

$$
\leqslant m_3(T) \bigg(\sup_{0 \leqslant t \leqslant T} \|\mathcal{B}_1' - \mathcal{B}_1''\|_{\mathbb{X}} + \sup_{0 \leqslant t \leqslant T} \|\mathcal{B}_2' - \mathcal{B}_2''\|_{\mathbb{X}} \bigg),
$$

$$
\bigg\| \frac{(\mathbb{F}_S(\mathcal{B}_1'') + \mathbb{G}_S(t,x))\beta_L k_L(\mathbb{F}_L(\mathcal{B}_1',\mathcal{B}_2') - \mathbb{F}_L(\mathcal{B}_1'',\mathcal{B}_2''))}{(k_L + \mathbb{F}_L(\mathcal{B}_1',\mathcal{B}_2') + \mathbb{G}_L(t,x))(k_L + \mathbb{F}_L(\mathcal{B}_1'',\mathcal{B}_2'') + \mathbb{G}_L(t,x))} \bigg\|_{\mathbb{Y}_T}
$$

$$
\leqslant m_4(T) \bigg(\sup_{0 \leqslant t \leqslant T} \|\mathcal{B}_1' - \mathcal{B}_1''\|_{\mathbb{X}} + \sup_{0 \leqslant t \leqslant T} \|\mathcal{B}_2' - \mathcal{B}_2''\|_{\mathbb{X}} \bigg),
$$

其中

$$
m_1(T) = \sup_{0 \leqslant t \leqslant T} \bigg\| (\mathbb{F}_i(\mathcal{B}_1',\mathcal{B}_2') + \mathbb{G}_i(t,x) + \beta_H + \beta_L) \int_0^t e^{-(\phi+\mu)(t-s)}
$$

$$
\times \int_\Omega \Gamma_1(t-s,x,y) \mathrm{d}y \mathrm{d}s \bigg\|_{\mathbb{X}},
$$

$$
m_2(T) = \sup_{0 \leqslant t \leqslant T} \bigg\| (\mathbb{F}_S(\mathcal{B}_1'') + \mathbb{G}_S(t,x)) \int_0^t \beta_i(a)\pi_i(a) \int_\Omega \Gamma_3(a,x,y) \mathrm{d}y \mathrm{d}a \bigg\|_{\mathbb{X}},
$$

$$
m_3(T) = \sup_{0 \leqslant t \leqslant T} \bigg\| \frac{\beta_H}{k_H} (\mathbb{F}_S(\mathcal{B}_1'') + \mathbb{G}_S(t,x)) \int_0^t e^{-\chi s} \int_0^{t-s} \xi(a)\pi_i(a)
$$

$$
\times \int_\Omega \Gamma_3(a,x,y) \mathrm{d}y \mathrm{d}a \mathrm{d}s \bigg\|_{\mathbb{X}},
$$

$$m_4(T) = \sup_{0 \leqslant t \leqslant T} \left\| \frac{\chi \beta_L}{k_L} (\mathbb{F}_S(\mathcal{B}_1'') + \mathbb{G}_S(t,x)) \int_0^t e^{-\delta s} \int_0^{t-s} e^{-\chi r} \int_0^{t-s-r} \xi(a) \right.$$
$$\left. \times \pi_i(a) \int_\Omega \Gamma_3(a,x,y) \mathrm{d}y \mathrm{d}a \mathrm{d}r \mathrm{d}s \right\|_{\mathbb{X}}.$$

因此, 存在 $M_1(T)$ 使得

$$\|\mathcal{F}_1(\mathcal{B}_1', \mathcal{B}_2') - \mathcal{F}_1(\mathcal{B}_1'', \mathcal{B}_2'')\|_{\mathbb{Y}_T} \leqslant M_1(T) \left(\|\mathcal{B}_1' - \mathcal{B}_1''\|_{\mathbb{Y}_T} + \|\mathcal{B}_2' - \mathcal{B}_2''\|_{\mathbb{Y}_T} \right),$$

这里 $M_1(T) = \sum_{j=1}^4 m_i(T)$, 且有 $\lim_{T \to 0} M_1(T) = 0$.

对于任意 $\mathcal{B}_1', \mathcal{B}_2', \mathcal{B}_1'', \mathcal{B}_2'' \in \mathbb{Y}_T$, 我们有

$$\mathcal{F}_2(\mathcal{B}_1', \mathcal{B}_2') - \mathcal{F}_2(\mathcal{B}_1'', \mathcal{B}_2'')$$
$$= \sigma(\mathbb{F}_{V1}(\mathcal{B}_1') - \mathbb{F}_{V1}(\mathcal{B}_1'')) \left(\mathbb{F}_i(\mathcal{B}_1', \mathcal{B}_2') + \mathbb{G}_i(t,x) + \frac{\beta_H(\mathbb{F}_H(\mathcal{B}_1', \mathcal{B}_2') + \mathbb{G}_H(t,x))}{k_H + \mathbb{F}_H(\mathcal{B}_1', \mathcal{B}_2') + \mathbb{G}_H(t,x)} \right.$$
$$\left. + \frac{\beta_L(\mathbb{F}_L(\mathcal{B}_1', \mathcal{B}_2') + \mathbb{G}_L(t,x))}{k_L + \mathbb{F}_L(\mathcal{B}_1', \mathcal{B}_2') + \mathbb{G}_L(t,x)} \right) - \sigma(\mathbb{F}_{V2}(\mathcal{B}_2') - \mathbb{F}_{V2}(\mathcal{B}_2'')) \left(\mathbb{F}_i(\mathcal{B}_1', \mathcal{B}_2') \right.$$
$$\left. + \mathbb{G}_i(t,x) + \frac{\beta_H(\mathbb{F}_H(\mathcal{B}_1', \mathcal{B}_2') + \mathbb{G}_H(t,x))}{k_H + \mathbb{F}_H(\mathcal{B}_1', \mathcal{B}_2') + \mathbb{G}_H(t,x)} + \frac{\beta_L(\mathbb{F}_L(\mathcal{B}_1', \mathcal{B}_2') + \mathbb{G}_L(t,x))}{k_L + \mathbb{F}_L(\mathcal{B}_1', \mathcal{B}_2') + \mathbb{G}_L(t,x)} \right)$$
$$+ \sigma(\mathbb{F}_{V1}(\mathcal{B}_1'') - \mathbb{F}_{V2}(\mathcal{B}_2'') + \mathbb{G}_V(t,x))(\mathbb{F}_i(\mathcal{B}_1', \mathcal{B}_2') - \mathbb{F}_i(\mathcal{B}_1'', \mathcal{B}_2''))$$
$$+ \frac{\sigma(\mathbb{F}_{V1}(\mathcal{B}_1'') - \mathbb{F}_{V2}(\mathcal{B}_2'') + \mathbb{G}_V(t,x))\beta_H k_H(\mathbb{F}_H(\mathcal{B}_1', \mathcal{B}_2') - \mathbb{F}_H(\mathcal{B}_1'', \mathcal{B}_2''))}{(k_H + \mathbb{F}_H(\mathcal{B}_1', \mathcal{B}_2') + \mathbb{G}_H(t,x))(k_H + \mathbb{F}_H(\mathcal{B}_1'', \mathcal{B}_2'') + \mathbb{G}_H(t,x))}$$
$$+ \frac{\sigma(\mathbb{F}_{V1}(\mathcal{B}_1'') - \mathbb{F}_{V2}(\mathcal{B}_2'') + \mathbb{G}_V(t,x))\beta_L k_L(\mathbb{F}_L(\mathcal{B}_1', \mathcal{B}_2') - \mathbb{F}_L(\mathcal{B}_1'', \mathcal{B}_2''))}{(k_L + \mathbb{F}_L(\mathcal{B}_1', \mathcal{B}_2') + \mathbb{G}_L(t,x))(k_L + \mathbb{F}_L(\mathcal{B}_1'', \mathcal{B}_2'') + \mathbb{G}_L(t,x))}.$$

类似地, 存在 $M_2(T)$ 满足 $\lim_{T \to 0} M_2(T) = 0$, 使得

$$\|\mathcal{F}_2(\mathcal{B}_1', \mathcal{B}_2') - \mathcal{F}_2(\mathcal{B}_1'', \mathcal{B}_2'')\|_{\mathbb{Y}_T} \leqslant M_2(T) \left(\|\mathcal{B}_1' - \mathcal{B}_1''\|_{\mathbb{Y}_T} + \|\mathcal{B}_2' - \mathcal{B}_2''\|_{\mathbb{Y}_T} \right).$$

因此, 存在 $M(T) = M_1(T) + M_2(T)$ 满足 $\lim_{T \to 0} M(T) = 0$, 使得

$$\|\mathcal{F}(\mathcal{B}_1', \mathcal{B}_2') - \mathcal{F}(\mathcal{B}_1'', \mathcal{B}_2'')\|_{\mathbb{Y}_T \times \mathbb{Y}_T} \leqslant M(T) \left(\|\mathcal{B}_1' - \mathcal{B}_1''\|_{\mathbb{Y}_T} + \|\mathcal{B}_2' - \mathcal{B}_2''\|_{\mathbb{Y}_T} \right).$$

显然, 我们可以选取充分小的 $T > 0$, 使得 $M(T) < 1$, 这意味着算子 $\mathcal{F}$ 在空间 $\mathbb{Y}_T \times \mathbb{Y}_T$ 上是严格压缩的. 因此, $\mathcal{F}$ 有唯一的不动点, 即系统 (5.3.7)–(5.3.9) 有唯一的局部解. □

接下来研究解的全局存在性问题, 即仅需验证系统 (5.3.7) 满足边界条件 (5.3.8) 和初始条件 (5.3.9) 的解在 $[0, T)$ 上不会发生爆破.

定理 5.3.3　对于任意初值 $(\varphi_S, \varphi_V, \varphi_i, \varphi_H, \varphi_L) \in \mathbb{Z}_+$，系统 (5.3.7)–(5.3.9) 有唯一全局非负解 $(S, V, \mathcal{B}_1, \mathcal{B}_2)$.

证明　由系统 (5.3.7) 中 S 的方程可得

$$\frac{\partial S(t,x)}{\partial t} \leqslant d_S \Delta S(t,x) + \Lambda - (\phi + \mu)S(t,x), \quad (t,x) \in [0,T) \times \Omega,$$

$$\frac{\partial S(t,x)}{\partial \boldsymbol{n}} = 0, \qquad\qquad\qquad (t,x) \in [0,T) \times \partial\Omega.$$

根据比较原理，对于所有的 $(t,x) \in [0,T) \times \Omega$，我们有

$$S(t,x) \leqslant \|\phi_S\|_{\mathbb{x}} + \frac{\Lambda}{\phi + \mu} := M_S. \tag{5.3.12}$$

将 (5.3.12) 代入到系统 (5.3.7) 中 V 的方程，可得

$$\frac{\partial V(t,x)}{\partial t} \leqslant d_V \Delta V(t,x) + \phi M_S - \mu V(t,x), \quad (t,x) \in [0,T) \times \Omega,$$

$$\frac{\partial V(t,x)}{\partial \boldsymbol{n}} = 0, \qquad\qquad\qquad (t,x) \in [0,T) \times \partial\Omega.$$

类似可得

$$V(t,x) \leqslant \|\phi_V\|_{\mathbb{x}} + \frac{\phi M_S}{\mu} := M_V, \quad (t,x) \in [0,T) \times \Omega. \tag{5.3.13}$$

以下证明 $\mathcal{B}(t,x)$ 的一致有界性. 将 (5.3.12) 和 (5.3.13) 代入系统 (5.3.1) 的第四个方程，可得

$$\mathcal{B}(t,x) \leqslant (M_S + \sigma M_V)\left(N_{m\mathcal{B}} + \mathbb{F}_i(\mathcal{B}_1, \mathcal{B}_2) + \frac{\beta_H}{k_H}\mathbb{F}_H(\mathcal{B}_1, \mathcal{B}_2) + \frac{\beta_L}{k_L}\mathbb{F}_L(\mathcal{B}_1, \mathcal{B}_2) \right),$$

其中

$$N_{m\mathcal{B}} = \sup_{(t,x) \in [0,T) \times \Omega} \left(\mathbb{G}_i(t,x) + \frac{\beta_H}{k_H}\mathbb{G}_H(t,x) + \frac{\beta_L}{k_L}\mathbb{G}_L(t,x) \right)$$

$$\leqslant \left(\bar{\beta}_i + \frac{\beta_H}{k_H}\frac{\bar{\xi}}{\chi} + \frac{\beta_L}{k_L}\frac{\bar{\xi}}{\delta} \right)\|\varphi_i\|_{\mathbb{Y}} + \left(\frac{\beta_H}{k_H} + \frac{\beta_L}{k_L}\frac{\chi}{\delta} \right)\|\varphi_H\|_{\mathbb{x}} + \frac{\beta_L}{k_L}\|\varphi_L\|_{\mathbb{x}}$$

$$:= M_{m\mathcal{B}}.$$

根据 Granwall 不等式，对于所有的 $(t,x) \in [0,T) \times \Omega$，有

$$\mathcal{B}(t,x) \leqslant (M_S + \sigma M_V)M_{m\mathcal{B}}e^{\int_0^t \beta_i(a)\pi_i(a)\int_\Omega \Gamma_3(a,x,y)dyda}$$

$$\times e^{\frac{\beta_H}{k_H}\int_0^t e^{-\chi s}\int_0^{t-s}\xi(a)\pi_i(a)\int_\Omega \Gamma_3(a,x,y)dydads}$$

$$\times e^{\frac{\beta_L}{k_L}\chi \int_0^t e^{-\delta s}\int_0^{t-s} e^{-\chi r}\int_0^{t-s-r}\xi(a)\pi_i(a)\int_\Omega \Gamma_3(a,x,y)dydadrds}$$

$$\leqslant (M_S + \sigma M_V)M_{m\mathcal{B}}e^{\frac{\bar{\beta}_i}{\mu} + \frac{\beta_H}{k_H}\frac{\bar{\xi}}{\chi\mu} + \frac{\beta_L}{k_L}\frac{\bar{\xi}}{\delta\mu}} := M_\mathcal{B}.$$

由于 $\mathcal{B}(t,x) = \mathcal{B}_1(t,x) + \mathcal{B}_2(t,x)$, 我们得到

$$\mathcal{B}_1(t,x) \leqslant M_{\mathcal{B}}, \quad \mathcal{B}_2(t,x) \leqslant M_{\mathcal{B}}, \quad (t,x) \in [0,T) \times \Omega.$$

注意到 M_S, M_V 和 $M_{\mathcal{B}}$ 不依赖于时间, 由此可知 S, V, $\mathcal{B}_1$ 和 $\mathcal{B}_2$ 在有限时间不会发生爆破. □

5.3.2.2 解半流的渐近光滑性

定义系统 (5.3.1)–(5.3.3) 的解半流 $\Phi(t) : \mathbb{Z}_+ \to \mathbb{Z}_+$ 为

$$\Phi(t)\varphi := (S(t,\cdot), V(t,\cdot), i(t,\cdot,\cdot), B_H(t,\cdot), B_L(t,\cdot)), \quad t \geqslant 0.$$

由于系统 (5.3.1) 的最后两个方程没有扩散项, 所以解半流 $\Phi(t)$ 是非紧的. 为了解决这个问题, 对任意有界集 $\mathbb{B} \subset \mathbb{Z}_+$, 我们引入 Kuratowski 非紧测度 $\kappa(\cdot)$

$$\kappa(\mathbb{B}) := \inf\{r : \mathbb{B} \text{ 有一个有限覆盖半径} < r\}.$$

$\mathbb{B}$ 是预紧的当且仅当 $\kappa(\mathbb{B}) = 0$. 若存在一个连续函数 $k(t) : \mathbb{R}_+ \to \mathbb{R}_+$, $0 \leqslant k(t) < 1$, 使得对任意 $t > 0$ 和有界集 $\mathbb{B}$, $\{\Phi(s)\mathbb{B}, 0 \leqslant s \leqslant t\}$ 有界且 $\kappa(\Phi(t)\mathbb{B}) \leqslant k(t)\kappa(\mathbb{B})$, 则称 $\Phi(t)$ 是一个 κ–压缩映射.

引理 5.3.4 对任意有界集 $\mathbb{B} \subset \mathbb{Z}_+$, $\Phi(t)$ 是一个 κ–压缩映射, 即

$$\kappa(\Phi(t)\mathbb{B}) \leqslant e^{-\nu t}\kappa(\mathbb{B}),$$

其中 $\nu = \min\{\chi, \delta\}$.

证明 对任意 $\varphi \in \mathbb{B}$, 存在一个常数 $C > 0$, 使得 $\|\varphi\|_{\mathbb{Z}} \leqslant C$. 根据 Γ_j ($j = 1,2,3$) 的性质和假设 (B.1)–(B.4) 可知, 对于任意 $t \in \mathbb{R}_+$, $S(t,x)$, $V(t,x)$, $i(t,a,x)$ 和 $\int_0^\infty i(t,a,x)\mathrm{d}a$ 是紧的. 进一步, 由 (5.3.6) 可得

$$\kappa(B_H(t,\cdot)) \leqslant Ce^{-\chi t} + \bar{\xi}\int_0^t e^{-\chi(t-s)}\kappa\left(\int_0^\infty i(s,a,\cdot)\mathrm{d}a\right)\mathrm{d}s = Ce^{-\chi t}$$

和

$$\begin{aligned}\kappa(B_L(t,x)) &\leqslant Ce^{-\delta t} + \chi\int_0^t e^{-\delta(t-s)}\kappa(B_H(s,\cdot))\mathrm{d}s \\ &\leqslant \left(\left|\frac{\delta - 2\chi}{\delta - \chi}\right| + \left|\frac{\chi}{\delta - \chi}\right|\right)Ce^{-\nu t}.\end{aligned}$$

因此, $\kappa(\Phi(t)\mathbb{B}) \leqslant e^{-\nu t}\kappa(\mathbb{B})$. □

定理 5.3.5 $\Phi(t)$ 在 $\mathbb{Z}_+$ 上存在一个全局吸引子.

证明　由定理 5.3.3 可知, $\Phi(t)$ 是点耗散的. 由引理 5.3.4 进一步可知, $\Phi(t)$ 是一个 κ-压缩映射. 因此, 由文献 [208] 中定理 2.4.6 可知, $\Phi(t)$ 在 $\mathbb{Z}_+$ 上存在一个全局吸引子. $\quad\square$

记

$$\hat{S}(t) = \int_\Omega S(t,x)\mathrm{d}x, \quad \hat{V}(t) = \int_\Omega V(t,x)\mathrm{d}x, \quad \hat{I}(t) = \int_\Omega \int_0^\infty i(t,a,x)\mathrm{d}a\mathrm{d}x.$$

在 Ω 上分别对系统 (5.3.1) 中 S, V 和 i 的方程积分再求和, 可得

$$\frac{\mathrm{d}}{\mathrm{d}t}\left(\hat{S}(t) + \hat{V}(t) + \hat{I}(t)\right) \leqslant \Lambda|\Omega| - \mu\left(\hat{S} + \hat{V} + \hat{I}\right), \quad \forall t \geqslant 0.$$

由比较原理可知, 存在 $t_0 > 0$, 当 $t > t_0$ 时

$$\hat{S}(t) + \hat{V}(t) + \hat{I}(t) \leqslant \frac{\Lambda|\Omega|}{\mu}.$$

进一步, 记 $\hat{B}_H(t) = \int_\Omega B_H(t,x)\mathrm{d}x, \hat{B}_L(t) = \int_\Omega B_L(t,x)\mathrm{d}x$, 则有

$$\frac{\mathrm{d}\hat{B}_H(t)}{\mathrm{d}t} \leqslant \frac{\bar{\xi}\Lambda|\Omega|}{\mu} - \chi\hat{B}_H(t), \quad \frac{\mathrm{d}\hat{B}_L(t)}{\mathrm{d}t} \leqslant \chi\hat{B}_H(t) - \delta\hat{B}_L(t), \quad t > t_0.$$

因此, 存在 $t_1 > t_0$, 使得当 $t > t_1$ 时,

$$\hat{B}_H(t) \leqslant \frac{\bar{\xi}\Lambda|\Omega|}{\mu\chi}, \quad \hat{B}_L(t) \leqslant \frac{\bar{\xi}\Lambda|\Omega|}{\mu\delta}.$$

因此, 系统 (5.3.1) 的正不变集为

$$\mathcal{D} = \left\{\varphi \in \mathbb{Z}_+ \,\middle|\, 0 < \hat{S}(t) + \hat{V}(t) + \hat{I}(t) \leqslant \frac{\Lambda|\Omega|}{\mu}, \; 0 < \hat{B}_H(t) \leqslant \frac{\bar{\xi}\Lambda|\Omega|}{\mu\chi}, \right.$$
$$\left. 0 < \hat{B}_L(t) \leqslant \frac{\bar{\xi}\Lambda|\Omega|}{\mu\delta} \right\}. \tag{5.3.14}$$

接下来, 我们将在不变集 $\mathcal{D}$ 上研究系统 (5.3.1)–(5.3.3) 的全局动力学性态.

5.3.3　基本再生数和可行常数稳态解

本节, 我们将讨论系统 (5.3.1)–(5.3.3) 可行常数稳态解的存在性.

显然, 系统 (5.3.1) 总存在一个无病稳态解 $E_0(S_0, V_0, 0, 0, 0)$, 其中

$$S_0 = \frac{\Lambda}{\phi + \mu}, \quad V_0 = \frac{\phi\Lambda}{\mu(\phi + \mu)}.$$

将系统 (5.3.1) 在无病稳态解 E_0 处线性化, 可得

$$\left(\frac{\partial}{\partial t} + \frac{\partial}{\partial a}\right) i(t,a,x) = d_i \Delta i(t,a,x) - (\mu + \theta(a)) i(t,a,x), \quad a \in \mathbb{R}_+, \ x \in \Omega,$$

$$i(t,0,x) = (S_0 + \sigma V_0)\left(\int_0^\infty \beta_i(a) i(t,a,x) \mathrm{d}a + \frac{\beta_H}{k_H} B_H(t,x)\right.$$

$$\left. + \frac{\beta_L}{k_L} B_L(t,x)\right) := \bar{\mathcal{B}}(t,x), \qquad\qquad x \in \Omega,$$

$$\frac{\partial B_H(t,x)}{\partial t} = \int_0^\infty \xi(a) i(t,a,x) \mathrm{d}a - \chi B_H(t,x), \qquad\qquad x \in \Omega,$$

$$\frac{\partial B_L(t,x)}{\partial t} = \chi B_H(t,x) - \delta B_L(t,x), \qquad\qquad x \in \Omega,$$

$$\frac{\partial i(t,a,x)}{\partial \boldsymbol{n}} = 0, \qquad\qquad x \in \partial\Omega.$$

$$(5.3.15)$$

将系统 (5.3.15) 中 i 的方程沿特征线 $t - a = \text{const.}$ 积分, 可得

$$i(t,a,x) = \begin{cases} \pi_i(a) \displaystyle\int_\Omega \Gamma_3(a,x,y) \bar{\mathcal{B}}(t-a,y) \mathrm{d}y, & t \geqslant a, \ x \in \Omega \\ \dfrac{\pi_i(a)}{\pi_i(a-t)} \displaystyle\int_\Omega \Gamma_3(t,x,y) \varphi_i(a-t,y) \mathrm{d}y, & t < a, \ x \in \Omega. \end{cases} \qquad (5.3.16)$$

进一步, 将 (5.3.5), (5.3.6) 和 (5.3.16) 代入 $\bar{\mathcal{B}}$ 中, 可得

$$\bar{\mathcal{B}}(t,x) = Q(t,x) + (S_0 + \sigma V_0)\left[\int_0^t \beta_i(a)\pi_i(a) \int_\Omega \Gamma_3(a,x,y) \bar{\mathcal{B}}(t-a,y) \mathrm{d}y\mathrm{d}a\right.$$

$$+ \frac{\beta_H}{k_H} \int_0^t e^{-\chi s} \int_0^{t-s} \xi(a)\pi_i(a) \int_\Omega \Gamma_3(a,x,y) \bar{\mathcal{B}}(t-s-a,y) \mathrm{d}y\mathrm{d}a\mathrm{d}s$$

$$+ \frac{\beta_L \chi}{k_L} \int_0^t e^{-\delta s} \int_0^{t-s} e^{-\chi r} \int_0^{t-s-r} \xi(a)\pi_i(a) \int_\Omega \Gamma_3(a,x,y)$$

$$\left. \times \bar{\mathcal{B}}(t-s-r-a,y) \mathrm{d}y\mathrm{d}a\mathrm{d}r\mathrm{d}s\right],$$

$$(5.3.17)$$

其中

$$Q(t,x) = (S_0 + \sigma V_0)\left(\mathbb{G}_i(t,x) + \frac{\beta_H}{k_H}\mathbb{G}_H(t,x) + \frac{\beta_L}{k_L}\mathbb{G}_L(t,x)\right),$$

这里 $\mathbb{G}_i$, $\mathbb{G}_H$ 和 $\mathbb{G}_L$ 分别由 (5.3.5) 和 (5.3.6) 所定义. 由于 (5.3.17) 是更新方程, 对 (5.3.17) 两端作 Laplace 变换, 并多次交换积分的顺序, 可得

$$\widehat{\bar{\mathcal{B}}(\lambda,x)} = (S_0 + \sigma V_0)\left[\int_0^\infty \beta_i(a)\pi_i(a)e^{-\lambda a} \int_\Omega \Gamma_3(a,x,y) \int_0^\infty e^{-\lambda t} \bar{\mathcal{B}}(t,y) \mathrm{d}t\mathrm{d}y\mathrm{d}a\right.$$

$$+ \frac{\beta_H}{k_H} \int_0^\infty e^{-(\chi+\lambda)s} \int_0^\infty \xi(a)\pi_i(a)e^{-\lambda a} \int_\Omega \Gamma_3(a,x,y) \int_0^\infty e^{-\lambda t}$$

$$\times \bar{\mathcal{B}}(t,y)\mathrm{d}t\mathrm{d}y\mathrm{d}a\mathrm{d}s + \frac{\beta_L\chi}{k_L} \int_0^\infty e^{-(\delta+\lambda)s} \int_0^\infty e^{-(\chi+\lambda)r} \int_0^\infty \xi(a)\pi_i(a)e^{-\lambda a}$$

$$\times \int_\Omega \Gamma_3(a,x,y) \int_0^\infty e^{-\lambda t}\bar{\mathcal{B}}(t,y)\mathrm{d}t\mathrm{d}y\mathrm{d}a\mathrm{d}r\mathrm{d}s \Bigg] + \widehat{Q(\lambda,x)},$$

其中 $\widehat{f(\lambda,x)} = \int_0^\infty e^{-\lambda t}f(t,x)\mathrm{d}t$. 令 $\lambda = 0$, 则有

$$\int_0^\infty \bar{\mathcal{B}}(t,x)\mathrm{d}t = (S_0 + \sigma V_0)\Bigg[\int_0^\infty \beta_i(a)\pi_i(a) \int_\Omega \Gamma_3(a,x,y) \int_0^\infty \bar{\mathcal{B}}(t,y)\mathrm{d}t\mathrm{d}y\mathrm{d}a$$

$$+ \left(\frac{\beta_H}{\chi k_H} + \frac{\beta_L}{\delta k_L} \right) \int_0^\infty \xi(a)\pi_i(a) \int_\Omega \Gamma_3(a,x,y) \int_0^\infty \bar{\mathcal{B}}(t,y)\mathrm{d}t\mathrm{d}y\mathrm{d}a \Bigg]$$

$$+ \int_0^\infty Q(t,x)\mathrm{d}t.$$

因此, 定义系统 (5.3.1) 的再生算子 $\mathcal{L}: \mathbb{X} \to \mathbb{X}$ 为

$$\mathcal{L}[\varphi](x) := (S_0 + \sigma V_0)\Bigg[\int_0^\infty \beta_i(a)\pi_i(a) \int_\Omega \Gamma_3(a,x,y)\varphi(y)\mathrm{d}y\mathrm{d}a$$

$$+ \left(\frac{\beta_H}{\chi k_H} + \frac{\beta_L}{\delta k_L} \right) \int_0^\infty \xi(a)\pi_i(a) \int_\Omega \Gamma_3(a,x,y)\varphi(y)\mathrm{d}y\mathrm{d}a \Bigg]. \quad (5.3.18)$$

根据文献 [86] 中的经典理论, 系统 (5.3.1) 的基本再生数可定义为 $\mathscr{R}_0 = r(\mathcal{L})$, 其中 $r(\mathcal{L})$ 表示算子 $\mathcal{L}$ 的谱半径.

引理 5.3.6 由 (5.3.18) 定义的算子 $\mathcal{L}$ 是严格正且紧的.

证明 由引理 5.3.1 可知, $\mathcal{L}$ 是严格正的. 下面, 利用 Arzelà–Ascoli 定理, 我们验证 $\mathcal{L}$ 也是紧的.

首先, $\mathcal{L}$ 是一致有界的. 在 $\mathbb{X}$ 中选取一个有界序列 $\{\varphi_n\}_{n\in\mathbb{N}}$, 则存在一个整数 $M_1 > 0$, 使得 $\|\varphi_n\|_{\mathbb{X}} \leqslant M_1$, $\forall n \in \mathbb{N}$. 因此, 对任意 $x \in \Omega$, 我们有

$$\mathcal{L}[\varphi_n](x) \leqslant M_1(S_0 + \sigma V_0)\Bigg[\int_0^\infty \beta_i(a)\pi_i(a) \int_\Omega \Gamma_3(a,x,y)\mathrm{d}y\mathrm{d}a$$

$$+ \left(\frac{\beta_H}{\chi k_H} + \frac{\beta_L}{\delta k_L} \right) \int_0^\infty \xi(a)\pi_i(a) \int_\Omega \Gamma_3(a,x,y)\mathrm{d}y\mathrm{d}a \Bigg].$$

其次, $\mathcal{L}$ 是等度连续的. 对于任意 $x, \tilde{x} \in \Omega$, 我们有

$$\|\mathcal{L}[\varphi_n](x) - \mathcal{L}[\varphi_n](\tilde{x})\|_{\mathbb{X}} \leqslant M_1(S_0 + \sigma V_0)\left(\bar{\beta}_i + \frac{\beta_H\bar{\xi}}{\chi k_H} + \frac{\beta_L\bar{\xi}}{\delta k_L} \right)$$

$$\times \int_0^\infty \pi_i(a) \int_\Omega \|\Gamma_3(a,x,y) - \Gamma_3(a,\tilde{x},y)\|_{\mathbb{X}}\mathrm{d}y\mathrm{d}a.$$

由 Laplace 算子 Δ 的紧性和 $\Gamma_3(a, x, y)$ 的一致连续性, 对于任意的 $\varepsilon_0 > 0$, 存在 $\delta > 0$, 使得当 $|x - \tilde{x}| < \delta$ 和 $y \in \Omega$ 时, 有

$$\|\Gamma_3(a, x, y) - \Gamma_3(a, \tilde{x}, y)\|_X \leqslant \frac{\varepsilon_0}{M_1(S_0 + \sigma V_0)\left(\bar{\beta}_i + \dfrac{\beta_H \bar{\xi}}{\chi k_H} + \dfrac{\beta_L \bar{\xi}}{\delta k_L}\right)|\Omega| \displaystyle\int_0^\infty \pi_i(a)\mathrm{d}a},$$

这里 $|\Omega|$ 表示 Ω 的体积. 对于这样的 δ 和 ε_0, 我们有

$$\|\mathcal{L}[\varphi_n](x) - \mathcal{L}[\varphi_n](\tilde{x})\|_X < \varepsilon_0, \quad \forall |x - \tilde{x}| < \delta.$$

根据 Arzelà–Ascoli 定理, 我们可知 $\mathcal{L}$ 是紧的. $\qquad\square$

由引理 5.3.6 和 Krein–Rutman 定理 [210, 定理 3.2] 可知, 基本再生数 $\mathscr{R}_0$ 是算子 $\mathcal{L}$ 的唯一正特征值, 具有对应的正特征向量. 将 $\varphi(x) \equiv 1 > 0$ 代入 (5.3.18), 则有

$$\mathscr{R}_0 = \left(\frac{\Lambda}{\phi + \mu} + \frac{\sigma \phi \Lambda}{\mu(\phi + \mu)}\right)\left(\mathcal{K}_1 + \frac{\beta_H}{\chi k_H}\mathcal{K}_2 + \frac{\beta_L}{\delta k_L}\mathcal{K}_2\right), \tag{5.3.19}$$

其中

$$\mathcal{K}_1 = \int_0^\infty \beta_i(a)\pi_i(a)\mathrm{d}a, \quad \mathcal{K}_2 = \int_0^\infty \xi(a)\pi_i(a)\mathrm{d}a.$$

定理 5.3.7 当 $\mathscr{R}_0 \leqslant 1$ 时, 系统 (5.3.1) 不存在地方病稳态解. 当 $\mathscr{R}_0 > 1$ 时, 除无病稳态解 E_0 外, 系统 (5.3.1) 至少存在一个地方病稳态解 $E^*(S^*, V^*, i^*(a), B_H^*, B_L^*)$, 其中

$$i^*(a) = \pi_i(a)i^*(0), \quad B_H^* = \frac{\mathcal{K}_2}{\chi}i^*(0), \quad B_L^* = \frac{\mathcal{K}_2}{\delta}i^*(0),$$

$$S^* = \frac{\Lambda}{\phi + \mu + \mathcal{K}_3 i^*(0)}, \quad V^* = \frac{\phi \Lambda}{(\mu + \sigma \mathcal{K}_3 i^*(0))(\phi + \mu + \mathcal{K}_3 i^*(0))}, \tag{5.3.20}$$

这里

$$\mathcal{K}_3 = \mathcal{K}_1 + \frac{\beta_H \mathcal{K}_2}{\chi k_H + \mathcal{K}_2 i^*(0)} + \frac{\beta_L \mathcal{K}_2}{\delta k_L + \mathcal{K}_2 i^*(0)},$$

$i^*(0)$ 满足以下代数方程

$$f(x) := a_6 x^6 + a_5 x^5 + a_4 x^4 + a_3 x^3 + a_2 x^2 + a_1 x + a_0 = 0, \tag{5.3.21}$$

其中

$$a_0 = \mu(\phi + \mu)(\delta \chi k_H k_L)^2(1 - \mathscr{R}_0),$$
$$a_1 = 2\mu\delta\chi k_H k_L(\phi + \mu)(\chi k_H + \delta k_L)\mathcal{K}_2$$

$$- \sigma\Lambda(\delta\chi k_H k_L \mathcal{K}_1 + \delta k_L \beta_H \mathcal{K}_2 + \chi k_H \beta_L \mathcal{K}_2)^2$$
$$+ \delta\chi k_H k_L [\mu + \sigma(\phi + \mu)] \left(\delta\chi k_H k_L \mathcal{K}_1 + \delta k_L \beta_H \mathcal{K}_2 + \chi k_H \beta_L \mathcal{K}_2\right)$$
$$- \Lambda(\mu + \sigma\phi)[2\delta\chi k_H k_L(\chi k_H + \delta k_L)\mathcal{K}_1 + \delta k_L \beta_H (2\chi k_H + \delta k_L)\mathcal{K}_2$$
$$+ \chi k_H \beta_L (\chi k_H + 2\delta k_L)\mathcal{K}_2]\mathcal{K}_2,$$

$$a_2 = \mu(\phi + \mu)[2\delta\chi k_H k_L + (\chi k_H + \delta k_L)^2]\mathcal{K}_2^2$$
$$+ [\mu + \sigma(\phi + \mu)] [2\delta\chi k_H k_L(\chi k_H + \delta k_L)\mathcal{K}_1 + \delta k_L \beta_H (2\chi k_H + \delta k_L)\mathcal{K}_2$$
$$+ \chi k_H \beta_L (\chi k_H + 2\delta k_L)\mathcal{K}_2]\mathcal{K}_2 + \sigma(\delta\chi k_H k_L \mathcal{K}_1 + \delta k_L \beta_H \mathcal{K}_2 + \chi k_H \beta_L \mathcal{K}_2)^2$$
$$- \Lambda(\mu + \sigma\phi)[(\chi k_H + \delta k_L)^2 \mathcal{K}_1 + \chi k_H (\beta_H + 2\beta_L)\mathcal{K}_2$$
$$+ \delta k_L (2\beta_H + \beta_L)\mathcal{K}_2 + 2\delta\chi k_H k_L \mathcal{K}_1]\mathcal{K}_2^2$$
$$- 2\sigma\Lambda(\delta\chi k_H k_L \mathcal{K}_1 + \delta k_L \beta_H \mathcal{K}_2 + \chi k_H \beta_L \mathcal{K}_2)$$
$$\times [(\chi k_H + \delta k_L)\mathcal{K}_1 + (\beta_H + \beta_L)\mathcal{K}_2]\mathcal{K}_2,$$

$$a_3 = 2\mu(\phi + \mu)(\chi k_H + \delta k_L)\mathcal{K}_2^3$$
$$- \Lambda(\mu + \sigma\phi) [2(\chi k_H + \delta k_L)\mathcal{K}_1 + (\beta_H + \beta_L)\mathcal{K}_2]\mathcal{K}_2^3$$
$$+ [\mu + \sigma(\phi + \mu)] [(\chi k_H + \delta k_L)^2 \mathcal{K}_1 + \chi k_H (\beta_H + 2\beta_L)\mathcal{K}_2$$
$$+ \delta k_L (2\beta_H + \beta_L)\mathcal{K}_2 + 2\delta\chi k_H k_L \mathcal{K}_1]\mathcal{K}_2^2$$
$$- \sigma\Lambda [(\chi k_H + \delta k_L)\mathcal{K}_1 + (\beta_H + \beta_L)\mathcal{K}_2]^2 \mathcal{K}_2^2$$
$$+ 2\sigma(\delta\chi k_H k_L \mathcal{K}_1 + \delta k_L \beta_H \mathcal{K}_2 + \chi k_H \beta_L \mathcal{K}_2)[(\chi k_H + \delta k_L)\mathcal{K}_1 + (\beta_H + \beta_L)\mathcal{K}_2]\mathcal{K}_2$$
$$- 2\sigma\Lambda(\delta\chi k_H k_L \mathcal{K}_1 + \delta k_L \beta_H \mathcal{K}_2 + \chi k_H \beta_L \mathcal{K}_2)\mathcal{K}_1 \mathcal{K}_2^2,$$

$$a_4 = \mu(\phi + \mu)\mathcal{K}_2^4 + [\mu + \sigma(\phi + \mu)] [2(\chi k_H + \delta k_L)\mathcal{K}_1 + (\beta_H + \beta_L)\mathcal{K}_2]\mathcal{K}_2^3$$
$$+ \sigma [(\chi k_H + \delta k_L)\mathcal{K}_1 + (\beta_H + \beta_L)\mathcal{K}_2]^2 \mathcal{K}_2^2$$
$$+ 2\sigma (\delta\chi k_H k_L \mathcal{K}_1 + \delta k_L \beta_H \mathcal{K}_2 + \chi k_H \beta_L \mathcal{K}_2)\mathcal{K}_1 \mathcal{K}_2^2$$
$$- \Lambda(\mu + \sigma\phi)\mathcal{K}_1 \mathcal{K}_2^4 - 2\sigma\Lambda[(\chi k_H + \delta k_L)\mathcal{K}_1 + (\beta_H + \beta_L)\mathcal{K}_2]\mathcal{K}_1 \mathcal{K}_2^3,$$

$$a_5 = [\mu + \sigma(\phi + \mu)]\mathcal{K}_1 \mathcal{K}_2^4 + 2\sigma[(\chi k_H + \delta k_L)\mathcal{K}_1 + (\beta_H + \beta_L)\mathcal{K}_2]\mathcal{K}_1 \mathcal{K}_2^3 - \sigma\Lambda\mathcal{K}_1^2 \mathcal{K}_2^4,$$
$$a_6 = \sigma\mathcal{K}_1^2 \mathcal{K}_2^4 > 0.$$

5.3.4 阈值动力学

本节, 我们将研究系统 (5.3.1)–(5.3.3) 可行常数稳态解的全局渐近稳定性.

5.3.4.1 局部稳定性

本小节, 通过分析相应特征方程根的分布, 我们讨论系统 (5.3.1)–(5.3.3) 可行常数稳态解的局部渐近稳定性.

定理 5.3.8　当 $\mathscr{R}_0 < 1$ 时, 无病稳态解 E_0 是局部渐近稳定的; 当 $\mathscr{R}_0 > 1$ 时, 地方病稳态解 E^* 是局部渐近稳定的.

证明　首先考虑无病稳态解 E_0 的稳定性. 系统 (5.3.1)–(5.3.3) 在 E_0 处的特征方程为

$$(\eta + d_S\zeta_i + \phi + \mu)(\eta + d_V\zeta_i + \mu)f_1(\eta) = 0, \tag{5.3.22}$$

其中

$$f_1(\eta) = (\eta + \chi)(\eta + \delta) - (S_0 + \sigma V_0)\left[(\eta + \chi)(\eta + \delta)L_1 + \frac{\beta_H(\eta + \delta)}{k_H}L_2 + \frac{\chi\beta_L}{k_L}L_2\right],$$

这里 $\tilde{\pi}_i(a) = e^{-d_i\zeta_i a}\pi_i(a)$, 且

$$L_1 = \int_0^\infty \beta_i(a)e^{-\eta a}\tilde{\pi}_i(a)\mathrm{d}a, \quad L_2 = \int_0^\infty \xi(a)e^{-\eta a}\tilde{\pi}_i(a)\mathrm{d}a.$$

显然, 方程 (5.3.22) 总有两个负实根 $\eta_1 = -(d_S\zeta_i + \phi + \mu)$, $\eta_2 = -(d_V\zeta_i + \mu)$, 其余的根由方程 $f_1(\eta) = 0$ 确定. 以下证明, 当 $\mathscr{R}_0 < 1$ 时, 方程 $f_1(\eta) = 0$ 的所有根均有负实部. 若否, 则方程 $f_1(\eta) = 0$ 至少存在一个特征根 $\eta_3 = x_3 + \mathrm{i}y_3$ 满足 $x_3 \geqslant 0$. 注意到

$$1 = (S_0 + \sigma V_0)\left|L_1 + \frac{\beta_H}{k_H}\frac{L_2}{\eta_3 + \chi} + \frac{\chi\beta_L}{k_L}\frac{L_2}{(\eta_3 + \chi)(\eta_3 + \delta)}\right|$$

$$\leqslant (S_0 + \sigma V_0)\left(|L_1| + \frac{\beta_H}{k_H}\frac{|L_2|}{|\eta_3 + \chi|} + \frac{\chi\beta_L}{k_L}\frac{|L_2|}{|\eta_3 + \chi||\eta_3 + \delta|}\right)$$

$$\leqslant \mathscr{R}_0,$$

与假设矛盾. 因此, 当 $\mathscr{R}_0 < 1$ 时, 方程 $f_1(\eta) = 0$ 的所有根均具有负实部, 从而 E_0 是局部渐近稳定的.

接下来, 考虑地方病稳态解 E^* 的局部稳定性. 系统 (5.3.1)–(5.3.3) 在 E^* 处的特征方程为

$$(\eta + \delta)(\eta + \chi)(\eta + d_S\zeta_i + \phi + \mu + L_3)(\eta + d_V\zeta_i + \mu + \sigma L_3)$$

$$- (S^* + \sigma V^*)\left((\eta + \delta)(\eta + \chi)L_1 + \frac{\beta_H k_H}{(k_H + B_H^*)^2}(\eta + \delta)L_2 + \frac{\chi\beta_L k_L}{(k_L + B_L^*)^2}L_2\right)$$

$$\times \left[(\eta + d_S\zeta_i + \phi + \mu)(\eta + d_V\zeta_i + \mu) + \sigma L_3(\eta + d_S\zeta_i + \mu)\frac{S^*}{S^* + \sigma V^*}\right.$$

$$\left. + L_3(\eta + d_V\zeta_i + \mu)\frac{\sigma V^*}{S^* + \sigma V^*}\right] = 0, \tag{5.3.23}$$

其中

$$L_3 = \int_0^\infty \beta_i(a)\tilde{i}(a)\mathrm{d}a + \frac{\beta_H \tilde{B}_H}{k_H + \tilde{B}_H} + \frac{\beta_L \tilde{B}_L}{k_L + \tilde{B}_L}.$$

以下证明当 $\mathscr{R}_0 > 1$ 时, 方程 (5.3.23) 的所有根均具有负实部. 若否, 则方程 (5.3.23) 至少存在一个特征根 $\eta_4 = x_4 + \mathrm{i}y_4$ 且满足 $x_4 \geqslant 0$. 将其代入 (5.3.23), 两端取模整理可得

$$1 = (S^* + \sigma V^*)\left|L_1 + \frac{\beta_H k_H}{(k_H + B_H^*)^2}\frac{L_2}{\eta_4 + \chi} + \frac{\chi\beta_L k_L}{(k_L + B_L^*)^2}\frac{L_2}{(\eta_4 + \delta)(\eta_4 + \chi)}\right|$$

$$\times \left|\frac{(\eta_4 + d_S\zeta_i + \phi + \mu)(\eta_4 + d_V\zeta_i + \mu)(S^* + \sigma V^*)}{(S^* + \sigma V^*)(\eta_4 + d_S\zeta_i + \phi + \mu + L_3)(\eta_4 + d_V\zeta_i + \mu + \sigma L_3)}\right.$$

$$\left. + \frac{\sigma L_3 S^*(\eta_4 + d_S\zeta_i + \mu) + \sigma L_3 V^*(\eta_4 + d_V\zeta_i + \mu)}{(S^* + \sigma V^*)(\eta_4 + d_S\zeta_i + \phi + \mu + L_3)(\eta_4 + d_V\zeta_i + \mu + \sigma L_3)}\right|.$$

$$(5.3.24)$$

注意到

$$(S^* + \sigma V^*)\left|L_1 + \frac{\beta_H k_H}{(k_H + B_H^*)^2}\frac{L_2}{\eta_4 + \chi} + \frac{\chi\beta_L k_L}{(k_L + B_L^*)^2}\frac{L_2}{(\eta_4 + \delta)(\eta_4 + \chi)}\right|$$

$$\leqslant (S^* + \sigma V^*)\left[\mathcal{K}_1 + \left(\frac{\beta_H}{\chi(k_H + B_H^*)} + \frac{\beta_L}{\delta(k_L + B_L^*)}\right)\mathcal{K}_2\right] = 1,$$

且

$$\left|\frac{(\eta_4 + d_S\zeta_i + \phi + \mu)(\eta_4 + d_V\zeta_i + \mu)(S^* + \sigma V^*)}{(S^* + \sigma V^*)(\eta_4 + d_S\zeta_i + \phi + \mu + L_3)(\eta_4 + d_V\zeta_i + \mu + \sigma L_3)}\right.$$

$$\left. + \frac{\sigma L_3 S^*(\eta_4 + d_S\zeta_i + \mu) + \sigma L_3 V^*(\eta_4 + d_V\zeta_i + \mu)}{(S^* + \sigma V^*)(\eta_4 + d_S\zeta_i + \phi + \mu + L_3)(\eta_4 + d_V\zeta_i + \mu + \sigma L_3)}\right|,$$

$$= \frac{\sqrt{W_3^2 + W_4^2}}{\sqrt{W_1^2 + W_2^2}} \leqslant 1,$$

其中

$$W_1 = (S^* + \sigma V^*)\left((x_4 + d_S\zeta_i + \phi + \mu)(x_4 + d_V\zeta_i + \mu) - y_4^2\right)$$

$$+ \sigma L_3(S^* + \sigma V^*)(x_4 + d_S\zeta_i + \phi + \mu + L_3)$$

$$+ L_3(S^* + \sigma V^*)(x_4 + d_V\zeta_i + \mu),$$

$$W_2 = (S^* + \sigma V^*)(x_4 + d_S\zeta_i + \phi + \mu + L_3 + x_4 + d_V\zeta_i + \mu + \sigma L_3)y_4,$$

$$W_3 = (S^* + \sigma V^*)\left((x_4 + d_S\zeta_i + \phi + \mu)(x_4 + d_V\zeta_i + \mu) - y_4^2\right)$$

$$+ \sigma L_3 S^*(x_4 + d_S\zeta_i + \mu) + \sigma L_3 V^*(x_4 + d_V\zeta_i + \mu),$$

$$W_4 = (S^* + \sigma V^*)(x_4 + d_S\zeta_i + \phi + \mu + x_4 + d_V\zeta_i + \mu)y_4 + \sigma L_3(S^* + V^*)y_4.$$

显然, 与 (5.3.24) 式相矛盾. 因此, 当 $\mathscr{R}_0 > 1$ 时, 方程 (5.3.24) 的所有根均具有负实部, 从而 E^* 是局部渐近稳定的.　　　　　　　　　　　　　　　　　　　　□

5.3.4.2　无病稳态解的全局稳定性

本小节, 通过构造 Lyapunov 泛函, 我们研究系统 (5.3.1)–(5.3.3) 无病稳态解 E_0 的全局渐近稳定性.

定理 5.3.9　令 $\mathcal{D}$ 由 (5.3.14) 定义. 当 $\mathscr{R}_0 < 1$ 时, 对于所有的 $\varphi \in \mathcal{D}$, 系统 (5.3.1)–(5.3.3) 的无病稳态解 E_0 是全局渐近稳定的.

证明　设 $(S(t,x), V(t,x), i(t,a,x), B_H(t,x), B_L(t,x))$ 是系统 (5.3.1) 满足边界条件 (5.3.2) 和初始条件 (5.3.3) 的任一正解. 定义

$$\mathscr{L}(t) = \int_\Omega [\mathscr{L}_S(t,x) + \mathscr{L}_V(t,x) + \mathscr{L}_i(t,x) + \mathscr{L}_{B_H}(t,x) + \mathscr{L}_{B_L}(t,x)]\mathrm{d}x,$$

其中

$$\mathscr{L}_S(t,x) = G(S(t,x), S_0), \quad \mathscr{L}_V(t,x) = G(V(t,x), V_0),$$

$$\mathscr{L}_i(t,x) = \int_0^\infty \Psi(a) i(t,a,x)\mathrm{d}a,$$

$$\mathscr{L}_{B_H}(t,x) = (S_0 + \sigma V_0)\left(\frac{\beta_H}{\chi k_H} + \frac{\beta_L}{\delta k_L}\right) B_H(t,x),$$

$$\mathscr{L}_{B_L}(t,x) = (S_0 + \sigma V_0)\frac{\beta_L}{\delta k_L} B_L(t,x),$$

这里 $G(u,v) = u - v - v\ln(u/v)$, 非负可积函数 $\Psi(a)$ 为

$$\Psi(a) = \int_a^\infty (S_0 + \sigma V_0)\left(\beta_i(\varsigma) + \frac{\beta_H}{\chi k_H}\xi(\varsigma) + \frac{\beta_L}{\delta k_L}\xi(\varsigma)\right)\frac{\pi_i(\varsigma)}{\pi_i(a)}\mathrm{d}\varsigma.$$

沿系统 (5.3.1)—(5.3.3) 的解计算 $\mathscr{L}(t)$ 的全导数, 整理可得

$$\begin{aligned}
\frac{\mathrm{d}\mathscr{L}(t)}{\mathrm{d}t} = &-d_S S_0 \int_\Omega \frac{|\nabla S(t,x)|^2}{S^2(t,x)}\mathrm{d}x - d_V V_0 \int_\Omega \frac{|\nabla V(t,x)|^2}{V^2(t,x)}\mathrm{d}x \\
&+ \int_\Omega (\mathscr{R}_0 - 1)\mathcal{B}(t,x)\mathrm{d}x + \int_\Omega \mu S_0 \left(2 - \frac{S_0}{S(t,x)} - \frac{S(t,x)}{S_0}\right)\mathrm{d}x \\
&+ \int_\Omega \phi S_0 \left(3 - \frac{S_0}{S(t,x)} - \frac{V(t,x)}{V_0} - \frac{S(t,x)V_0}{S_0 V(t,x)}\right)\mathrm{d}x \\
&- \int_\Omega (S_0 + \sigma V_0)\left(\frac{\beta_H B_H^2(t,x)}{k_H(k_H + B_H(t,x))} + \frac{\beta_L B_L^2(t,x)}{k_L(k_L + B_L(t,x))}\right)\mathrm{d}x.
\end{aligned}$$

显然, 当 $\mathscr{R}_0 < 1$ 时, $\mathscr{L}'(t) \leqslant 0$ 且 $\{\mathscr{L}'(t) = 0\}$ 的最大不变子集为单点集 $\{E_0\}$. 根据 [214] 中的定理 4.2 可知, E_0 在 $\mathcal{D}$ 中是全局吸引的. 结合 E_0 的局部渐近稳定性 (见定理 5.3.8) 可知, E_0 在 $\mathcal{D}$ 中是全局渐近稳定的.　　　　　　□

5.3.4.3 一致持续生存

定义

$$\mathcal{D}_0 = \left\{ \varphi = (\varphi_S, \varphi_V, \varphi_i, \varphi_H, \varphi_L) \in \mathbb{Z}_+ \middle| (\varphi_S + \varphi_V) \left(\int_0^\infty \beta_i(a)\varphi_i(a, x)\mathrm{d}a \right. \right.$$
$$\left. \left. + \frac{\beta_H \varphi_H}{k_H + \varphi_H} + \frac{\beta_L \varphi_L}{k_L + \varphi_L} \right) > 0, \text{ 对某些 } x \in \Omega \right\}.$$

下面, 考虑当 $\mathscr{R}_0 > 1$ 时, 系统 (5.3.1)–(5.3.3) 的一致持续生存.

引理 5.3.10 当 $\mathscr{R}_0 > 1$ 时, 存在一个常数 $\varepsilon > 0$ 使得

$$\limsup_{t \to \infty} \|\mathcal{B}(t, \cdot)\|_{\mathbb{X}} > \varepsilon, \quad \forall \varphi \in \mathcal{D}_0.$$

证明 由于 $\mathscr{R}_0 > 1$, 选择常数 $\varepsilon > 0$ 使得, 当 T_1 充分大时满足

$$\left[\frac{\Lambda - \varepsilon}{\phi + \mu} + \left(\frac{\sigma\phi(\Lambda - \varepsilon)}{\mu(\phi + \mu)} - \frac{\sigma\varepsilon}{\mu(1 - e^{-(\phi+\mu)T_1})} \right) (1 - e^{-\mu T_1}) \right] (1 - e^{-(\phi+\mu)T_1})$$
$$\times \left(\int_0^\infty \beta_i(a)\pi_i(a)\mathrm{d}a + \frac{\beta_H}{k_H} \int_0^\infty e^{-\chi s}\mathrm{d}s \int_0^\infty \xi(a)\pi_i(a)\mathrm{d}a \right.$$
$$\left. + \chi \frac{\beta_L}{k_L} \int_0^\infty e^{-\delta s}\mathrm{d}s \int_0^\infty e^{-\chi r}\mathrm{d}r \int_0^\infty \xi(a)\pi_i(a)\mathrm{d}a \right) > 1. \tag{5.3.25}$$

由式 (5.3.25), 存在充分小的 $\lambda > 0$ 使得

$$\mathscr{R} := \left[\frac{\Lambda - \varepsilon}{\phi + \mu} + \left(\frac{\sigma\phi(\Lambda - \varepsilon)}{\mu(\phi + \mu)} - \frac{\sigma\varepsilon}{\mu(1 - e^{-(\phi+\mu)T_1})} \right) (1 - e^{-\mu T_1}) \right] (1 - e^{-(\phi+\mu)T_1})$$
$$\times \left(\int_0^\infty \beta_i(a)\pi_i(a)e^{-\lambda a}\mathrm{d}a + \frac{\beta_H}{k_H} \int_0^\infty e^{-(\chi+\lambda)s}\mathrm{d}s \int_0^\infty \xi(a)\pi_i(a)e^{-\lambda a}\mathrm{d}a \right.$$
$$\left. + \chi \frac{\beta_L}{k_L} \int_0^\infty e^{-(\delta+\lambda)s}\mathrm{d}s \int_0^\infty e^{-(\chi+\lambda)r}\mathrm{d}r \int_0^\infty \xi(a)\pi_i(a)e^{-\lambda a}\mathrm{d}a \right) > 1. \tag{5.3.26}$$

当 $\mathscr{R}_0 > 1$ 时, 对于任意 $\varphi \in \mathcal{D}_0$, 我们断言 $\limsup\limits_{t \to \infty} \|\mathcal{B}(t, x)\|_{\mathbb{X}} > \varepsilon$. 若否, 则存在 $T_1 > 0$, 使得对所有 $(t, x) \in [T_1, \infty) \times \Omega$, 有 $\mathcal{B}(t, x) \leqslant \varepsilon$ 成立.

根据系统 (5.3.1) 的第一个方程可知

$$\frac{\partial S(t, x)}{\partial t} \geqslant d_S \Delta S(t, x) + \Lambda - \varepsilon - (\phi + \mu)S(t, x), \quad \forall t > T_1, \ x \in \Omega.$$

由比较原理, 我们有

$$S(t, x) \geqslant \frac{\Lambda - \varepsilon}{\phi + \mu}(1 - e^{-(\phi+\mu)T_1}).$$

类似可证明, 对于任意 $t > T_1$ 和 $x \in \Omega$,

$$V(t,x) \geqslant \left(\frac{\phi(\Lambda - \varepsilon)}{\mu(\phi + \mu)} - \frac{\varepsilon}{\mu(1 - e^{-(\phi+\mu)T_1})} \right)(1 - e^{-(\phi+\mu)T_1})(1 - e^{-\mu T_1}).$$

此外, 由 (5.3.6) 可得

$$B_H(t,x) \geqslant \int_0^t e^{-\chi s} \int_0^{t-s} \xi(a)\pi_i(a) \int_\Omega \Gamma_3(a,x,y)\mathcal{B}(t-s-a,y)dydads,$$

$$B_L(t,x) \geqslant \chi \int_0^t e^{-\delta s} \int_0^{t-s} e^{-\chi r} \int_0^{t-s-r} \xi(a)\pi_i(a) \int_\Omega \Gamma_3(a,x,y)$$
$$\times \mathcal{B}(t-s-r-a,y)dydadrds.$$

进一步由系统 (5.3.1) 的第四个方程, 我们有

$$\mathcal{B}(t,x) \geqslant \left[\frac{\Lambda - \varepsilon}{\phi + \mu} + \left(\frac{\sigma\phi(\Lambda - \varepsilon)}{\mu(\phi + \mu)} - \frac{\sigma\varepsilon}{\mu(1 - e^{-(\phi+\mu)T_1})} \right)(1 - e^{-\mu T_1}) \right](1 - e^{-(\phi+\mu)T_1})$$
$$\times \left(\int_0^t \beta_i(a)\pi_i(a) \int_\Omega \Gamma_3(a,x,y)\mathcal{B}(t-a,y)dyda + \frac{\beta_H}{k_H} \int_0^t e^{-\chi s} \int_0^{t-s} \xi(a) \right.$$
$$\times \pi_i(a) \int_\Omega \Gamma_3(a,x,y)\mathcal{B}(t-s-a,y)dydads + \frac{\beta_L}{k_L}\chi \int_0^t e^{-\delta s} \int_0^{t-s} e^{-\chi r}$$
$$\left. \times \int_0^{t-s-r} \xi(a)\pi_i(a) \int_\Omega \Gamma_3(a,x,y)\mathcal{B}(t-s-r-a,y)dydadrds \right).$$
$$(5.3.27)$$

对 (5.3.27) 两端作 Laplace 变换, 可得

$$\widehat{\mathcal{B}(\lambda,x)} \geqslant \left[\frac{\Lambda - \varepsilon}{\phi + \mu} + \left(\frac{\sigma\phi(\Lambda - \varepsilon)}{\mu(\phi + \mu)} - \frac{\sigma\varepsilon}{\mu(1 - e^{-(\phi+\mu)T_1})} \right)(1 - e^{-\mu T_1}) \right](1 - e^{-(\phi+\mu)T_1})$$
$$\times \left(\int_0^\infty \beta_i(a)\pi_i(a)e^{-\lambda a} \int_\Omega \Gamma_3(a,x,y)\widehat{\mathcal{B}(\lambda,y)}dyda + \frac{\beta_H}{k_H} \int_0^\infty e^{-(\chi+\lambda)s} \right.$$
$$\times \int_0^\infty \xi(a)\pi_i(a)e^{-\lambda a} \int_\Omega \Gamma_3(a,x,y)\widehat{\mathcal{B}(\lambda,y)}dydads + \frac{\beta_L}{k_L}\chi \int_0^\infty e^{-(\delta+\lambda)s}$$
$$\left. \times \int_0^\infty e^{-(\chi+\lambda)r} \int_0^\infty \xi(a)\pi_i(a)e^{-\lambda a} \int_\Omega \Gamma_3(a,x,y)\widehat{\mathcal{B}(\lambda,y)}dydadrds \right),$$
$$(5.3.28)$$

其中 $\widehat{\mathcal{B}(\lambda,x)} = \int_0^\infty e^{-\lambda t}\mathcal{B}(t,x)dt.$ 定义 $\tilde{\mathcal{B}}(\lambda,\hat{x}) = \min_{x\in\Omega} \widehat{\mathcal{B}(\lambda,x)}$, 由 (5.3.28) 可知

$$\tilde{\mathcal{B}}(\lambda,\hat{x}) \geqslant \left[\frac{\Lambda - \varepsilon}{\phi + \mu} + \left(\frac{\sigma\phi(\Lambda - \varepsilon)}{\mu(\phi + \mu)} - \frac{\sigma\varepsilon}{\mu(1 - e^{-(\phi+\mu s)T_1})} \right)(1 - e^{-\mu T_1}) \right](1 - e^{-(\phi+\mu)T_1})$$
$$\times \left(\int_0^\infty \beta_i(a)\pi_i(a)e^{-\lambda a}da + \frac{\beta_H}{k_H} \int_0^\infty e^{-(\chi+\lambda)s} \int_0^\infty \xi(a)\pi_i(a)e^{-\lambda a}dads \right.$$

$$+ \frac{\beta_L}{k_L} \chi \int_0^\infty e^{-(\delta+\lambda)s} \int_0^\infty e^{-(\chi+\lambda)r} \int_0^\infty \xi(a)\pi_i(a)e^{-\lambda a} \mathrm{d}a\mathrm{d}r\mathrm{d}s \Big) \tilde{\mathcal{B}}(\lambda, \hat{x})$$
$$= \mathscr{R}\tilde{\mathcal{B}}(\lambda, \hat{x}).$$

结合 (5.3.26), 可导出矛盾. □

引理 5.3.11 当 $\mathscr{R}_0 > 1$ 时, 存在一个常数 $\varepsilon_1 > 0$, 使得

$$\liminf_{t\to\infty} \|\mathcal{B}(t,x)\|_{\mathbb{X}} \geqslant \varepsilon_1, \quad \forall \varphi \in \mathcal{D}_0.$$

定理 5.3.12 当 $\mathscr{R}_0 > 1$ 时, 系统 (5.3.1) 是一致强持续的, 即存在 $\epsilon > 0$, 使得对任意 $\varphi \in \mathcal{D}_0$, 有

$$\liminf_{t\to\infty, x\in\Omega} S(t,x) \geqslant \epsilon, \quad \liminf_{t\to\infty, x\in\Omega} V(t,x) \geqslant \epsilon, \quad \liminf_{t\to\infty, x\in\Omega} i(t,a,x) \geqslant \epsilon\pi_i(a),$$
$$\liminf_{t\to\infty, x\in\Omega} B_H(t,x) \geqslant \epsilon, \quad \liminf_{t\to\infty, x\in\Omega} B_L(t,x) \geqslant \epsilon.$$

证明 由引理 5.3.11 可知, 对于任意 $(a,x) \in \mathbb{R}_+ \times \Omega$, 存在 $\varepsilon_i > 0$ 和 $T_1 > 0$, 当 $t > T_1$ 时, 使得 $i(t,a,x) \geqslant \varepsilon_i\pi_i(a)$. 因此, 系统 (5.3.1) 中 B_H 的方程满足

$$\frac{\partial B_H(t,x)}{\partial t} \geqslant \varepsilon_i \int_0^\infty \xi(a)\pi_i(a)\mathrm{d}a - \chi B_H(t,x), \quad x \in \Omega, \ t > T_1.$$

由比较原理可知

$$\liminf_{t\to\infty, x\in\Omega} B_H(t,x) \geqslant \frac{\varepsilon_i \displaystyle\int_0^\infty \xi(a)\pi_i(a)\mathrm{d}a}{\chi} := \varepsilon_{B_H}.$$

类似可证明

$$\liminf_{t\to\infty, x\in\Omega} B_L(t,x) \geqslant \frac{\varepsilon_i \displaystyle\int_0^\infty \xi(a)\pi_i(a)\mathrm{d}a}{\delta} := \varepsilon_{B_L}.$$

对于任意 $\varphi \in \mathcal{D}_0$, 由 $\mathcal{B}$ 的一致有界性可知, 对于所有 $(t,x) \in \mathbb{R}_+ \times \Omega$, 存在常数 $M_\mathcal{B} > 0$, 使得 $\mathcal{B}(t,x) \leqslant M_\mathcal{B}$. 进一步, 由 (5.3.5)–(5.3.6) 可知, 对于所有 $(t,x) \in \mathbb{R}_+ \times \Omega$, 可知

$$\int_0^\infty \beta_i(a)i(t,a,x)\mathrm{d}a \leqslant \frac{\bar{\beta}_i}{\mu}M_\mathcal{B} + \bar{\beta}_i\|\varphi_i\|_{\mathbb{Y}} := M_i,$$
$$B_H(t,x) \leqslant \frac{\bar{\xi}}{\chi\mu}M_\mathcal{B} + \frac{\bar{\xi}}{\chi}\|\varphi_i\|_{\mathbb{Y}} + \|\varphi_H\|_{\mathbb{X}} := M_{B_H},$$
$$B_L(t,x) \leqslant \frac{\bar{\xi}}{\delta\mu}M_\mathcal{B} + \frac{\bar{\xi}}{\delta}\|\varphi_i\|_{\mathbb{Y}} + \frac{\chi}{\delta}\|\varphi_H\|_{\mathbb{X}} + \|\varphi_L\|_{\mathbb{X}} := M_{B_L}.$$

根据系统 (5.3.1) 中的 S 和 V 的方程, 利用比较原理, 我们有

$$\liminf_{t\to\infty,x\in\Omega} S(t,x) \geqslant \frac{\Lambda}{M_i + \dfrac{\beta_H M_{B_H}}{k_H + M_{B_H}} + \dfrac{\beta_L M_{B_L}}{k_L + M_{B_L}} + \phi + \mu} := \varepsilon_S,$$

$$\liminf_{t\to\infty,x\in\Omega} V(t,x) \geqslant \frac{\phi\varepsilon_S}{\sigma M_i + \dfrac{\sigma\beta_H M_{B_H}}{k_H + M_{B_H}} + \dfrac{\sigma\beta_L M_{B_L}}{k_L + M_{B_L}} + \mu} := \varepsilon_V.$$

令 $\varepsilon = \min\{\varepsilon_S, \varepsilon_V, \varepsilon_i, \varepsilon_{B_H}, \varepsilon_{B_L}\}$, 则结论得证. □

5.3.4.4 地方病稳态解的全局稳定性

本小节, 通过构造适当的 Lyapunov 泛函, 我们研究系统 (5.3.1)–(5.3.3) 地方病稳态解 E^* 的全局渐近稳定性.

定理 5.3.13 当 $\mathscr{R}_0 > 1$ 时, 对于任意 $\varphi \in \mathcal{D}_0$, 系统 (5.3.1)–(5.3.3) 的地方病稳态解 E^* 是全局渐近稳定的.

证明 设 $(S(t,x), V(t,x), i(t,a,x), B_H(t,x), B_L(t,x))$ 是系统 (5.3.1) 满足边界条件 (5.3.2) 和初始条件 (5.3.3) 的任一正解. 定义

$$\mathscr{U}(t) := \int_\Omega [\mathscr{U}_S(t,x) + \mathscr{U}_V(t,x) + \mathscr{U}_i(t,x) + \mathscr{U}_{B_H}(t,x) + \mathscr{U}_{B_L}(t,x)]\mathrm{d}x,$$

其中

$$\mathscr{U}_S(t,x) = G(S(t,x), S^*), \quad \mathscr{U}_V(t,x) = G(V(t,x), V^*),$$

$$\mathscr{U}_i(t,x) = \int_0^\infty \tilde{\Psi}(a) G(i(t,a,x), i^*(a))\mathrm{d}a,$$

$$\mathscr{U}_{B_H}(t,x) = \frac{(S^* + \sigma V^*)}{\chi B_H^*} \left(\frac{\beta_H B_H^*}{k_H + B_H^*} + \frac{\beta_L B_L^*}{k_L + B_L^*} \right) G(B_H(t,x), B_H^*),$$

$$\mathscr{U}_{B_L}(t,x) = \frac{(S^* + \sigma V^*)}{\delta B_L^*} \frac{\beta_L B_L^*}{k_L + B_L^*} G(B_L(t,x), B_L^*),$$

这里 $G(u,v) = u - v - v\ln(u/v)$, 非负可积函数 $\tilde{\Psi}(a)$ 取为

$$\tilde{\Psi}(a) = (S^* + \sigma V^*) \int_a^\infty \left(\beta_i(\varsigma) + \frac{\beta_H}{\chi(k_H + B_H^*)}\xi(\varsigma) + \frac{\beta_L}{\delta(k_L + B_L^*)}\xi(\varsigma) \right) \frac{\pi_i(\varsigma)}{\pi_i(a)}\mathrm{d}\varsigma.$$

定义

$$\hat{\mathscr{U}}(t,x) = \mathscr{U}_S + \mathscr{U}_V + \mathscr{U}_i + \mathscr{U}_{B_H} + \mathscr{U}_{B_L},$$

沿系统 (5.3.1)–(5.3.3) 的解计算 $\hat{\mathscr{U}}$ 关于 t 的导数, 可得

$$\frac{\mathrm{d}\hat{\mathscr{U}}}{\mathrm{d}t} = \mathscr{U}_0(t,x) - \mathscr{U}_1(t,x), \tag{5.3.29}$$

其中

$$
\mathscr{U}_0 = d_S \left(1 - \frac{S^*}{S(t,x)} \right) \Delta S(t,x) + d_V \left(1 - \frac{V^*}{V(t,x)} \right) \Delta V(t,x)
$$

$$
+ d_i \int_0^\infty \tilde{\Psi}(a) \Delta i(t,a,x) \left(1 - \frac{i^*(a)}{i(t,a,x)} \right) \mathrm{d}a
$$

$$
+ \mu S^* \left(2 - \frac{S^*}{S(t,x)} - \frac{S(t,x)}{S^*} \right)
$$

$$
+ \mu V^* \left(3 - \frac{S^*}{S(t,x)} - \frac{V(t,x)}{V^*} - \frac{S(t,x)V^*}{S^*V(t,x)} \right),
$$

$$
\mathscr{U}_1 = S^* \int_0^\infty \beta_i(a) i^*(a) \left[g\left(\frac{S^*}{S(t,x)} \right) + g\left(\frac{S(t,x)i(t,a,x)i^*(0)}{S^*i^*(a)i(t,0,x)} \right) \right] \mathrm{d}a
$$

$$
+ \sigma V^* \int_0^\infty \beta_i(a) i^*(a) \left[g\left(\frac{S^*}{S(t,x)} \right) + g\left(\frac{S(t,x)V^*}{S^*V(t,x)} \right) \right.
$$

$$
\left. + g\left(\frac{V(t,x)i(t,a,x)}{V^*i^*(a)} \frac{i^*(0)}{i(t,0,x)} \right) \right] \mathrm{d}a
$$

$$
+ \frac{\beta_H S^* B_H^*}{k_H + B_H^*} \left[g\left(\frac{S^*}{S(t,x)} \right) + g\left(\frac{k_H + B_H(t,x)}{k_H + B_H^*} \right) \right.
$$

$$
\left. + g\left(\frac{S(t,x)B_H(t,x)(k_H + B_H^*)i^*(0)}{S^*B_H^*(k_H + B_H(t,x))i(t,0,x)} \right) \right]
$$

$$
+ \frac{\beta_L S^* B_L^*}{k_L + B_L^*} \left[g\left(\frac{S^*}{S(t,x)} \right) + g\left(\frac{B_H(t,x)B_L^*}{B_H^*B_L(t,x)} \right) + g\left(\frac{k_L + B_L(t,x)}{k_L + B_L^*} \right) \right.
$$

$$
\left. + g\left(\frac{S(t,x)B_L(t,x)(k_L + B_L^*)}{S^*B_L^*(k_L + B_L(t,x))} \frac{i^*(0)}{i(t,0,x)} \right) \right]
$$

$$
+ \frac{\beta_H \sigma V^* B_H^*}{k_H + B_H^*} \left[g\left(\frac{S^*}{S(t,x)} \right) + g\left(\frac{S(t,x)V^*}{S^*V(t,x)} \right) \right.
$$

$$
\left. + g\left(\frac{k_H + B_H(t,x)}{k_H + B_H^*} \right) + g\left(\frac{V(t,x)B_H(t,x)i^*(0)(k_H + B_H^*)}{V^*B_H^*i(t,0,x)(k_H + B_H(t,x))} \right) \right]
$$

$$
+ \frac{\beta_L \sigma V^* B_L^*}{k_L + B_L^*} \left[g\left(\frac{S^*}{S(t,x)} \right) + g\left(\frac{S(t,x)V^*}{S^*V(t,x)} \right) + g\left(\frac{B_H(t,x)B_L^*}{B_H^*B_L(t,x)} \right) \right.
$$

$$
\left. + g\left(\frac{k_L + B_L(t,x)}{k_L + B_L^*} \right) + g\left(\frac{V(t,x)B_L(t,x)(k_L + B_L^*)i^*(0)}{V^*B_L^*(k_L + B_L(t,x))i(t,0,x)} \right) \right]
$$

$$
+ (S^* + \sigma V^*) \left(\frac{\beta_H k_H (B_H(t,x) - B_H^*)^2}{(k_H + B_H^*)^2(k_H + B_H(t,x))} + \frac{\beta_L k_L (B_L(t,x) - B_L^*)^2}{(k_L + B_L^*)^2(k_L + B_L(t,x))} \right)
$$

$$
+ \frac{(S^* + \sigma V^*)}{\chi B_H^*} \left(\frac{\beta_H B_H^*}{k_H + B_H^*} + \frac{\beta_L B_L^*}{k_L + B_L^*} \right) \int_0^\infty \xi(a) i^*(a) g\left(\frac{i(t,a,x)B_H^*}{i^*(a)B_H(t,x)} \right) \mathrm{d}a,
$$

这里 $g(x) = x - 1 - \ln x$, $x \geqslant 0$, 且 $g(1) = 0$, 当 $x \geqslant 0$ 时, $g(x) \geqslant 0$. 在 Ω 上

对 (5.3.29) 积分, 可得

$$
\begin{aligned}
\frac{\mathrm{d}\mathscr{U}}{\mathrm{d}t} = & -d_S S^* \int_\Omega \frac{|\nabla S(t,x)|^2}{S^2(t,x)}\mathrm{d}x - d_V V^* \int_\Omega \frac{|\nabla V(t,x)|^2}{V^2(t,x)}\mathrm{d}x \\
& - d_i \int_\Omega \int_0^\infty \tilde{\Psi}(a)i^*(a)\frac{|\nabla i(t,a,x)|^2}{i^2(t,a,x)}\mathrm{d}a\mathrm{d}x \\
& + \int_\Omega \mu V^* \left(3 - \frac{S^*}{S(t,x)} - \frac{V(t,x)}{V^*} - \frac{S(t,x)V^*}{S^*V(t,x)}\right)\mathrm{d}x \\
& + \int_\Omega \mu S^* \left(2 - \frac{S^*}{S(t,x)} - \frac{S(t,x)}{S^*}\right)\mathrm{d}x - \int_\Omega \mathscr{U}_1(t,x)\mathrm{d}x.
\end{aligned}
$$

显然, 当 $\mathscr{R}_0 > 1$ 时, $\mathscr{U}'(t) \leqslant 0$ 且 $\{\mathscr{U}'(t) = 0\}$ 的最大不变子集为单点集 $\{E^*\}$. 根据 [214] 中的定理 4.2 可知, E^* 在 $\mathcal{D}_0$ 中是全局吸引的. 结合 E^* 的局部渐近稳定性 (见定理 5.3.8) 可知, E^* 在 $\mathcal{D}_0$ 中是全局渐近稳定的. ☐

5.3.5　数值模拟

本节, 我们将通过数值模拟说明系统 (5.3.1)–(5.3.3) 的主要理论结果.

为研究方便, 我们考虑一维空间的情况, 并令 $\Omega \in [0,10]$. 初始条件取为

$$
S(0,x) = 10^4 \times e^{-(x-5)^2}, \quad V(0,x) = 0, \quad i(0,a,x) = 5 \times (1 - e^{-a}),
$$
$$
B_H(0,x) = 0, \quad B_L(0,x) = 0.
$$

基于文献 [218] 的工作, 我们将感染期设定为 12.5 天, 感染年龄为 a 的染病者与易感者之间的传染率系数取为

$$
\beta_i(a) = \begin{cases}
\dfrac{\beta_{im}}{3}a, & 0 \text{ 天} \leqslant a < 3 \text{ 天}, \\[2mm]
\beta_{im}, & 3 \text{ 天} \leqslant a < 7 \text{ 天}, \\[2mm]
\dfrac{25}{11}\beta_{im} - \dfrac{2}{11}\beta_{im}a, & 7 \text{ 天} \leqslant a \leqslant 12.5 \text{ 天},
\end{cases}
$$

其中 β_{im} 为最大的传染率系数. 每个感染年龄为 a 的染病者对高传染性霍乱弧菌浓度的贡献率为

$$
\xi(a) = \begin{cases}
\dfrac{\xi_m}{3}a, & 0 \text{ 天} \leqslant a < 3 \text{ 天}, \\[2mm]
\xi_m, & 3 \text{ 天} \leqslant a < 7 \text{ 天}, \\[2mm]
\dfrac{25}{11}\xi_m - \dfrac{2}{11}\xi_m a, & 7 \text{ 天} \leqslant a \leqslant 12.5 \text{ 天},
\end{cases}
$$

其中 ξ_m 为最大的贡献率. 感染年龄为 a 的染病者的恢复率系数取为

$$\gamma(a) = \begin{cases} \gamma_m, & 0 \text{ 天} \leqslant a < 7 \text{ 天}, \\ \gamma_m - \dfrac{2}{11}\gamma_m \times (a-7), & 7 \text{ 天} \leqslant a \leqslant 12.5 \text{ 天}, \end{cases}$$

其中 γ_m 为最大的恢复率系数. 此外, 因感染疾病导致的死亡经常发生在病程中期. 因此, 由恢复和因病死亡导致的染病者的移出率系数 $\theta(a)$ 为

$$\theta(a) = \begin{cases} \gamma_m, & 0 \text{ 天} \leqslant a < 3 \text{ 天}, \\ \gamma_m + \delta_m, & 3 \text{ 天} \leqslant a < 7 \text{ 天}, \\ \gamma_m - \dfrac{2}{11}\gamma_m \times (a-7), & 7 \text{ 天} \leqslant a \leqslant 12.5 \text{ 天}, \end{cases}$$

其中 δ_m 为因病死亡率系数.

扩散系数分别为 $d_S = 10^{-2}$, $d_V = 2 \times 10^{-2}$ 和 $d_i = 10^{-3}$. 此外, 为满足数值模拟需求, 我们将 Λ 的值作为扰动值, 系统 (5.3.1) 中其他参数的取值见表 5.2.

表 5.2　系统 (5.3.1) 中参数的取值

参数	取值	单位	来源
Λ	—	人·天$^{-1}$	假设
μ	0.12	天$^{-1}$	[29]
ϕ	0.01	天$^{-1}$	假设
β_{im}	0.00011	天$^{-1}$·人$^{-1}$	[29]
β_H	0.094	人·天$^{-1}$	[29]
β_L	0.055	人·天$^{-1}$	[29]
k_H	$10^6/700$	弧菌数·毫升$^{-1}$	[33]
k_L	10^6	弧菌数·毫升$^{-1}$	[33]
σ	0.5	—	假设
γ_m	0.2	天$^{-1}$	[33]
δ_m	0.001	天$^{-1}$	假设
ξ_m	10	弧菌数·毫升$^{-1}$·天$^{-1}$·人$^{-1}$	[33]
χ	4.8	天$^{-1}$	[33]
δ	1/30	天$^{-1}$	[33]

5.3.5.1　系统的动力学行为

选取 $\Lambda = 230$, 其他参数取值见表 5.2. 通过计算可得 $\mathscr{R}_0 \approx 0.9040 < 1$. 由定理 5.3.8 可知, 系统 (5.3.1)–(5.3.3) 的无病稳态解 E_0 是局部渐近稳定的, 如图 5.1 所示.

选取 $\Lambda = 280$, 其他参数取值见表 5.2. 直接计算可得 $\mathscr{R}_0 \approx 1.1006 > 1$. 由定理 5.3.8 可知, 系统 (5.3.1)–(5.3.3) 的地方病稳态解 E^* 是局部渐近稳定的, 如图 5.2 所示.

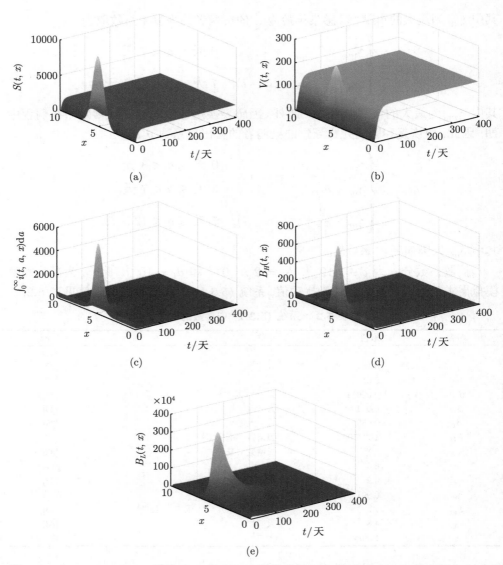

图 5.1　$\mathscr{R}_0 = 0.9040 < 1$. 系统 (5.3.1)–(5.3.3) 的数值解. (a) 易感者 $S(t,x)$ 的空间分布; (b) 免疫者 $V(t,x)$ 的空间分布; (c) 染病者 $\displaystyle\int_0^\infty i(t,a,x)\mathrm{d}a$ 的空间分布; (d) 高传染性霍乱弧菌 $B_H(t,x)$ 的空间分布; (e) 低传染性霍乱弧菌 $B_L(t,x)$ 的空间分布

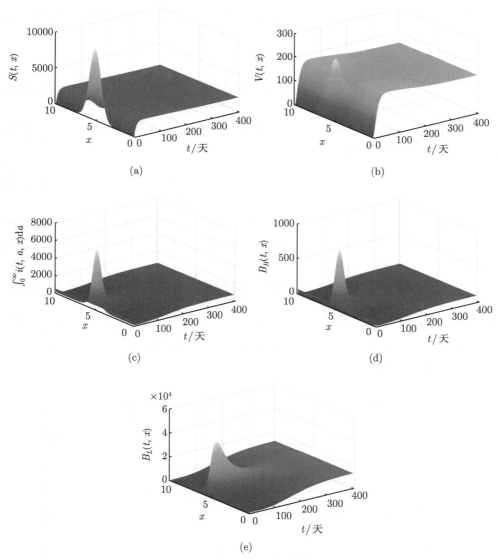

图 5.2　$\mathscr{R}_0 = 1.1006 > 1$. 系统 (5.3.1)–(5.3.3) 的数值解. (a) 易感者 $S(t, x)$ 的空间分布; (b) 免疫者 $V(t, x)$ 的空间分布; (c) 染病者 $\int_0^{\infty} i(t, a, x)\mathrm{d}a$ 的空间分布; (d) 高传染性霍乱弧菌 $B_H(t, x)$ 的空间分布; (e) 低传染性霍乱弧菌 $B_L(t, x)$ 的空间分布

5.3.5.2　敏感性分析

根据 5.3.4 节的理论分析可知, 基本再生数 $\mathscr{R}_0$ 是决定系统 (5.3.1)–(5.3.3) 全局动力学的重要阈值. 众所周知, 疫苗接种是短期预防和控制霍乱传播的有效措

施. 因此, 本小节主要探究增加易感者的免疫率系数 ϕ 和提高疫苗的有效性 $1-\sigma$, 哪种方式更有利于控制霍乱的传播.

由 (5.3.19) 可知

$$\varepsilon_{\mathscr{R}_0}^{\phi} = \frac{\partial \mathscr{R}_0}{\partial \phi}\frac{\phi}{\mathscr{R}_0} = \frac{\phi(\sigma-1)}{\mu+\sigma\phi}\frac{\mu}{\phi+\mu} < 0, \tag{5.3.30}$$

这表明随着 ϕ 的增加, 基本再生数 $\mathscr{R}_0$ 降低. 此外, ϕ 改变 1% 引起 $\mathscr{R}_0$ 发生 $\varepsilon_{\mathscr{R}_0}^{\phi}$% 的改变 [85]. 类似地, 我们有

$$\varepsilon_{\mathscr{R}_0}^{1-\sigma} = \frac{\partial \mathscr{R}_0}{\partial(1-\sigma)}\frac{1-\sigma}{\mathscr{R}_0} = \frac{\phi(\sigma-1)}{\mu+\sigma\phi} < 0, \tag{5.3.31}$$

这表明随着 $1-\sigma$ 的增加, 基本再生数 $\mathscr{R}_0$ 降低. 将 (5.3.30) 和 (5.3.31) 进行对比可知, 无论基本再生数表达式中参数如何取值, 在疫情暴发之初, 提高疫苗的有效性更有利于降低 $\mathscr{R}_0$.

进一步, 我们探究 ϕ 和 $1-\sigma$ 对于 t 时刻总染病者 $\left(\int_{\Omega}\int_{0}^{\infty} i(t,a,x)\mathrm{d}a\mathrm{d}x\right)$, 高传染性霍乱弧菌 $\left(\int_{\Omega} B_H(t,x)\mathrm{d}x\right)$ 和低传染性霍乱弧菌 $\left(\int_{\Omega} B_L(t,x)\mathrm{d}x\right)$ 的影响, 如图 5.3 所示. 研究表明, 增加易感者的免疫率和提高疫苗的有效性均会对控制霍乱传播产生积极影响.

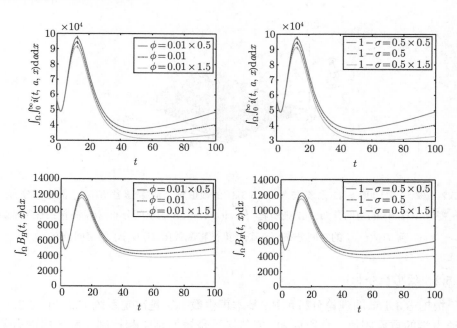

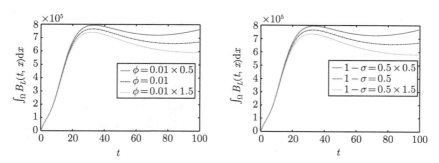

图 5.3 易感者的免疫率 ϕ 和疫苗有效率 $1 - \sigma$ 对系统 (5.3.1)–(5.3.3) 动力学的影响

最后, 以 $\phi = 0.01$ 和 $1 - \sigma = 0.5$ 时系统 (5.3.1)–(5.3.3) 的数值解为基准, 探究当 ϕ 和 $1 - \sigma$ 增加或减少相同的比例时, 导致系统解的改变量, 如图 5.4 所示. 研究表明, 与增加易感者的免疫率相比, 提高疫苗的有效性更有利于降低霍乱的传播.

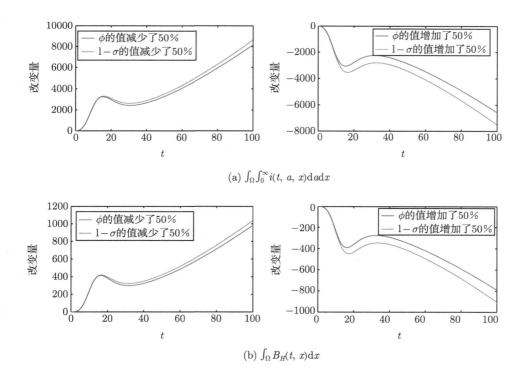

(a) $\int_\Omega \int_0^\infty i(t, a, x) \mathrm{d}a \mathrm{d}x$

(b) $\int_\Omega B_H(t, x) \mathrm{d}x$

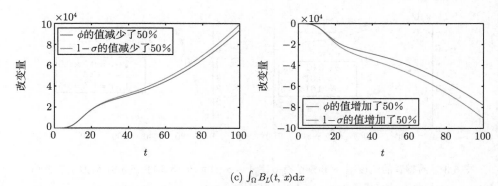

(c) $\int_\Omega B_L(t, x)\mathrm{d}x$

图 5.4　以 $\phi = 0.01$ 和 $1 - \sigma = 0.5$ 时系统 (5.3.1)–(5.3.3) 的数值解为基准, 当 ϕ 和 $1 - \sigma$ 增加或减少相同的比例时, 系统 (5.3.1)–(5.3.3) 动力学的改变量

参 考 文 献

[1] Sack D A, Sack R B, Nair G B, et al. Cholera[J]. The Lancet, 2004, 363 (9404): 223-233.

[2] Harris J B, Larocque R C, Qadri F, et al. Cholera[J]. The Lancet, 2012, 379 (9835): 2466-2476.

[3] 李兰娟, 任红. 传染病学[M]. 北京: 人民卫生出版社, 2018.

[4] Cholera Working Group, International Centre for Diarrhoeal Diseases Research, Bangladesh. Large epidemic of cholera–like disease in Bangladesh caused by Vibrio cholerae O139 synonym Bengal[J]. The Lancet, 1993, 342 (8868): 387-390.

[5] 龙北国, 江丽芳. 高级医学微生物学[M]. 北京: 人民卫生出版社, 2003.

[6] Colwell R R, Huq A. Environmental reservoir of Vibrio cholera, the causative agent of cholera[J]. Annals of the New York Academy of Sciences, 1994, 740: 44-54.

[7] Fotedar R. Vector potential of houseflies (Musca domestica) in the transmission of Vibrio cholerae in India[J]. Acta Tropica, 2001, 78 (1): 31-34.

[8] Das P, Mukherjee D, Sarkar A K. Study of carrier dependent infectious disease-cholera[J]. Journal of Biological Systems, 2005, 13 (3): 233-244.

[9] Nelson E J, Harris J B, Morris J G, et al. Cholera transmission: the host, pathogen and bacteriophage dynamics[J]. Nature Reviews Microbiology, 2009, 7 (10): 693-702.

[10] Weil A A, Khan A I, Chowdhury F, et al. Clinical outcomes in household contacts of patients with cholera in Bangladesh[J]. Clinical Infectious Disease, 2009, 49 (10): 1473-1479.

[11] Weil A A, Begum Y, Chowdhury F, et al. Bacterial shedding in household contacts of cholera patients in Dhaka, Bangladesh[J]. American Journal of Tropical Medicine and Hygiene, 2014, 91 (4): 738-742.

[12] World Health Organization. Cholera. https://www.who.int/news-room/fact-sheets/ detail/ cholera,2022.

[13] Tian J, Wang J. Global stability for cholera epidemic models[J]. Mathematical Biosciences, 2011, 232 (1): 31-41.

[14] Faruque S M, John Albert M, Mekalanos J J. Epidemiology, genetics, and ecology of toxigenicvibrio cholerae[J]. Microbiology and Molecular Biology Reviews, 1998, 62 (4): 1301-1314.

[15] 李兰娟. 霍乱的研究进展[J]. 新医学, 2005, 36 (3): 182-184.

[16] 刘捷, 高守一, 高涛, 等. 新疆柯坪县发生霍乱弧菌 O_{139} 引起的腹泻暴发[J]. 疾病监测, 1993, 8 (9): 238-240.

[17] 逄波, 阚飙. 新中国的霍乱防控[J]. 疾病监测, 2021, 36 (9): 869-872.

[18] World Health Organisation. https://www.who.int/data/gho/data/indicators/indicator-details/ GHO/number-of-reported-cases-of-cholera, 2020.

[19] Mason P R. Zimbabwe experiences the worst epidemic of cholera in Africa[J]. Journal of Infection in Developing Countries, 2009, 3(2): 148-151.

[20] World Health Organisation. Cholera count reaches 500 000 in Yemen. https://www.who.int/zh/news/item/14-08-2017-cholera-   count-reaches-500-000-in-yemen, 2017.

[21] Yang C, Wang J. A cholera transmission model incorporating the impact of medical resources[J]. Mathematical Biosciences and Engineering, 2019, 16 (5): 5226-5246.

[22] Wang J, Liao S. A generalized cholera model and epidemic-endemic analysis[J]. Journal of Biological Dynamics, 2012, 6 (2): 568-589.

[23] Capasso V, Paveri-Fontana S L. A mathematical model for the 1973 cholera epidemic in the European Mediterranean region[J]. Revue d'Epidemiologie et de Sante Publique, 1979, 27 (2): 121-132.

[24] Codeço C T. Endemic and epidemic dynamics of cholera: the role of the aquatic reservoir[J]. BMC Infectious Diseases, 2001, 1 (1): 1.

[25] Sengupta T K, Nandy R K, Mukhopadyay S, et al. Characterization of a 20-kDa pilus protein expressed by a diarrheogenic strain of non-O1/non-O139 Vibrio cholerae[J]. FEMS Microbiology Letters, 1998, 160 (2): 183-189.

[26] Sugimoto J D, Koepke A A, Kenah E E, et al. Household transmission of vibrio cholerae in Bangladesh[J]. PLOS Neglected Tropical Diseases, 2014, 8 (11): 1-9.

[27] Eisenberg J N S, Lewis B L, Porco T C, et al. Bias due to secondary transmission in estimation of attributable risk from intervention trials[J]. Epidemiology, 2003, 14 (4): 442-450.

[28] Tien J H, Earn D J D. Multiple transmission pathways and disease dynamics in a waterborne pathogen model[J]. Bulletin of Mathematical Biology, 2010, 72 (6): 1506-1533.

[29] Mukandavire Z, Liao S, Wang J, et al. Estimating the reproductive numbers for the 2008-2009 cholera outbreaks in Zimbabwe[J]. Proceedings of the National Academy of Sciences of the United States of America, 2011, 108 (21): 8767-8772.

[30] 高守一. 霍乱与霍乱弧菌[J]. 中华微生物学和免疫学杂志, 1994, 14 (6): 361-364.

[31] Merrell D S, Butler S M, Qadri F, et al. Host-induced epidemic spread of the cholera bacterium[J]. Nature, 2002, 417 (6889): 642-645.

[32] Alam A, Larocque R C, Harris J B, et al. Hyperinfectivity of human-passaged Vibrio cholerae can be modeled by growth in the infant mouse[J]. Infection and Immunity, 2005, 73 (10): 6674-6679.

[33] Hartley D M, Glenn Morris J, Jr, Smith D L. Hyperinfectivity: a critical element in the ability of V. cholerae to cause epidemics?[J]. PLoS Medicine, 2006, 3 (1): 63-69.

[34] Shuai Z, van den Driessche P. Global dynamics of cholera models with differential infectivity[J]. Mathematical Biosciences, 2011, 234 (2): 118-126.

[35] 马知恩, 周义仓, 王稳地, 靳祯. 传染病动力学的数学建模与研究[M]. 北京: 科学出版社, 2004.

[36] Liao S, Fang F. Stability analysis and optimal control of a cholera model with time delay[J]. Journal of Computational Analysis and Application, 2017, 22 (6): 1055-1073.

[37] Liao S, Yang W. Cholera model incorporating media coverage with multiple delays[J]. Mathematical Methods in the Applied Sciences, 2019, 42 (2): 419-439.

[38] Wang Y, Wei J. Global dynamics of a cholera model with time delay[J]. International Journal of Biomathematics, 2013, 6 (1): 1250070 (18 pages).

[39] 杨炜明, 廖书. 含有预防接种的霍乱时滞模型的稳定性和 Hopf 分支分析[J]. 应用数学学报, 2018, 41 (6): 735-749.

[40] Panja P. Plankton population and cholera disease transmission: a mathematical modeling study[J]. International Journal of Bifurcation and Chaos, 2020, 30 (4): 2050054 (16 pages).

[41] Misra A K, Mishra S N, Pathak A L, et al. Modeling the effect of time delay in controlling the carrier dependent infectious disease-Cholera[J]. Applied Mathematics and Computation, 2012, 218 (23): 11547-11557.

[42] Shuai Z, Tien J H, van den Driessche P. Cholera models with hyperinfectivity and temporary immunity[J]. Bulletin of Mathematical Biology, 2012, 74 (10): 2423-2445.

[43] Sisodiya O S, Misra O P, Dhar J. Dynamics of cholera epidemics with impulsive vaccination and disinfection[J]. Mathematical Biosciences, 2018, 298: 46-57.

[44] 杨洪. 霍乱的动力学行为分析[J]. 生物数学学报, 2016, 31 (3): 319-326.

[45] Zhou X, Shi X, Cui J. Dynamic behavior of a delay cholera model with constant infectious period[J]. Journal of Applied Analysis and Computation, 2020, 10 (2): 598-623.

[46] 阚飙. 霍乱口服疫苗的研究与应用[J]. 中华预防医学杂志, 2015, 49 (2): 105-109.

[47] 马清钧. 新霍乱疫苗的研制与应用[J]. 旅行医学科学, 2003, 9 (2): 18-25.

[48] Levine M M, Kaper J B, Black R E, et al. New knowledge on pathogenesis of bacterial enteric infections as applied to vaccine development[J]. Microbiological Reviews, 1983, 47 (4): 510-550.

[49] Levine M M, Pierce N F. Immunity and Vaccine Development[M]. Boston: Springer, 1992.

[50] 张树波. 霍乱免疫预防的研究进展 [J]. 预防医学论坛, 2007, 5: 481-484.

[51] World Health Organization. Cholera vaccines[J]. Weekly Epidemiological Record, 2001, 76 (16): 117-124.

[52] 王海燕, 赵英伟. 霍乱疫苗研究进展[J]. 微生物与感染, 2007, 2 (3): 170-176.

[53] 龚震宇, 龚训良. 2013 年全球霍乱流行及菌苗使用概况[J]. 疾病监测, 2014, 29 (12): 1010-1012.

[54] 邹海, 张伟, 黄菊萍, 孙慧伶. 口服霍乱疫苗应用研究进展[J]. 2014, 32 (12): 766-768.

[55] 周祖木, 陈敏. 口服霍乱灭活疫苗 Shanchol 的相关研究[J]. 国际生物制品学杂志, 2019, 42 (2): 88-92.

[56] Kanungo S, Sur D. Cholera and its vaccines[J]. Pediatric Infectious Disease, 2012, 4 (1): 18-24.

[57] Posny D, Wang J, Mukandavire Z, et al. Analyzing transmission dynamics of cholera with public health interventions[J]. Mathematical Biosciences, 2015, 264: 38-53.

[58] Zhou X, Cui J, Zhang Z. Global results for a cholera model with imperfect vaccination[J]. Journal of the Franklin Institute, 2012, 349 (3): 770-791.

[59] Yang J, Qiu Z, Li X. Global stability of an age-structured cholera model [J]. Mathematical Biosciences and Engineering, 2014, 11 (3): 641-665.

[60] Harris J B, LaRocque R C, Chowdhury F, et al. Susceptibility to vibrio cholerae infection in a cohort of household contacts of patients with cholera in Bangladesh[J]. PlOS Neglected Tropical Disease, 2008, 2 (4): 1-8.

[61] Alexanderian A, Gobbert M K, Fister K R, et al. An age-structured model for the spread of epidemic cholera: analysis and simulation[J]. Nonlinear Analysis: Real World Application, 2011, 12 (6): 3483-3498.

[62] Brauer F, Shuai Z, van den Driessche P. Dynamics of an age-of-infection cholera model[J]. Mathematical Biosciences and Engineering, 2013, 10 (5/6): 1335-1349.

[63] Ducrot A, Magal P. Travelling wave solutions for an infection-age structured model with diffusion[J]. Proceedings of the Royal Society of Edinburgh Section A-Mathematics, 2009, 139A: 459-482.

[64] Feng Z, Iannelli M, Milner F A. A two-strain tuberculosis model with age of infection[J]. SIAM Journal on Applied Mathematics, 2002, 62 (5): 1634-1656.

[65] Magal P, McCluskey C C, Webb G F. Lyapunov functional and global asymptotic stability for an infection-age model[J]. Applicable Analysis, 2010, 89 (7): 1109-1140.

[66] Colwell R R. Global climate and infectious disease: the cholera paradigm[J]. Science, 1996, 274 (5295): 2025-2031.

[67] 王力建, 奚美蕉, 魏承毓. 厄尔尼诺现象对霍乱流行影响的探讨[J]. 中华预防医学杂志, 1997, 31 (1): 53-54.

[68] 黄治平. 休眠的霍乱弧菌与藻类的大量繁殖[J]. 广东卫生防疫, 1994, 4 (20): 109.

[69] Munro P M, Colwell R R. Fate of Vibrio cholerae O1 in seawater microcosms[J]. Water Research, 1996, 30 (1): 47-50.

[70] Bertuzzo B, Azaele S, Maritan A, et al. On the space-time evolution of a cholera epidemic[J]. Water Resources Research, 2008, 44 (1): W01424.

[71] 杨潮, 王桂琴, 阚飙. 海地震后霍乱暴发的防控与溯源: 经验与教训[J]. 中华预防医学杂志, 2012, 46 (2): 103-105.

[72] The Lancet Infectious Diseases. As cholera returns to Haiti, blame is unhelpful[J]. The Lancet Infectious Diseases, 2010, 10 (12): 813.

[73] Piarroux R, Barrais R, Faucher B. Understanding the cholera epidemic, Haiti[J]. Emerging Infectious Disease, 2011, 17 (7): 1161-1168.

[74] Dowell S F, Braden C R. Implications of the introduction of cholera to Haiti[J]. Emerging Infectious Disease, 2011, 17 (7): 1299-1300.

[75] 叶其孝, 李正元, 王明新, 吴雅萍. 反应扩散方程引论[M]. 2 版. 北京: 科学出版社, 2011.

[76] Bertuzzo E, Casagrandi R, Gatto M, et al. On spatially explicit models for cholera epidemics[J]. Journal of the Royal Society Interface, 2009, 7 (43): 321-333.

[77] Misra A K, Tiwari M, Sharma A. Spatio-temporal patterns in a cholera transmission model[J]. Journal of Biological Systems, 2015, 23 (3): 471-484.

[78] Murray J D. Mathematical Biology[M]. New York: Springer, 1993.

[79] Liao S, Yang W, Fang F. Traveling waves for a cholera vaccination model with nonlocal dispersal[J]. Mathematical Methods in the Applied Science, 2021, 44 (6): 5150-5171.

[80] Tuite A R, Tien J, Eisenberg M, et al. Cholera epidemic in Haiti, 2010: using a transmission model to explain spatial spread of disease and identify optimal control interventions[J]. Annals of Internal Medicine, 2011, 154 (9): 593-601.

[81] Wang J, Wu X. Dynamics and profiles of a diffusive cholera model with bacterial hyperinfectivity and distinct dispersal rates[J]. Journal of Dynamics and Differential Equations, 2021, 2: 1-37.

[82] Zhang X, Zhang Y. Spatial dynamics of a reaction-diffusion cholera model with spatial heterogeneity[J]. Discrete and Continuous Dynamical Systems Series B, 2018, 23 (6): 2625-2640.

[83] Allen L, Bolker B, Lou Y, et al. Asymptotic profiles of the steady states for an SIS epidemic reaction-diffusion model[J]. Discrete and Continuous Dynamical Systems, 2008, 21 (1): 1-20.

[84] Wang J, Wang J. Analysis of a reaction-diffusion cholera model with distinct dispersal rates in the human population[J]. Journal of Dynamics and Differential Equations, 2021, 33 (1): 549-575.

[85] Martcheva M. An Introduction to Mathemtical Epidemiology[M]. New York: Springer, 2015.

[86] Diekmann O, Heesterbeek J A P, Metz J A J. On the definition and the computation of the basic reproduction ratio R_0 in models for infectious diseases in heterogeneous populations[J]. Journal of Mathematical Biology, 1990, 28 (4): 356-382.

[87] van den Driessche P, Watmough J. Reproduction numbers and sub-threshold endemic equilibria for compartmental models of disease transmission[J]. Mathematical Biosciences, 2002, 180: 29-48.

[88] Yang J, Xu F. The computational approach for the basic reproduction number of epidemic models on complex networks[J]. IEEE Access, 2019, 7: 26474- 26479.

[89] Castillo-Chavez C, Huang W, Li J. Competitive exclusion in gonorrhea models and other sexually transmitted diseases[J]. SIAM Journal on Applied Mathematics, 1996, 56 (2): 494-508.

[90] 廖晓昕. 稳定性的理论方法和应用[M]. 武汉: 华中科技大学出版社, 2010.

[91] 马知恩, 周义仓. 常微分方程定性与稳定性方法[M]. 北京: 科学出版社, 2001.

[92] Brauer F, Castillo-Chavez C. Mathematical Models in Population Biology and Epidemiology[M]. New York: Springer, 2012.

[93] 肖燕妮, 周义仓, 唐三一. 生物数学原理[M]. 西安: 西安交通大学出版社, 2012.

[94] 唐三一, 肖燕妮, 梁菊花, 王霞. 生物数学[M]. 北京: 科学出版社, 2019.

[95] 王真行, 邹力, 陈敏. WHO 关于霍乱疫苗的意见书[J]. 国际生物制品学杂志, 2018, 41: 200-205.

[96] Cui J, Wu J, Zhou X. Mathematical analysis of a cholera model with vaccination[J]. Journal of Applied Mathematics, 2014, 2: 1-16.

[97] 廖书, 杨炜明. 含有预防接种的霍乱最优控制模型分析[J]. 系统科学与数学, 2016, 36 (12): 2257-2271.

[98] Modnak C, Wang J, Mukandavire Z. Simulating optimal vaccination times during cholera outbreaks[J]. International Journal of Biomathematics, 2014, 7 (2): 1450014 (12 pages).

[99] Modnak C. A model of cholera transmission with hyperinfectivity and its optimal vaccination control[J]. International Journal of Biomathematics, 2017, 10 (6): 1750084 (16 pages).

[100] 靳祯. 在脉冲作用下的生态和流行病模型的研究[D]. 西安: 西安交通大学, 2001.

[101] 李大治, 郭晓君, 张晖. 具有预防接种的非线性传染率传染病模型的稳定性[J]. 工程数学学报, 2007, 24 (6): 1042-1048.

[102] Kribs-Zaleta C M, Velasco-Hernáandez J X. A simple vaccination model with multiple endemic states[J]. Mathematical Biosciences, 2000, 164 (2): 183-201.

[103] Arino J, Mccluskey C C, van den Driessche P. Global results for an epidemic model with vaccination that exhibits backward bifurcation[J]. SIAM Journal on Applied Mathematics, 2003, 64 (1): 260-276.

[104] Li M Y, Muldowney J S. A geometric approach to global-stability problem[J]. SIAM Journal on Mathematical Analysis, 1996, 27 (4): 1070-1083.

[105] Sun G, Xie J, Huang S, et al. Transmission dynamics of cholera: mathematical modeling and control strategies[J]. Communications in Nonlinear Science and Numerical Simulation, 2017, 45: 235-244.

[106] Haddock J R, Terjéki J. Liapunov-Razumikhin functions and an invariance principle for functional-differential equations[J]. Journal of Differential Equations, 1983, 48 (1): 95-122.

[107] Kumar A, Srivastava P K, Takeuchi Y. Modeling the role of information and limited optimal treatment on disease prevalence[J]. Journal of Theoretical Biology, 2017, 414: 103-119.

[108] 胡寿松, 王执铨, 胡维礼. 最优控制理论与系统[M]. 3 版. 北京: 科学出版社, 2017.

[109] 王青, 陈宇, 张颖昕, 侯砚泽. 最优控制: 理论、方法与应用[M]. 北京: 高等教育出版社, 2020.

[110] 张杰, 王飞跃. 最优控制–数学理论与智能方法 (上册)[M]. 北京: 清华大学出版社, 2017.

[111] 李俊民, 李金沙. 最优控制理论与数值算法[M]. 西安: 西安电子科技大学出版社, 2016.

[112] Asamoah J K K, Oduro F T, Bonyah E, et al. Modelling of rabies transmission dynamics using optimal control analysis[J]. Journal of Applied Mathematics, 2017: 2451237 (23 pages).

[113] Pontryagin L S, Boltyanskii V G, Gramkrelidze R V, et al. The Mathematical Theory of Optimal Processes[M]. London: John Wiley & Sons, 1962.

[114] Cesari L. Optimization-Theory and Applications: Problems with Ordinary Differential Equations[M]. New York: Springer-Verlag, 1983.

[115] Fleming W H, Rishel R W. Deterministic and Stochastic Optimal Control[M]. New York: Springer-Verlag, 1975.

[116] Lemos-Paião A P, Silva C J, Torres D F M. An epidemic model for cholera with optimal control treatment [J]. Journal of Computational and Applied Mathematics, 2017, 318: 168-180.

[117] Silva C J, Torres D F M. Optimal control for a tuberculosis model with reinfection and post-exposure interventions[J]. Mathematical Biosciences, 2013, 244 (2): 154-164.

[118] WHO Publication. Cholera vaccines: WHO position paper-recommendations[J]. Vaccine, 2010, 28 (30): 4687-4688.

[119] McAsey M, Mou L, Han W. Convergence of the forward-backward sweep method in optimal control[J]. Computational Optimization and Applications, 2012, 53 (1): 207-226.

[120] Hendrix T R. The pathophysiology of cholera[J]. Bulletin of the New York Academy of Medicine, 1971, 47 (10): 1169-1180.

[121] Marino S, Hogue I B, Ray C, et al. A methodology for performing global uncertainty and sensitivity analysis in systems biology[J]. Journal of Theoretical Biology, 2009, 254 (1): 178-196.

[122] Lenhart S, Workman J T. Optimal Control Applied to Biological Models[M]. Boca Raton: Chapman & Hall/CRC, 2007.

[123] Sanches R P, Ferreira C P, Kraenkel R A. The role of immunity and seasonality in cholera epidemics[J]. Bulletin of Mathematical Biology, 2011, 73 (12): 2916-2931.

[124] Goh K T, Teo S H, Lam S, et al. Person-to-person transmission of cholera in a psychiatric hospital[J]. Journal of Infection, 1990, 20 (3): 193-200.

[125] Tian X, Xu R, Lin J. Mathematical analysis of a cholera infection model with vaccination strategy[J]. Applied Mathematics and Computation, 2019, 361: 517-535.

[126] Neilan R L M, Schaefer E, Gaff H, et al. Modeling Optimal Intervention Strategies for Cholera[J]. Bulletin of Mathematical Biology, 2010, 72 (8): 2004-2018.

[127] World Health Organization. http://www.emro.who.int/health-topics/ cholera-outbreak cholera-outbreaks.html, 2019.

[128] World Health Organzation. http://www.emro.who.int/som/somalia-news/cholera-vaccination-drive-begins-in -high-risk-districts-in-somalia. html?format=html, 2019.

[129] World Health Organization. Cholera vaccines: WHO position paper[J]. Weekly Epidemiological Record, 2010, 85: 117-128.

[130] 陆征一, 周义仓. 数学生物学进展[M]. 北京: 科学出版社, 2006.

[131] Chen Y, Yang J, Zhang F. The global stability of an SIRS model with infection age[J]. Mathematical Biosciences and Engineering, 2014, 11 (3): 449-469.

[132] Duan X, Yuan S, Li X. Global stability of an SVIR model with age of vaccination[J]. Applied Mathematics and Computation, 2014, 226: 528-540.

[133] Inaba H, Sekine H. A mathematical model for Chagas disease with infection-age-dependent infectivity[J]. Mathematical Biosciences, 2004, 190 (1): 39-69.

[134] Li X, Wang J, Ghosh M. Stability and bifurcation of an SIVS epidemic model with treatment and age of vaccination[J]. Applied Mathematical Modelling, 2010, 34 (2): 437-450.

[135] Li X, Yang J, Martcheva M. Age Structured Epidemic Modeling[M]. Switzerland: Springer, 2021.

[136] McCluskey C C. Global stability for an SEI epidemiological model with continuous age-structure in the exposed and infectious classes[J]. Mathematical Biosciences and Engineering, 2012, 9 (4): 819-841.

[137] Wang J, Zhang R, Kuniya T. The dynamics of an SVIR epidemiological model with infection age[J]. IMA Journal of Applied Mathematics, 2016, 81 (2): 321-343.

[138] Cai L, Fan G, Yang C, et al. Modeling and analyzing cholera transmission dynamics with vaccination age[J]. Journal of the Franklin Institute, 2020, 357 (12): 8008-8034.

[139] Wang X, Chen Y, Song X. Global dynamics of a cholera model with age structures and multiple transmission modes[J]. International Journal of Biomathematics, 2019, 12 (5): 1950051 (34 pages).

[140] Kermack W, McKendrick A. A contribution to mathematical theory of epidemics[J]. Proceedings of the Royal Society of London Series A, 1927, 115: 700-721.

[141] Wang Y, Cao J. Global stability of general cholera models with nonlinear incidence and removal rates[J]. Journal of the Franklin Institute, 2015, 352 (6): 2464-2485.

[142] Zhou X, Cui J. Threshold dynamics for a cholera epidemic model with periodic transmission rate[J]. Applied Mathematical Modelling, 2013, 37 (5): 3093-3101.

[143] Wang J, Zhang R, Kuniya T. A note on dynamics of an age-of-infection cholera model[J]. Mathematical Biosciences and Engineering, 2016, 13 (1): 227-247.

[144] Smith H L, Thieme H R. Dynamical Systems and Population Persistence[M]. Providence, Rhode Island: American Mathematical Society, 2011.

[145] Cheng Y, Wang J, Yang X. On the global stability of a generalized cholera epidemiological model[J]. Journal of Biological Dynamics, 2012, 6 (2): 1088-1104.

[146] Lin J, Xu R, Tian X. Global dynamics of an age-structured cholera model with both human-to-human and environment-to-human transmission and saturation incidence[J]. Applied Mathematical Modelling, 2018, 63: 688-708.

[147] Webb G F. Theory of Nonlinear Age-Dependent Population Dynamics[M]. New York: Marcel Dekker, 1985.

[148] Iannelli M. Mathematical Theory of Age-Structured Population Dynamics[M]. Pisa: Giardini, 1995.

[149] Liu L, Wang J, Liu X. Global stability of an SEIR epidemic model with age-dependent latency and relapse[J]. Nonlinear Analysis: Real World Applications, 2015, 24: 18-35.

[150] Magal P, Zhao X. Global attractors and steady states for uniformly persistent dynamical systems[J]. SIAM Journal on Mathematical Analysis, 2005, 37 (1): 251-275.

[151] Hale J K, Waltman P. Persistence in infinite-dimensional systems[J]. SIAM Journal on Mathematical Analysis, 1989, 20 (2): 388-395.

[152] Sahu G P, Dhar J. Analysis of an SVEIS epidemic model with partial temporary immunity and saturation incidence rate[J]. Applied Mathematical Modelling, 2012, 36 (3): 908-923.

[153] Barbu V. Mathematical Methods in Optimization of Differential Equations[M]. Dordrecht: Springer, 1994.

[154] Cai L, Modnak C, Wang J. An age-structured model for cholera control with vaccination[J]. Applied Mathematics and Computation, 2017, 299: 127-140.

[155] Fister K R, Gaff H, Lenhart S, et al. Optimal control of vaccination in an age-structured cholera model[M]// Chowell G, James M H. Mathematical and Statistical Modeling for Emerging and Re-emerging Infectious Diseases. Cham: Springer, 2016: 221-248.

[156] World Health Organization. Cholera fact sheet, August 2017, Available https:// www.who.int/news-room/fact-sheets/detail/cholera.

[157] Bliss K E, Fisher M. Water and sanitation in the time of cholera: sustaining progress on water, sanitation, and Health in Haiti[J]. Center for Strategic and International Studies, 2013: 1-11.

[158] Rouzier V, Severe K, Juste M A, et al. Cholera vaccination in urban Haiti[J]. The American Journal of Tropical Medicine and Hygiene, 2013, 89 (4): 671-681.

[159] Glass R I, Becker S, Huq M I, et al. Endemic cholera in rural Bangladesh, 1966-1980[J]. American Journal of Epidemiology, 1982, 116 (6): 959-970.

[160] King A A, Ionides E L, Pascual M, et al. Inapparent infections and cholera dynamics[J]. Nature, 2008, 454 (7206): 877-880.

[161] Barbu V, Iannelli M. Optimal control of population dynamics[J]. Journal of Optimization Theory and Applications, 1999, 102 (1): 1-14.

[162] Fister K R, Lenhart S. Optimal control of a competitive system with age-structure[J]. Journal of Mathematical Analysis and Applications, 2004, 291 (2): 526-537.

[163] Fister K R, Lenhart S. Optimal harvesting in an age-structured predator-prey model[J]. Applied Mathematics and Optimization, 2006, 54 (1): 1-15.

[164] Ekeland I. On the variational principle[J]. Journal of Mathematical Analysis and Applications, 1974, 47 (2): 324-353.

[165] Eisenberg M C, Shuai Z, Tien J H, et al. A cholera model in a patchy environment with water and human movement[J]. Mathematical Biosciences, 2013, 246 (1): 105-112.

[166] Lin J, Xu R, Tian X. Transmission dynamics of cholera with hyperinfectious and hypoinfectious vibrios: mathematical modelling and control strategie[J]. Mathematical Biosciences and Engineering, 2019, 16 (9): 4339-4358.

[167] Iannelli M, Milner F. The Basic Approach to Age-Structured Population Dynamics: Models, Method and Numerics[M]. Dordrecht: Springer, 2017.

[168] WHO cholera-fact sheet number. 2015, 107: February 2014. Http:// www.who.int/ mediacentre/ factsheets/ fs107/ en.

[169] Busenberg S N, Iannelli M, Thieme H R. Global behavior of an age-structured epidemic model[J]. SIAM Journal on Mathematical Analysis, 1991, 22 (4): 1065-1080.

[170] Inaba H. Threshold and stability results for an age-structured epidemic model[J]. Journal of Mathematical Biology, 1990, 28 (4): 411-434.

[171] Inaba H. On a new perspective of the basic reproduction number in heterogeneous environments[J]. Journal of Mathematical Biology, 2012, 65 (2): 309-348.

[172] Hirsch W M, Hanisch H, Gabriel J P. Differential equation models of some parasitic infections: methods for the study of asymptotic behavior[J]. Communications on Pure and Applied Mathematics, 1985, 38 (6): 733-753.

[173] Del Valle S Y, Hyman J M, Chitnis N. Mathematical models of contact patterns between age groups for predicting the spread of infectious diseases[J]. Mathematical Biosciences and Engineering, 2013, 10 (5/6): 1475-1497.

[174] Pascual M, Koelle K, Dobson A P. Hyperinfectivity in cholera: a new mechanism for an old epidemiological model[J]. PLOS Medicine, 2006, 3 (6): 931-932.

[175] Liao S, Wang J. Stability analysis and application of a mathematical cholera model[J]. Mathematical Biosciences and Engineering, 2011, 8 (3): 733-752.

[176] Clemens J D, Harris J R, Khan M R, et al. Field trial of oral cholera vaccines in Bangladesh[J]. The Lancet, 1986, 328 (8499): 124-127.

[177] Population. Report of the website of Worldmeter[R]. Available from: https://www.worldometers.info/population/.

[178] Cholera. Report of World Health Organization. https://www.emro.who.int/health-topics/cholera-outbreak/ latest-updates.html.

[179] Chitnis N, Hyman J M, Cushing J M. Determining important parameters in the spread of malaria through the sensitivity analysis of a mathematical model[J]. Bulletin of Mathematical Biology, 2008, 70 (5): 1272-1296.

[180] Capasso V, Maddalena L. Convergence to equilibrium states for a reaction-diffusion system modelling the spatial spread of a class of bacterial and viral diseases[J]. Journal of Mathematical Biology, 1981, 13 (2): 173-184.

[181] Capasso V, Maddalena L. A nonlinear diffusion system modelling the spread of oro-faecal diseases[J]. Nonlinear Phenomena in Mathematical Sciences, 1982, 41 (5): 207-217.

[182] Zhao X, Wang W. Fisher waves in an epidemic model [J]. Discrete and Continuous Dynamical Systems Series B, 2004, 4(4): 1117-1128.

[183] Xu D, Zhao X. Bistable waves in an epidemic model[J]. Journal of Dynamics and Differential Equations, 2004, 16: 679-707.

[184] Thieme H R, Zhao X. Asymptotic speeds of spread and traveling waves for integral equations and delayed reaction-diffusion models[J]. Journal of Differential Equations, 2003, 195 (2): 430-470.

[185] Capone F, De Cataldis V, De Luca R. Influence of diffusion on the stability of equilibria in a reaction-diffusion system modelling cholera dynamics[J]. Journal of Mathematical Biology, 2015, 71 (5): 1107-1131.

[186] Dwyer G. Density dependence and spatial structure in the dynamics of insect pathogens[J]. American Naturalist, 1994, 143 (4): 533-562.

[187] Wang F, Shi J, Zou X. Dynamics of a host-pathogen system on a bounded spatial domain[J]. Communications on Pure and Applied Analysis, 2015, 14 (6): 2535-2560.

[188] Wu Y, Zou X. Dynamics and profiles of a diffusive host-pathogen system with distinct dispersal rates[J]. Journal of Differential Equations, 2018, 264 (8): 4989-5024.

[189] Wang J, Cui R. Analysis of a diffusive host-pathogen model with standard incidence and distinct dispersal rates[J]. Advances in Nonlinear Analysis, 2021, 10 (1): 922-951.

[190] Wang J, Xie F, Kuniya T. Analysis of a reaction-diffusion cholera epidemic model in a spatially heterogeneous environment[J]. Communications in Nonlinear Science and Numerical Simulation, 2020, 80: 104951 (20 pages).

[191] Duan L, Xu Z. A note on the dynamics analysis of a diffusive cholera epidemic model with nonlinear incidence rate[J]. Applied Mathematics Letters, 2020, 106: 1-7.

[192] Shu H, Ma Z, Wang X. Threshold dynamics of a nonlocal and delayed cholera model in a spatially heterogeneous environment[J]. Journal of Mathematical Biology, 2021, 83 (4): 41.

[193] 葛静. 空间异质环境中 SIS 传染病模型若干问题研究[D]. 扬州: 扬州大学, 2017.

[194] 任新志. 几类空间异质反应扩散模型研究[D]. 重庆: 西南大学, 2018.

[195] Yamazaki K, Wang X. Global stability and uniform persistence of the reaction-convection-diffusion cholera epidemic model[J]. Mathematical Biosciences and Engineering, 2017, 14(2): 559-579.

[196] Wang X, Zhao X, Wang J. A cholera epidemic model in a spatiotemporally heterogeneous environment[J]. Journal of Mathematical Analysis and Applications, 2018, 408 (2): 893-912.

[197] Wang X, Wang F. Impact of bacterial hyperinfectivity on cholera epidemics in a spatially heterogeneous environment[J]. Journal of Mathematical Analysis and Applications, 2019, 480 (2): 123407 (29 pages).

[198] Liu W, Wang J, Zhang R. Dynamics of an infection age-space structured cholera model with Neumann boundary condition[J]. European Journal of Applied Mathematics, 2022, 33 (3): 393-422.

[199] Liu W, Wang J, Chen Y. Threshold dynamics of a delayed nonlocal reaction-diffusion cholera model[J]. Discrete and Continuous Dynamical Systems Series B, 2021, 26 (9): 4867-4885.

[200] Chen X, Cui R. Global stability in a diffusive cholera epidemic model with nonlinear incidence[J]. Applied Mathematics Letters, 2021, 111: 106596 (7 pages).

[201] Kokomo E, Danhrée B, Emvudu Y. Mathematical analysis and optimal control of a cholera epidemic in different human communities with individuals' migration[J]. Nonlinear Analysis: Real World Applications, 2020, 54: 103100 (36 pages).

[202] Wang X, Wu R, Zhao X. A reaction-advection-diffusion model of cholera epidemics with seasonality and human behavior change[J]. Journal of Mathematical Biology, 2022, 84 (5): 34 (30 pages).

[203] Wu W, Jiang T, Liu W,et al. Threshold dynamics of a reaction-diffusion cholera model with seasonality and nonlocal delay[J]. Communications on Pure and Applied Analysis, 2022, 21 (10): 3263-3282.

[204] Pazy A. Semigroups of Linear Operators and Application to Partial Differential Equations[M]. New York: Springer-Verlag, 1983.

[205] Smith H L. Monotone Dynamical Systems: An Introduction to the Theory of Competitive and Cooperative Systems[M]. Providence, Rhode Island: American Mathematical Society, 1995.

[206] Yosida K. Functional Analysis [M]. Berlin, Heidelberg: Springer-Verlag, 1995.

[207] Lou Y, Zhao X. A reaction-diffusion malaria model with incubation period in the vector population[J]. Journal of Mathematical Biology, 2011, 62 (4): 543-568.

[208] Hale J K. Asymptotic Behavior of Dissipative Systems (Mathematical Surveys and Monographs, 25)[M]. Rhode Island: American Mathematical Society, 1988.

[209] Wang W, Zhao X. Basic reproduction numbers for reaction-diffusion epidemic models[J]. SIAM Journal on Applied Dynamical Systems, 2012, 11 (4): 1652-1673.

[210] Amann H. Fixed point equations and nonlinear eigenvalue problems in ordered Banach spaces[J]. SIAM Review, 1976, 18: 620-709.

[211] Cantrell R S, Cosner C. Spatial Ecology via Reaction-Diffusion Equations[M]. England: John Wiley & Sons, 2003.

[212] McCluskey C C, Yang Y. Global stability of a diffusive virus dynamics model with general incidence functions and time delay[J]. Nonlinear Analysis: Real World Applications, 2015, 25: 64-78.

[213] Hsu S, Wang F, Zhao X. Dynamics of a periodically pulsed bio-reactor model with a hydraulic storage zone[J]. Journal of Dynamics and Differential Equations, 2011, 23 (4): 817-842.

[214] Walker J A. Dynamical Systems and Evolution Equations: Theory and Applications[M]. New York: Plenum Press, 1980.

[215] Wang J, Zhang R, Gao Y. Global threshold dynamics of an infection age-space structured HIV infection model with Neumann boundary condition[J]. Journal of Dynamics and Differential Equations, 2021, doi: 10.1007/s10884-021-10086-2.

[216] Wang C, Wang J. Analysis of a malaria epidemic model with age structure and spatial diffusion[J]. Zeitschrift für Angewandte Mathematik und Physik, 2021, 72 (2): 74 (27 pages).

[217] Wang X, Sun H, Yang J. Temporal-spatial analysis of an age-space structured foot-and-mouth disease model with Dirichlet boundary condition[J]. Chaos, 2021, 31 (5): 053120 (18 pages).

[218] Lin J, Xu R, Tian X. Global dynamics of an age-structured cholera model with multiple transmissions, saturation incidence and imperfect vaccination[J]. Journal of Biological Dynamics, 2019, 13 (1): 69-102.

《生物数学丛书》已出版书目

1. 单种群生物动力系统. 唐三一, 肖燕妮著. 2008.7
2. 生物数学前沿. 陆征一, 王稳地主编. 2008.7
3. 竞争数学模型的理论研究. 陆志奇, 李静编著. 2008.8
4. 计算生物学导论. [美]M.S.Waterman 著. 黄国泰, 王天明译. 2009.7
5. 非线性生物动力系统. 陈兰荪著. 2009.7
6. 阶段结构种群生物学模型与研究. 刘胜强, 陈兰荪著. 2010.7
7. 随机生物数学模型. 王克著. 2010.7
8. 脉冲微分方程理论及其应用. 宋新宇, 郭红建, 师向云编著. 2012.5
9. 数学生态学导引. 林支桂编著. 2013.5
10. 时滞微分方程——泛函微分方程引论. [日]内藤敏机, 原惟行, 日野义之, 宫崎伦子著. 马万彪, 陆征一译. 2013.7
11. 生物控制系统的分析与综合. 张庆灵, 赵立纯, 张翼著. 2013.9
12. 生命科学中的动力学模型. 张春蕊, 郑宝东著. 2013.9
13. Stochastic Age-Structured Population Systems (随机年龄结构种群系统). Zhang Qimin, Li Xining, Yue Hongge. 2013.10
14. 病虫害防治的数学理论与计算. 桂占吉, 王凯华, 陈兰荪著. 2014.3
15. 网络传染病动力学建模与分析. 靳祯, 孙桂全, 刘茂省著. 2014.6
16. 合作种群模型动力学研究. 陈凤德, 谢向东著. 2014.6
17. 时滞神经网络的稳定性与同步控制. 甘勤涛, 徐瑞著. 2016.2
18. Continuous-time and Discrete-time Structured Malaria Models and their Dynamics(连续时间和离散时间结构疟疾模型及其动力学分析). Junliang Lu(吕军亮). 2016.5
19. 数学生态学模型与研究方法(第二版). 陈兰荪著. 2017.9
20. 恒化器动力学模型的数学研究方法. 孙树林著. 2017.9
21. 几类生物数学模型的理论和数值方法. 张启敏, 杨洪福, 李西宁著. 2018.2
22. 基因表达调控系统的定量分析. 周天寿著. 2019.3
23. 传染病动力学建模与分析. 徐瑞, 田晓红, 甘勤涛著. 2019.7
24. 生物数学模型斑图动力学. 王玮明, 蔡永丽著. 2020.12

25. 害鼠不育控制的建模与研究. 张凤琴, 刘汉武著. 2021.12

26. 常微分方程稳定性基本理论及应用. 滕志东, 张龙编著. 2022.4

27. 随机传染病动力学建模及应用. 张启敏, 郭文娟, 胡静著. 2022.12

28. 混杂生物种群模型的最优控制. 裴永珍, 梁西银, 李长国, 吕云飞著. 2022.12

29. 生物数学微分方程模型的分析方法. 史峻平, 苏颖, 王金凤编著. 2022.12

30. 随机传染病动力学模型. 王玮明, 蔡永丽, 王凯著. 2022.12

31. 霍乱传播动力学的数学建模与研究. 徐瑞, 田晓红, 杨俊元, 白宁著. 2023.8